Dr. med. Janine Fontaine arbeitete lange Jahre als leitende Anästhesistin und Kardiologin, vor allem in der Intensivmedizin, bevor sie sich in Sophrologie, Homöopathie, Akupunktur sowie in anthroposophischer Medizin weiterbildete. Auf den Philippinen erlernte sie bei Antonio Agpaoa Diagnose und Therapie mittels der Energiefelder des Menschen.

Vollständige Taschenbuchausgabe Mai 1990
Droemersche Verlagsanstalt Th. Knaur Nachf., München
Lizenzausgabe mit freundlicher Genehmigung des Kösel-Verlags, München
Titel der Originalausgabe »La Médicine Du Corps Énergétique«

Originalverlag Éditions Robert Laffont, Paris
Aus dem Französischen von Josef Wimmer

Umschlaggestaltung Adolf Bachmann
Umschlagfoto Erwino Nitz, Mühldorf
Druck und Bindung Ebner Ulm
Printed in Germany 5 4 3 2 1
ISBN 3-426-07754-X

Janine Fontaine:

Heilung beginnt im Unsichtbaren

Entdeckungsreise zur Medizin des Energiekörpers

Knaur®

Inhalt

Meinem Meister, dem spirituellen Heiler Antonio Agpaoa. Er hat mich als erster die Heilkunde der drei Körper gelehrt. Ohne ihn hätte ich die Medizin einer zweiten – unsichtbaren, aber wirksamen – Welt nicht entdecken können.

Unter den sogenannten neurotischen Patienten unserer Tage gibt es nicht wenige, die in früheren Zeiten nicht neurotisch, d. h. entzweit mit sich selber, geworden wären. Hätten sie in einer Zeit und in einem Milieu gelebt, wo der Mensch noch durch den Mythus mit der Ahnenwelt und dadurch mit der erlebten und nicht bloß von außen gesehenen Natur verbunden war, so wäre ihnen das Uneinswerden mit sich selber erspart geblieben.

Die mythische Phantasie ist zwar überall vorhanden, aber sie ist ebensosehr verpönt wie gefürchtet, und es erscheint sogar als riskiertes Experiment oder als zweifelhaftes Abenteuer, sich dem unsicheren Pfad, der in die Tiefen des Unbewußten führt, anzuvertrauen. Er gilt als ein Pfad des Irrtums, der Zweideutigkeit und des Mißverständnisses.
Ich denke an Goethes Wort: *»Vermesse dich, die Pforten aufzureißen, an denen jeder gern vorüberschleicht ...«*

Aus: *Erinnerungen, Träume, Gedanken von C. G. Jung,* S. 149 und S. 192.

Vorwort

Wir schreiben das Jahr 1970. Der Tod meiner Mutter hat einen Schleier zerrissen und ich sehe meine Zweifel am Wert meiner medizinischen Ausbildung und meiner religiösen Erziehung ganz klar. Mit Bestürzung nehme ich wahr, daß ich inmitten eines ungeheuerlichen Systems aus unnützen Zwängen, Unwahrheiten und Versäumnissen eingesperrt bin. Der Alltag hat mich gefangen und geprägt, ohne daß ich es gemerkt habe, und diese angeblich freie Gesellschaft erscheint mir wie der Sklave eines überhandnehmenden Intellektualismus.
Als ich das Krankenhaus verlasse, an dem ich die Anästhesie-Abteilung geleitet habe, ist mir nur eines wichtig: schleunigst die Randbezirke der Medizin zu erkunden. Jeder Tag bringt eine Entdeckung, ist ein weiterer Schritt in dieser neuen, märchenhaften Welt, in der alles möglich wird, was man in der Schuldmedizin für unmöglich hält!

Es genügt mir nicht, auf diese Weise die verschiedenen Medizinsysteme kennenzulernen. Also werde ich etwas später Schülerin des berühmten Heilers Antonio Agpaoa. Im Kontakt mit ihm entwickeln sich meine übernormalen Sinne, und das Vorhandensein eines unsichtbaren Körpers scheint mir offenkundig. Dies stellt meine sämtlichen Anschauungen über Leben und Tod in Frage. Ich muß mich an diese neue Wirklichkeit und an diese andere Sichtweise gewöhnen. Eine lange und schmerzhafte Verwandlung kündigt sich an.

Inspiriert durch die Art, wie Agpaoas Heilungszentrum organisiert ist, nehme ich die Existenz der drei Körper an und eröffne mir damit einen Weg, meine rationale und meine irrationale Denkweise miteinander zu verbinden. So gesehen bestehen wir aus einem physischen (materiellen) Körper, einem Energiekörper, an dem die energetische Medizin ansetzt, und einem geistigen Körper, der sich dank unserer persönlichen initiatischen Arbeit entwickelt hat – bei der wir genaugenommen an die Möglichkeit von Prüfungen glauben, die das Leben uns auferlegt, und die wir in einer bejahenden und schöpferischen Geisteshaltung überwinden müssen. Wenn man anerkennt, daß der Mikrokosmos (unser Körper) nach dem Bilde des Makrokosmos (Weltall) geschaffen ist, wie es auch überliefert wird, gewinnen diese drei Körper ihre Verbindung zurück.

Um unser Gleichgewicht und unsere innere Harmonie zu bewahren, ist es unerläßlich, daß wir uns den Gesetzen der Natur unterordnen; es wäre verrückt, wenn wir uns vorstellten, wir könnten die Natur bezwingen, um sie unseren eigenen Gesetzen zu unterwerfen. Jede auch nur vorübergehende Fesselung der Elemente setzt uns im Gegenzug schweren Erschütterungen aus. Das ökologische Gleichgewicht ist der Garant unseres inneren Gleichgewichts.

Wenn der Mensch aus drei Teilen besteht, ist die Natur, die er widerspiegelt, ebenso aufgebaut. Dem energetischen Körper entspricht die, wie ich sie nenne, zweite Welt. Diese Zwischenwelt der Überlieferung, diese Symbolwelt, deren uns das materialistische und rationalistische Denken beraubt hat, muß rehabilitiert werden. Das Problem liegt im Zugang zu dieser Welt. Man muß ihr eine reale Dimension, eine natürliche Ausdehnung zugestehen. Man muß sie vom muffigen Geruch des Pathologischen, in dem Freud sie angesiedelt, und aus dem Zirkel, in den die Parapsychologen sie eingesperrt haben, befreien. Die großen östlichen Traditionen kannten sie. Im Westen ist Jung ihr wahrscheinlich am nächsten gekommen; Corbin hat sie bei den Sufis studiert.

Jeder gelangt auf seine Weise zu ihr. In diesem Buch versuche ich, meinen eigenen Zugang zu dieser zweiten Welt zu beschreiben.

Ihre Gesetze unterscheiden sich von denen der Alltagswelt. In der letzteren ist die kürzeste Verbindung zwischen zwei Punkten die Gerade. Die Zeit läuft nur in einer Richtung ab: Vergangenheit, Gegenwart, Zukunft folgen aufeinander. Eine Frage muß klar formuliert und die Antwort eindeutig sein: ja, nein oder vielleicht.

Die Zugangswege zur zweiten Welt erfordern einen verwandelten Geist, ein neues Verständnis. Die Gesetze von Raum und Zeit sind andere. Die Begriffe der modernen Physik wie Unschärferelation, Wahrscheinlichkeitsprinzip, Addition partieller Wahrscheinlichkeiten, scheinen gut zu dieser Welt zu passen.

Meine verwandelte Art zu denken, vorauszusehen und zu handeln ist mir bei einer bestimmten Gelegenheit bewußt geworden, von der ich gern berichten möchte. In Baguio findet Anfang des Jahres 1981 ein Kongreß mit Psychologen und Psychiatern statt. Dabei lerne ich einen amerikanischen Arzt kennen. Er will gern länger im *Healing*-Raum bleiben, als es für seine Gruppe vorgesehen ist, erhält aber keine Erlaubnis. Ich versuche ihm zu erklären, er solle nicht lange fragen, sondern vielmehr mit Entschlossenheit präsent sein. Er stellt sich tatsächlich vor die Tür zum Wartesaal. Einen Tag, zwei Tage ... vergebens.

Eines Morgens läßt Tony Agpaoa auf sich warten. Der Gruppenleiter möchte nicht, daß die Behandlungen ohne ihn beginnen. Wir sind im Wartesaal versammelt und unterhalten uns.

Diesmal läßt man den als sympathisch geltenden Mediziner schließlich ein.
Wir, er und ich, nehmen uns vor, nach dieser Sitzung nach Lucnab, einem weiteren Behandlungszentrum, zu fahren. Da er sich Sorgen macht, wie wir dorthin kommen sollen, fällt mir ein, wir könnten Tonys Auto ausleihen, und ich gebe dem Amerikaner vor dem Ende der Behandlungen ein Zeichen zum Aufbruch.
»Es ist ja noch nicht zu Ende«, flüstert er mir zu.
Ich wiederhole entschlossen mein Zeichen.
Er wendet sich nach links, um zu Tonys Auto zu gelangen, aber ich gebe ihm einen Wink, sich rechts zu halten. Jetzt versteht er gar nichts mehr und ruft: »Ich habe gemeint, daß wir mit Tony fahren. Ist das nicht sein Auto . . .?«
Ich schiebe ihn weiter, zum Hotelausgang.
Er wundert sich immer mehr – auf Englisch, auf Französisch –, während ich ihn unbeirrbar auf die Straße lenke, die uns bergab führt. Jede Erklärung scheint mir unangebracht.
»Müssen wir nicht . . .« – Ich gehe nicht darauf ein.
»Lucnab ist weit weg, das wäre ein langer Fußmarsch, haben Sie nicht gesagt, daß . . .« – »Immer ruhig Blut, es ist schon richtig so.«
Seine Verwunderung wird zu Unruhe.
Ein Motorengeräusch . . . Tonys Wagen. Ich bleibe ganz ruhig stehen, das Auto hält an, Tony öffnet wortlos die Wagentür und wir steigen ein.
In Lucnab weist mich der Psychiater darauf hin, daß Tony recht wortkarg ist. *»Yes«, »no«, »you have to observe«*, dabei läßt er es bewenden. Er wundert sich auch über mein seltsames Benehmen: Warum ich denn nicht einfach Tony gebeten hätte, uns bei seiner Abfahrt mitzunehmen?
In diesem Augenblick wird mir intuitiv klar, welchen Weg ich schon zurückgelegt habe, und wie sehr ich die westliche Art zu denken und zu handeln verlernt habe!
Meine Erfahrungen, die ich mit Tony schon gemacht habe, machten es überflüssig zu fragen. Ich hatte viel beobachtet und gelernt, die Lebensweise von Agpaoa ganz locker zu nehmen,

mich den gegebenen Bedingungen anzupassen. So wußte ich, daß er vor allen anderen abfahren würde, wie viele Autos den Heilern und ihren Helfern zur Verfügung standen, wie viele Plätze frei sein würden.
Von einer Wahrscheinlichkeit zur anderen habe ich so die Bewegungen der kleinen Truppe immer besser verstanden und allmählich erkannt, daß unsere Wünsche sich dann erfüllen, wenn wir im rechten Augenblick zur Stelle sind.
Die Unsicherheit verschwand. Zwischen dem Team und mir haben sich schließlich neuartige Übereinkünfte bezüglich Raum, Zeit und Örtlichkeit, eine gelungene Integration der gemeinsamen Lebensbewegungen und eine stumme Sprache eingestellt. Ich habe gelernt, die Zeichen zu erkennen, ihre Bedeutung zu erraten, die richtigen Schlüsse aus ihnen zu ziehen und mich nach ihnen zu richten.
So habe ich diese zweite Welt betreten, in der alles anders ist, und habe dort die ihr entsprechende Heilkunde gefunden. Da die Gesetze dieser Zwischenwelt nicht denen der alltäglichen Welt entsprechen, wird sie verkannt und abgelehnt. Aber die, die bewußt oder unbewußt mit einem Fuß im Unsichtbaren stehen – die Zauberer, Schamanen, Heiler, traditionellen Akupunkteure –, haben sie bewahrt. Sie wissen um das Symbol, die Sprache des Unsichtbaren, das sich freilich dem rationalen Zugang entzieht. Und doch ist diese unsichtbare Welt von einer wunderbaren Logik durchwirkt, die sie – recht verstanden – wirksam und anwendbar macht.
Die potentielle Energie, die vom Symbol getragen wird, tritt in Erscheinung und wirkt. Ja, das Symbol kann im Innern des Makromoleküls in Erscheinung treten und auf das biologische System des Menschen einwirken.
Auf diesem Weg – von Wahrscheinlichkeit zu Wahrscheinlichkeit – will ich Sie mitnehmen. Wir werden seinen Windungen folgen, die auch Ihnen, wie meinem amerikanischen Kollegen, Rätsel aufgeben werden. Aber lassen Sie sich führen . . .

1 Wachwerden für die Energie

Unsere rein materialistischen Anschauungen in der Medizin beruhen auf dem Studium von Leichen und auf einer mechanistischen Physiologie, die sich auf die Arbeit im Labor stützt. Unsere feinstoffliche Wirklichkeit kann auf diese Art nicht erfaßt werden.

Zur Zeit der ersten Herz-Lungen-Maschinen arbeitete ich als Anästhesistin in der Herz-Kreislauf-Chirurgie am Broussais-Krankenhaus in Paris. Mir war aufgefallen, daß bestimmte Eingriffe schließlich fehlschlugen, weil die Maschine defekt und nicht, weil die Herzoperation mißlungen war. In einem solchen Fall lag der Kranke am Ende des Eingriffs im Koma – sein Gehirn hatte nicht genug Sauerstoff bekommen. Einige Zellen waren wahrscheinlich tot, aber andere hatten vielleicht nur schwere Mangelerscheinungen. Wenn man einen sofort assimilierbaren Nährstoff verabreichen würde, könnte man den Zellstoffwechsel wieder anregen ... Ich dachte an Vitamin-B_1-Pyrophosphat, das schnell verfügbare Energie liefert. Bei einem Jungen, der seit drei Tagen im Koma lag, machte ich einen therapeutischen Versuch auf dieser Grundlage. Ich injizierte meinem Patienten intravenös nacheinander drei Ampullen und beobachtete ihn aufmerksam. Gleich mit der ersten Injektion vertiefte sich seine Atmung. Bei der zweiten schlug er die Augen auf, bei der dritten stieß er einen Fluch aus und schien wütend, weil man ihn von dem Ort weggerissen hatte, an dem er sich bis dahin befand.

Diese Behandlung wiederholte ich bei anderen Patienten. Die Ergebnisse waren oft spektakulär, aber auch unbeständig. Das bestärkte mich in meiner Meinung: Der Stoffwechsel wurde durch diese Maßnahme wieder belebt, und je nach Ausmaß des Gehirnzellschadens gab es eine Reaktion oder auch nicht. Wenn die zellulären Störungen noch umkehrbar waren, spielte das

Vitamin-B_1-Pyrophosphat (Cocarboxylase) die Rolle des Auslösers.
Mir wurden Tierversuche bekannt, die die Wirkungen dieser Verbindung bei absolutem Sauerstoffmangel untersuchten; sie bestätigten meine Beobachtungen nicht. Es gab also etwas Unwägbares, das man im Labor nicht nachweisen konnte. Das war die Energie!
Zur selben Zeit machte ich die Anästhesie bei einem Kranken, der am Verdauungstrakt operiert wurde. Alles verlief gut, der Patient wachte normal auf, und ich verschrieb ihm nur noch das Übliche für die Versorgung nach der Operation. Gegen fünf Uhr morgens rief mich der Chirurg Jean Vaysse an und teilte mir mit, mein Patient befinde sich in einem unerklärlichen komatösen Zustand; weder der Kardiologe noch der Neurologe hatten einen Grund dafür gefunden.
Ich überprüfte den Inhalt der Infusionsflaschen. Es war alles in ihnen enthalten, was ich verschrieben hatte. Mich hatte der Gedanke an die Energie noch immer nicht losgelassen, und so injizierte ich dem Kranken langsam eine dreißigprozentige Glucoselösung, um sein Gehirn zu »ernähren«.
Er war tatsächlich in einem besorgniserregenden Zustand. Der arterielle Druck wurde nur durch gefäßverengende Medikamente aufrechterhalten, der Puls war schwach und schnell. Während der Injektion trat allmählich eine Veränderung ein. Die Atmung vertiefte sich, der Pulsschlag wurde kräftiger und der Patient öffnete die Augen, sah mich an, lächelte und sprach.
Ich war ebenso überrascht wie die Umstehenden. Die Glucose war die zusätzliche Energie gewesen, die die Gehirnzellen brauchten. In diesem Fall waren sie in der Lage, sich völlig zu erholen. Es handelte sich um ein Koma durch Unterzucker (hypoglykämisches Koma), das keiner erkannt hatte.
Trotz dieser Erfahrungen arbeitete ich noch jahrelang im Krankenhaus nach den klassischen Behandlungsvorschriften, wenngleich ich überzeugt war, daß mir etwas Wesentliches entging.
Warum Leiden, warum Krankheit, warum Tod? Woher kommen wir und wohin gehen wir? Es ist in unserem Milieu verpönt, diese

Art metaphysischer Unruhe zu äußern, aber sie beherrschte plötzlich mein ganzes Denken. Hier begann mein Weg, eine lange Probezeit voller Zweifel, Irrungen und Wirrungen. Aber die Pforten eines neuen Universums taten sich allmählich auf. Vielleicht hilft die Beschreibung meiner Erfahrungen denen, die sich Fragen stellen. Die Kenntnis dieser Welt des Unsichtbaren läßt sich nicht durch Worte vermitteln, die nur Zeichencharakter haben. Jeder kann sie in seinem Fleisch und Blut, in seiner Seele und in der Einsamkeit finden, wenn er nur gelernt hat, in leibhaftigem Einklang mit der Natur zu denken und zu meditieren.

Die Voraussetzungen für diese Verwandlung prägten sich mir während der Krankheit meiner Mutter ein, deren Krebs nach einer zwölf Jahre zurückliegenden Operation überall im Körper Metastasen gebildet hatte. Ihre Schmerzen waren unermeßlich, und die Schmerzmittel verschafften ihr keine Linderung.

Glücklicherweise hörte ich von einem Kongreß über Sophrologie, der in Barcelona stattfinden sollte, und ich drängte meine Eltern, mit mir dorthin zu fahren. Zu den Anwendungsbereichen für Sophrologie zählt der Schmerz. Ein Psychiater namens Caycédo hatte diese neue Methode nach seiner Rückkehr aus Indien entwickelt. Er bediente sich der Prinzipien des Yoga – der Bewußtmachung der Energie und der bewußten Kenntnis des inneren Bildes vom eigenen Körper – und entwickelte daraus eine Technik, der jegliche spirituelle Dimension fehlte, die jedoch positives Denken einschloß.

In Barcelona hatte ich das Gefühl, auf einem anderen Planeten gelandet zu sein. Die Vorträge bezogen sich auf etwas, was nie benannt wurde, was aber die Vortragenden zu kennen schienen. Dieses Etwas war nicht zu sehen, nicht zu tasten, nicht zu dosieren, nicht zu sagen – und dennoch wurde stundenlang über es geredet; man schrieb ihm einen therapeutischen Wert zu und hielt es in vielerlei Hinsicht für medizinisch angezeigt. Wurden hier Scharaden aufgeführt?

Wo jedoch auf Physiologie und Pathologie Bezug genommen wurde, fanden sich zahllose Irrtümer. Ich fragte mich daher, wie weit diesem »Unbekannten« zu trauen sei, das unter solchen Umständen heraufbeschworen wurde.

Wie meine anwesenden Kollegen hätte ich diese Leute lautstark der Scharlatanerie bezichtigt und den Saal verlassen, wenn mich nicht die leidende und stöhnende Mutter neben mir zurückgehalten hätte.

Sie wartete beherzt darauf, daß einer dieser Hoffnungskrämer sie aufrichte – denn an die Stelle der Hoffnungslosigkeit war bei ihr Hoffnung getreten und hatte ihre Not gelindert. Sie hörte sich die Vorträge an und ging dann mit einer Gruppe, um die praktischen Übungen mitzumachen, die den Abschluß des Kongresses bildeten. Nun verstanden wir, wovon »sie« sprachen. Zum ersten Mal erfuhren wir beide, daß nicht die Körperbewegung zählt, sondern die zwischengeschaltete Ruhepause. Sie ermöglicht es einem, sich bewußt zu machen, was auf der Ebene körperlicher Empfindungen vor sich geht. Das markierte den Aufbruch zu unseren eigenen Empfindungen! All das war für mich völlig neu, obwohl ich einiges von Gymnastik, Tanz und Akrobatik verstand. Aber noch nie hatte ich eine Körperübung unter diesem Blickwinkel ins Auge gefaßt.

Auch meine Mutter entdeckte diese Welt, und sie wurde nicht mehr ausschließlich von ihren Schmerzen gequält. Sie nahm andere Empfindungen wahr und spürte in Händen und Armen, im Brustkorb, Bauch und Beinen das Vorhandensein einer ihr bis dahin unbekannten Energie. Mehrmals bemerkte ich zu meiner Überraschung auf ihrem Gesicht einen ungewohnt heiteren Ausdruck.

Wir lernten gemeinsam, was positives Denken ist – eine neue Geisteshaltung in einer Gesellschaft, in der die Medien nur die negativen Elemente des Lebens hervorheben und in der die vorherrschende Religion uns von Kindheit an gebietet, jeden Abend unsere Sünden aufzuzählen und Hölle und Teufel zu fürchten.

Ein weiteres neues Element: am Ende der Übung mußten wir unsere Aufmerksamkeit auf einen »natürlichen Gegenstand«

richten und uns mit ihm identifizieren. Die immense Bedeutung dieser Übung verstand ich erst viel später.
Wir lernten, uns zu überlisten, wenn wir krank oder leidend waren. Meine Mutter lernte, sich vorzustellen, ihr schmerzender Körperteil sei aus Gips. Ich sah sie ihre Rolle so gut spielen, daß sie manchmal so ging, als hätte sie wirklich ein Gipsbein. Sie versicherte, sie könne auf diese Weise ihre Schmerzen besser handhaben.
Mir wurde klar, welche Bedeutung Konditionierung und Selbstbeeinflussung haben und welchen therapeutischen Gewinn man aus ihnen ziehen kann. Ihr subtiles Ineinandergreifen erkannte ich jedoch noch lange nicht. Die Gesetze der Neurophysiologie schienen mir überholt, die der Motivation traten an ihre Stelle. Weder konnte bei meiner Mutter von Hypnose, noch bei Caycédo von Scharlatanerie die Rede sein. Meine Mutter war weder dumm noch leichtgläubig: Sie machte sich ganz einfach nur eine Kraft bewußt, die in unserer Erziehung nicht beachtet wird.
Aber warum und wie konnte dieser Prozeß in Gang kommen? Der Schmerz und die Hoffnung wiesen meiner Mutter den Weg. Diese beiden Faktoren spielten auch bei mir eine Rolle und ließen mich unvorhergesehen dieser Medizin gegenüber toleranter werden, obschon mich meine frühere Konditionierung und die Strenge meines Denkens kaum zur Toleranz gegenüber den physiologischen und pathophysiologischen Irrtümern dieser Richtung hätten veranlassen können.
Seither habe ich oft beobachtet, wie die Mitglieder einer Familie ihre Gewohnheiten angesichts der Erkrankung eines der ihren aus Liebe in Frage stellen konnten. *Das Leiden, die Liebe und die Hoffnung* sind drei Evolutionsfaktoren und machtvolle Beweggründe für jede Art von Infragestellung. Es fehlt dann nur noch die Begegnung mit dem Menschen, der einen wachrüttelt, und die eigene Bereitschaft, sich weiterzuentwickeln.
Bestimmte Menschen versteinern schon sehr früh im Leben und sind unfähig zu persönlichem Fortschritt, innerem Wandel

und einer Umgestaltung ihres Seelenlebens. Da sie schon in früher Kindheit stark auf eine bestimmte Weise geprägt werden, können sie ihre Authentizität und Individualität nicht finden.[1]
Was die Weiterentwicklung beim Menschen anbelangt, so müssen wir generell unterscheiden: die Persönlichkeit und die Individualität.

Die Persönlichkeit im Menschen ist das, was ihm nicht zu eigen ist, d. h. was von außen zu ihm gekommen ist, was er gelernt hat oder widerspiegelt... Sie entwickelt sich unter dem Einfluß der äußeren Umstände (Ort, Zeit, Milieu), von dem sie fast völlig abhängt. Mögen die Konditionierungen, die sie ausmachen, auch sehr dauerhaft scheinen, kann sie doch durch eine Veränderung der Umstände mehr oder weniger stark abgewandelt werden; sie kann sich fast völlig und manchmal sehr schnell wandeln; man kann sie verlieren, sie ist korrigierbar, und man kann sie verstärken.
Das Wesen ist das Angeborene, d. h. die Begabungen und individuellen Merkmale jedes einzelnen; es ist sein Erbgut im Leben... Was ihm zu eigen ist, gehört ihm und folgt ihm überallhin.[2]

Das Wesen kann im Gegensatz zur Persönlichkeit nicht verlorengehen. Bei einem schwachen Menschen, der sich in allem nach seiner Umgebung richtet, kann es erstickt oder sogar ausgelöscht werden, ohne daß er sich darüber im klaren ist; es kann aber auch befreit oder wieder ins Gleichgewicht gebracht werden.
Jedoch ist eine Weiterentwicklung des Wesens ohne aktive Beteiligung des Menschen nicht möglich. Veränderungen, die das Wesen betreffen, brauchen viel mehr Arbeit, Zeit und Tiefgang als Persönlichkeitsveränderungen.

Wesen und Persönlichkeit stützen sich auf ein drittes konstitutives Element des Menschen: seinen organischen Körper. Er ist das Instrument, durch das hindurch alle Veränderungen geschehen, die das Leben dieser drei Elemente ermöglichen. Sie sind die Bausteine, die dem Menschen bei seiner Geburt gegeben sind. Jeder hat seinen eigenen Schwerpunkt. Der Schwerpunkt des Körpers ist das Zentrum der Motilität, der des Wesens ist das affektive Zentrum, der der Persönlichkeit ist das intellektuelle Zentrum.[3]

Heute folge ich der durch Gurdjieff inspirierten Lehre von Jean Vaysse, aber als er mir das erste Mal davon erzählte, mußte ich

lächeln. Und als er mir sagte, nur der physische Körper sterbe, während das Feinstoffliche an uns – das Wesen – weiterlebe, war ich davon restlos überrascht und glaubte ihm nicht eine Sekunde. Wie kann, so sagte ich mir, ein vernünftiger Mensch, einer unserer besten Pariser Chirurgen, solche Reden führen?
Zunächst weigerte ich mich, ihm auf diesem Weg zu folgen. Nur die Erschütterung meines affektiven Zentrums (um seine Begriffe zu verwenden) konnte mein Wesen wecken und die Suche nach sich ziehen, die nun begann.

2 Die Entdeckung des Symbols

Wie kann man sich diesen gut versteckten Schatz zu eigen machen: das Geheimnis der Krankheit? Am Beginn dieser Suche unterzog ich mich Caycédos *neitikria* (lauwarmes Salzwasser wird durch ein Nasenloch eingesaugt und durch das andere ausgestoßen), machte seine Anspannungs-Entspannungs-Übungen und stellte mir im Park vor, wieder vor dem schönen Baum am Hotel zu stehen. Meine Neugier war angeregt, sie wechselte ab mit Verblüffung angesichts gewisser Behandlungsergebnisse. Waren sie die Folge eines Zusammentreffens von Ereignissen oder die Folge eines glücklichen Zufalls? Wie ließ sich hier eine kausale Beziehung herstellen? Ich sah keine Möglichkeit, die Zusammenhänge zu klären. Eines war jedoch klar: Caycédo hatte hier eine Methode an der Hand, mit der er ohne Verabreichung von Medikamenten kranken Menschen helfen konnte. Das war für mich im Jahre 1970 etwas völlig Neues – es grenzte an Zauberei. Dennoch grollte ich diesem Lehrer ein wenig, der mir das Warum und das Wie seines Handelns nicht erklären konnte und meine damaligen Lieblingsfächer Physiologie und Pathophysiologie durch Fehler verunstaltete.

Der Tod meiner Mutter im November 1970 stellte für mich eine neue Herausforderung dar. Mehr denn je drängten sich unendlich qualvolle Fragen um Leben und Tod in den Vordergrund; sie blieben ohne Antwort. Um eine gewisse Gelassenheit zu erreichen, mußte ich diese Probleme bewältigen.

Da ich etwas kennengelernt hatte, was mir einen Ausweg aus der Begrenztheit des westlichen Denkens zu bieten schien, nahm ich unter Anleitung von Jacques Donnars mein Studium der Sophrologie wieder auf und ging in seine Arbeitsgruppen. Hier lernte man nicht mehr aus Büchern, sondern *am eigenen Leib*. So habe ich die verschiedenen Therapietechniken wie Imagination, Bioenergetik usw. kennengelernt. Man lernt dabei, seiner Persönlichkeit »beim Leben« zuzuschauen und sein Wesen zu erkennen. Bisher hatte ich mir – zu sehr beansprucht von Beruf, Heim und Familie – nicht die Zeit genommen, an meiner eigenen Oberfläche zu kratzen. Aber nun entdeckte ich, daß manche Menschen dafür jede Woche mehrere Abende, manchmal Wochenenden und sogar ihren Urlaub opferten.

Wenn die Kurse nicht von einem Arzt geleitet worden wären, hätte man behaupten können, ich verbringe meine Zeit in einer Sekte. In meiner nächsten Umgebung war man sehr skeptisch und fragte sich, was wir da wohl für seltsame Dinge treiben mochten. Aber es erfordert Mut, sich selbst kennenzulernen. Offensichtlich ist es leichter, sich einen Sündenbock zu suchen, einen »seelischen Mülleimer« in der Familie oder am Arbeitsplatz – dieser Blödmann, dieser Schwachkopf, diese Kratzbürste –, als sich auf sich selbst zu besinnen und die Wurzel des Übels bei sich zu suchen.

Ich öffnete langsam die Tür zu einer anderen Welt und setzte mich dabei über die Schwierigkeiten hinweg, die es bedeutet, sich selbst hellwach zu beobachten, an dem ganzen gesellschaftlichen Theater, das mich geprägt hatte, teilzunehmen und gleichzeitig auf die innere Wahrheit zu hören. Man muß diesem ungesunden schizophrenen Zustand, in den Gesellschaft und Erziehung uns versetzen, ein Ende machen. Man muß ein lebendiger Mensch werden, der sich von seiner Intuition leiten läßt und auf seine innere Stimme hört.

An diesem Punkt meines Lebens wußte ich, daß ich mich auf einen mir angemessenen Weg einließ, und daß nichts und niemand mich von ihm abbringen könnte.

In der herkömmlichen Medizin waren noch unzählige Fragen zu lösen, ich mußte auf meine Weise über sie nachdenken. Eine andere Form der medizinischen Forschung war dringend erforderlich, denn die vorhandene war trotz ihrer scheinbaren Modernität veraltet und kostspielig. Sie ließ die meisten unserer Fragen offen.

Es wurde für mich unerläßlich, eine neue Geisteshaltung zu

erwerben, und der Bruch mit der Welt des Krankenhauses wurde für mich unumgänglich. Meine fünfjährige Tätigkeit als leitende Anästhesistin hinterließ in mir das Gefühl verlorener Zeit.
Mehrere Ereignisse halfen mir damals, mein Zögern zu überwinden. Als ich so die Sicherheit um des Abenteuers willen aufgab, empfand meine nähere Umgebung dies als skandalös.
Anfangs sicherten Urlaubsvertretungen in einer Klinik, die ich an zwei Vormittagen machte, meinen Lebensunterhalt. Die übrige Zeit widmete ich meinen neuen Lernvorhaben. Doch ich begriff bald, daß ich in unserer Ärzteschaft nichts mehr verloren hatte und beendete meine Laufbahn als Anästhesistin endgültig. Mein Verhalten rief Unruhe hervor. Wie war es möglich, daß dieses Kind, das keine narkosevorbereitenden Medikamente erhalten hatte, aber in einer stillen Ecke von mir nach der Methode der Sophrologie »sophronisiert« worden war, sich ohne jeden Protest und lächelnd auf den Operationstisch legen und eine intravenöse Spritze verabreichen ließ? (Ich hatte ihm die Vorstellung eingegeben, im Gebirge beim Schlittenfahren zu sein!) Wie kam es, daß der Mann mit der Ateminsuffizienz, dessen Wundnähte am Bauch wieder aufgegangen waren und der während der Nacht sieben Mal den Intubationsschlauch herausgerissen hatte, der ihn mit dem Beatmungsgerät verband – wie kam es, daß sich dieser Patient plötzlich und ohne Anästhesie von mir intubieren ließ? Wieso akzeptierte er eine Woche lang – die zur Erholung erforderliche Zeit – ganz friedlich den Beatmungsschlauch? Wie hatte ich seine Lungenfunktion regulieren können, ohne mich auf Laboruntersuchungen zu stützen? Ich verunsicherte die anderen, weckte Zweifel in ihnen, zu denen sie sich noch gar nicht bekennen konnten.
Da die Sophrologie genau das war, worauf ich gewartet hatte, wurde ich der Schulmedizin immer mehr untreu. Gleichzeitig hoffte ich, allmählich meine riesigen Wissenslücken schließen zu können. Ich hatte nun Muße genug, um Kurse in Akupunktur, Homöopathie und »cinorthèses« (so nennt Eric de Winter die manuelle Wirbelsäulenbehandlung) zu besuchen. Außerdem lernte ich Hypnose, die man von der Sophrologie unterscheiden

muß, obwohl sie häufig mit ihr verwechselt wird. Und da feststand, daß ich mir alles vornehmen würde, was die herrschende Medizin verachtete, fügte ich meiner Kollektion noch die Astrologie und später die Pflanzenheilkunde hinzu.
Alle Schwierigkeiten, denen ich bei der Beschäftigung mit der Sophrologie begegnet war, tauchten beim Erlernen der Akupunktur wieder auf. Auch hier war teilweise von Dingen die Rede, die man nicht sehen, nicht tasten und nicht messen kann. Die geringfügigen Potentialdifferenzen, die zwischen einem Akupunkturpunkt und einem beliebigen anderen Punkt auf der Haut meßbar sind, und die Kirlian- oder Hochspannungsfotografie, die die Energieaussendung um verschiedene Objekte herum sichtbar macht, waren für mich so etwas wie eine EKG- oder EEG-Aufzeichnung. Die Namen und Numerierungen der chinesischen Punkte lernte ich zwar nicht mühelos, aber ohne mir den Kopf zu zerbrechen. Hingegen ließen mich die Funktion der Meridiane und ihre Störanfälligkeit durch Wind oder Feuchtigkeit zweifeln. Ist die sogenannte »schlechte« Energie nicht eine schlichte Erfindung, die dazu da ist, einen Fisch im Wasser zu ersäufen und die wissenschaftlichen Ursachen zu umgehen?
Kurzum, für mich blieb der Mensch noch von der Natur unabhängig. Außerdem hatte ich keinerlei Vorstellung von der Funktion und vom Gebrauch der Symbole. Ich war materialistisch und analytisch ausgerichtet und sollte es gegenüber diesen verschiedenen Medizinsystemen, die ich immerhin sorgfältig studierte, noch lange bleiben. Ehrlicherweise konnte ich mir eingestehen, daß meinem systematischen Verständnis noch ein Bindeglied, wenn nicht sogar eine ganze Kette, fehlte.
Ich war mir meiner Unbekenntnis und Inkompetenz bewußt und beneidete die Schüler, die sich in diesem Wirrwarr anscheinend wohlfühlten. Da war die Angst der Sechsjährigen wieder in mir, die die Mitschüler bewunderte, die schon lesen konnten, und ich erinnerte mich an die Zeiten, als man zu mir sagte: »Du bist dran, lies!« Mit etwas Glück und dem kleinen Finger unter den Wörtern tat ich so, als ob ich lesen könnte; dabei plapperte ich doch nur nach, was die anderen schon vorgelesen hatten. Ich war damals

zutiefst unglücklich angesichts all dieser Zeichen, deren Bedeutung und Zusammenhang ich nicht verstand. Heute war meine Situation ähnlich, Meridiane und Akupunkturpunkte gehörten zu einer Welt, zu der ich noch gar keinen Zugang hatte.

Es hieß, Lavier in Montpellier beherrsche die Akupunktur vorzüglich. Ich nahm an seinem Grundkurs teil und begriff zweierlei: zum einen, daß die alten chinesischen Schriften durch das moderne Chinesisch schlecht wiedergegeben werden. Da die chinesische Schrift eine Symbolschrift ist, muß man mit diesen Symbolen vertraut sein, um eine korrekte Übersetzung zu bekommen.

Die zweite Erkenntnis läßt sich durch die Geschichte vom Adler und von der Ameise, die eine Tischplatte erkunden, illustrieren. Während der Raubvogel dies mit einem einzigen Flügelschlag macht, muß die Ameise die Tischplatte längs und quer durcheilen – und sogar ihr Leben damit zubringen. Der Adler repräsentiert das symbolische Denken, die Ameise steht für das analytische Denken.

Mir wurde klar, daß es besser war, wie der Adler vorzugehen. Ich mußte herausbekommen, was das symbolische Denken ist. Meine Suche führte mich von Buchhandlung zu Antiquariat zu Buchhandlung – von der Existenz esoterischer Buchhandlungen wußte ich noch nichts. Ich warf psychiatrische, psychoanalytische, okkultistische, akademische und belletristische Schriften zu diesem Thema in einen Topf. Mir fielen Lexika der Symbole, Analysen des Symbolischen usw. in die Hände, aber der Schlüssel zum symbolischen Denken blieb unauffindbar.

Wenn der Schüler bereit ist, erscheint auch der Meister. Beim Durchblättern ganzer Bücherstöße im Quartier Latin stieß ich eines Tages auf ein schmales Bändchen eines Autors mit dem fremdartigen Namen Michaël Aïvanhof[4]. Darin war von Symbolen die Rede, die der Verfasser so erklärte: »Das Prisma zerlegt das Licht in sieben Farben. Hinter diesem banal wirkenden Phänomen verbirgt sich ein großes Geheimnis.« So viel große Worte, um eine einfache und wohlbekannte physikalische Erscheinung zu beschreiben, ließen mich schmunzeln.

Immer noch schmunzelnd las ich dann, daß die drei Seiten des Prismas ein Symbol für die drei Prinzipien im Menschen darstellten: Verstand, Herz und Wille, aber auch Denken, Fühlen, Handeln, oder besser: Vater, Mutter und Kind. Es konnte aber auch Säure, Lauge und Salz sein, oder Länge, Breite und Höhe. In der Physiologie war die Lunge das Prisma, das die Luft reflektierte und in sieben Kräfte zerlegte, die sich bei der Ausatmung im Organismus verteilen. Der Magen ermöglichte die Verdauung der Nahrung, die ihrerseits sieben Arten von Energie erzeugte...

Diese Zeilen lieferten mir augenblicklich den Schlüssel zum Symbolismus! Die Akupunktur und die Energie werden plötzlich etwas Lebendiges. Das Licht ist die Energie! Die Farben des Regenbogens sind die sieben Formen der Energie, und der Mensch ist ein Prisma!

Hinter dem Prisma verbirgt sich auch das Geheimnis des Adlers, der für das symbolische Denken steht. Wenn zwei Elemente eines Ganzen bekannt sind, kann man das dritte durch einen Analogieschluß bestimmen; es tritt von allein aus dem Dunkel.

Diese Bändchen, deren erste Zeilen mich lächeln ließen, sind meine ständigen Begleiter geworden. Wenn ich mir in ihnen Rat hole, habe ich das Gefühl, an der Quelle des Wissens meinen Durst zu stillen.

Durch das Wagnis, mich auf die verschiedenen Begegnungen und fremdartigen Heilweisen einzulassen, die mir den Weg absteckten, gelangte ich allmählich an die Schwelle der anderen Welt. Michaël Aïvanhof öffnete mir die Tore, und wie Alice im Wunderland drang ich zur anderen Seite des Spiegels vor. Da ich aber in einen leuchtenden Nebel eingetaucht war, konnte ich die Kostbarkeiten dieser anderen Welt noch nicht erkennen. Eine Zeitlang wurden die Märchen, in denen unser westliches symbolisches Denken enthalten ist, meine Lieblingslektüre. *Schneewittchen und die Sieben Zwerge, Die sieben Raben, Die Siebenmeilenstiefel* sind Geschichten, die eine gewisse Ähnlichkeit mit dem Licht und seinen sieben Farben haben.

Das symbolische Denken, dies wurde mir immer klarer, ist eine ursprüngliche Eigenschaft, über die Kinder und sogenannte »primitive« Kulturen ganz selbstverständlich verfügen! Durch meine Erziehung war diese Fähigkeit willkürlich unterdrückt worden. Für viele sah es aus, als sei ich auf der Suche nach etwas Verrücktem! Dabei arbeitete ich nur daran, mein ureigenstes Erbe zurückzuerobern und zu nutzen, denn nur so konnte ich schließlich eine andere Medizin begreifen, zu der mir der Zugang verwehrt worden war. Aber das war ein Sakrileg! Wieviel Zuneigung habe ich wegen dieses Vergehens verloren, wieviel Unverständnis und böswillige Kritik habe ich ertragen müssen!

Die Medizinstudentin »von der anderen Fakultät«, die ich eben geworden war, machte sich nun ein eigenes Bild vom »parallelen Studiengang«. Dankbar für alles, was mir nahegebracht worden war, wollte ich aber jetzt alleine weiterforschen, diese neue Welt persönlich erleben.

Bei den Parapsychologen hatte ich von seltsamen Phänomenen gehört, die von jener Welt ausgingen, deren Geheimnissen ich auf die Spur kommen wollte. Aber ich fand dort nicht, wonach ich suchte. Diese Leute waren zwar gutwillig und standen in dem Ruf, revolutionär zu sein, sie blieben aber doch Materialisten. In meinen Augen mühten sie sich verzweifelt ab, beseelt von einer irren Hoffnung: am Ende jene Wissenschaftler zu überzeugen, die bei dem Gedanken zittern, die Welt könnte nicht einzig und allein das Produkt ihres Verstandes sein, jene, die vergessen, daß sie in der Geschichte der Erde noch nicht einmal ein Seufzer sind.

Die taoistische Kosmogonie kannte schon vor fast 5 000 Jahren die Verbindungen, die über das Bindeglied Mensch den Himmel und die Erde einen. Das Tao, die höchste Einheit, wird durch einen Kreis symbolisiert, der Yin und Yang, die Zeichen für Erde und Himmel, zugleich enthält – zwei Prinzipien, die einander entgegengesetzt scheinen, sich aber in Wahrheit ergänzen, denn die Nacht bringt den Tag hervor und der Tag die Nacht. Das Zeichen für Yang ist ein Strich (—), Yin wird durch zwei Striche (- -)

symbolisiert. Fügt man sie zusammen, ergeben sie ein Drittes (==), das heißt den Menschen, die Frucht des Himmels und der Erde, des Tages und der Nacht.
Für den Menschen bedeutet sich entwickeln diesen scheinbaren Gegensatz aufzuheben, indem er dessen Wirkungen auf eine positive und harmonische Weise entfaltet – so wie der Tag und die Nacht Morgen- und Abenddämmerung harmonisch hervorbringen. Jedoch hat dieses Wesen, der Mensch, einen unsichtbaren Doppelgänger aus Energie. Diese Energie, die einheitlich erscheint, setzt sich aus drei Energien zusammen: aus den Kräften OE, YONG und TSING.

- Die OE-Energie ist himmlischen Ursprungs und daher positiv und fließt durch die Körpermeridiane, die TSING-KANN heißen. Sie ist eine Abwehrkraft – unsere Armee.
- Die YONG-Energie, irdischen Ursprungs und daher negativ, durchläuft in 24 Stunden die zwölf großen Meridiane – in der Zeit, die die Erde für eine Umdrehung braucht. Sie ist eine nährende Kraft.
- Die TSING-Energie ist das energetische Kapital, das uns bei der Geburt gewährt wird. Sie erneuert sich nicht. Sie ist bipolarer Natur, ein Produkt der Vereinigung des Männlichen und des Weiblichen.

So liegt im Inneren der kosmischen Einheit eine Dualität; Himmel und Erde sind durch den Menschen aneinander gebunden. Der Kopf verbindet ihn mit dem Himmel, seinem Vater. Der Bauch und die Gliedmaßen verbinden ihn mit seiner Mutter, der Erde. Der dazwischenliegende Brustkorb ist abwechselnd von Himmel und Erde abhängig, wie die rhythmischen Bewegungen zeigen, die ihn beleben.
Für die alten Kulturen war der Mensch noch mit den Sternen, die am Himmel glänzen, mit den Klängen, die im Weltall widerhallen, mit den Farben des Lichts verbunden. So viele Zeichen, die von einem Zwiegespräch zeugen! Für die einen ein trügerisches, für die anderen, denen eine vertiefte Intuition erlaubt, die Botschaften zu verstehen und umzusetzen, ein wunderbares Zwiegespräch.

Die alten Chinesen haben seine Geheimnisse entschlüsselt und gelernt, daß Gesundheit von der Harmonie zwischen den Elementen und den Menschen abhängt. Sie haben daraus ein therapeutisches System abgeleitet: die traditionelle Akupunktur. Ausgehend von den vier Kardinalpunkten und einem Mittelpunkt haben sie das Gesetz der fünf Elemente aufgestellt. Es faßt die Weltordnung zusammen und weist dem Menschen seinen Platz innerhalb dieser Ordnung zu.

Jedes dieser fünf Elemente trägt eine *hierarchisch aufgebaute Säule,* die dem Gesetz der Entsprechungen gehorcht.[5] Auf ein und derselben Säule kann man die Übereinstimmung erkennen, die zwischen einem Planeten, einer Himmelsrichtung, einer Jahreszeit, einer Farbe, einem äußeren und inneren Organ, einem Sinnesorgan, einer Körperregion, einer Körperöffnung, einer Körperflüssigkeit, einem Duft, einem Geschmack, einem Ton, einem psychischen Merkmal und einer energetischen Qualität besteht. Man kann aber auch eine Entsprechung zum Tier- und Pflanzenreich, zur Gesellschaft, zur Ernährung usw. finden.

Selbstverständlich entspricht ein bestimmter Akupunkturpunkt dem jeweils vorgegebenen Element. Je nach Jahreszeit, Tag und Stunde ändern sich die Eigenschaften dieses Punktes.

Leidet der Kranke an den Folgen einer großen Angst? Der Akupunkteur prüft denjenigen unter den zwölf Pulsen, der die Angst repräsentiert und der zum Nierenmeridian gehört. Dann forscht er nach den Auswirkungen dieser Störung auf die anderen Meridiane. Schließlich bestimmt er die Maßnahmen, die einen Ausgleich dafür schaffen können: eine Diät, einen Klimawechsel, eine Reise (in eine Richtung, die von den fünf Elementen gewiesen wird) und natürlich den Punkt für den regulierenden Nadelstich. Diese Kenntnis der Hierarchie und der Gesetze von den Entsprechungen ermöglicht die Beherrschung der Energie, also der energetischen Gestalt des Menschen, der dem Anschein nach ein materielles Wesen ist, dessen unsichtbare Manifestation aber schon die alten Chinesen durch einfache Beobachtung, gepaart mit Intuition, erkennen konnten.

3 Das Körper-Bild

Nun habe ich einen Fuß in die neue Welt gesetzt und muß sie erforschen, mir über ihre Geographie klarwerden; aber dafür brauche ich einen erfahrenen Führer und Orientierungspunkte.

Man erzählt mir von einem Buch von Castaneda: »Die andere Realität. Die Lehren des Don Juan. Ein Yaqui-Weg des Wissens«. Ein mexikanischer Meister brachte Castaneda mit dieser »außer-gewöhnlichen« Welt in Berührung. Aber die Art und Weise gefällt mir nicht, es werden nämlich auch halluzinogene Pilze verwendet. Manche behaupten, es sei für den Anfang und um eine Beziehung herzustellen gut, damit Erfahrungen zu machen. Ich halte es jedoch für bedenklich, eine unbekannte Welt in einem derart veränderten Geisteszustand zu betreten. Wie kann man sie in dieser Verfassung zuverlässig und klar inventarisieren, ihre Funktionen untersuchen, ihre medizinischen Anwendungsmöglichkeiten herausarbeiten? Das ist doch eine Phantasie, die man sich leisten kann, wenn man träumen möchte; sie verbietet sich aber für den Therapeuten, der für kranke Menschen verantwortlich ist.

Die Umstände kommen mir zu Hilfe. Eine Krankenschwester, der ich durch Sophrologie geholfen und die ich dann zufällig wiedergetroffen hatte, erzählt mir, daß einer ihrer Cousins eine neue Therapie, die Ohrakupunktur, praktiziere und sich mit mir darüber unterhalten wolle. Also treffe ich diesen Arzt, namens Paul Nogier. Er leitet, wie man mir sagt, eine Gruppe, die sich GLEM (Groupement Lyonnais d'Etude Medicale) nennt. Diese Gruppe kommt jeden Monat zu gemeinsamer Arbeit zusammen. Er überredet mich, mir das einmal anzusehen.

Bei diesen Zusammenkünften ist davon die Rede, daß auf dem Ohr eine anatomische Projektion des menschlichen Körpers zu finden ist. Wenn man an bestimmten Stellen in das Ohr sticht, löst man in den entsprechenden Körperteilen eine heilsame Wirkung aus. Das ist die Ohrakupunktur. Das Prinzip der analogischen Repräsentation ist nicht neu, seine Anwendung jedoch ist wenig bekannt. Auf Darstellungen des Gehirns, wie man sie in vielen Büchern findet, sieht man oft das Bild eines Homunkulus, eines menschlichen Körpers im Kleinformat. Dieser Homunkulus gibt unsere Anatomie nicht exakt wieder. Je stärker eine Körperregion mit Nerven durchzogen ist, desto größer ist sie beim Homunkulus. Daumen und Zeigefinger z. B. nehmen im Vergleich zu den Füßen viel mehr Raum ein.

Die Sophrologie bedient sich dieser Tatsachen. Durch Übungen zur Bewußtmachung verschiedener Körperteile will sie das verdrehte innere Körperbild, eine mögliche Krankheitsursache, wieder zurechtrücken. Wenn jemand z. B. an einem Magengeschwür leidet, geht man davon aus, daß sein Magen auf der Ebene der inneren Repräsentation unverhältnismäßig viel Raum einnimmt und die Repräsentationen anderer Organe »verschlingt«. Jede Reizung, die auf den Kranken einwirkt, wie beispielsweise ein emotionaler Schock, greift bevorzugt diesen Bereich an, anstatt sich auf die übrigen Regionen zu verteilen. Es ist klar, daß auch der Magen als Organ übermäßig gereizt wird und mit einem Geschwür reagiert.

Da ich mit der Abbildung des Körpers (im Kleinformat) auf dem Gehirn vertraut bin, fällt es mir leicht, ein solches Abbild auch auf dem Ohr zu erkennen. Die Irisdiagnostiker entdecken es in den Augen, und es läßt sich auch in der Nase ausmachen. Die Fußreflexzonen repräsentieren ebenfalls den ganzen Körper. An der Haut der Hände kann es bestimmte Zeichen geben, an denen man genetische Veränderungen ablesen kann. Aber derartigen Tatsachen bringt die klassische Medizin kein großes Interesse entgegen.

Ich bin verblüfft, welch große Wirksamkeit man der Ohrakupunktur zuschreibt, wo doch die Theorien von Paul Nogier für Menschen mit gesundem Menschenverstand *a priori* unannehmbar sind. Da ich auf alles neugierig bin, was an der

Universität nicht gelehrt wird, bitte ich Dr. Nogier um Erlaubnis, in seiner Sprechstunde dabeisein zu dürfen.
Ein großes Abenteuer beginnt: die Entdeckung der Energie. Paul Nogier gibt mir alle Grundelemente an die Hand, mit deren Hilfe ich mein eigenes Konzept vom Energiekörper, den ich den zweiten Körper nenne, formulieren kann. Darüber hinaus liefert er mir die Mittel, die so sehr angefochtene Effizienz der Heiler zu überprüfen und ihren Wirkungsgrad kennenzulernen.
Während ich Paul Nogier beobachte, wird mir klar, daß man auch auf andere Weise Arzt sein kann. Zu ihm kommen die Patienten, an denen die Schulmedizin restlos gescheitert ist. Stets beginnt er seine Befragung mit: »Seit wann ...«. Er forscht nach einem Sturz, einem Umzug, einem Unfall, die einen Wirbelschaden verursacht haben könnten, den er manuell behandeln will. Manchmal, wenn es sich um seelische Erschütterungen handelt, nennt er auch die Namen homöopathischer Medikamente, bei einer übergroßen Freude »Cofféa«, bei einer verdrängten Enttäuschung »Staphysagria«. Abhören, Abtasten und Laboruntersuchungen spielen kaum eine Rolle, er erreicht sein Ziel durch die Untersuchung und Akupunktur des Ohres.
Die Zeit scheint stillzustehen, ich schaue ihm mit offenem Mund bis spät in die Nacht bei der Arbeit zu, ohne müde zu werden. Es ist wie im Märchen! Was die Schulmedizin für unmöglich hält, ist es für ihn keineswegs.
Ich erlebe biblische Geschichten. Und all das geht ruhig und ohne Anstrengung vor sich. Paul Nogier geht langsam von seinem Schreibtisch zur Untersuchungsliege am anderen Ende eines großen Raumes (er sagt, es sei sein Sport). Nachdem er sich am Kopfende des Kranken niedergelassen hat, fühlt er am linken Arm den Puls; ich tue es am rechten Arm. Mit äußerster Konzentration versuche ich auch noch die geringste Pulsschwankung zu ertasten, während er das Ohr untersucht. Zu diesem Zweck hält er einen farbigen Leuchtstift oder ein T-förmiges Stäbchen, das mit einem goldenen und einem silber-

nen (manchmal auch einem schwarzen und weißen) Zeichen oder mit einer Magnetnadel versehen ist, vor die verschiedenen Teile des betreffenden Ohrs.
Dieser Stift setzt einen optischen oder magnetischen Reiz, der eine Pulsschwankung nach sich zieht: ein »Rebound«-Phänomen. (Das ist ein Rückpralleffekt, der entsteht, wenn durch das Aussetzen eines bestimmten Reizes eine der Reizantwort entgegengesetzte überschießende Wirkung erfolgt.) Nach der Untersuchung setzt er die Nadeln. Manchmal tritt der Erfolg schlagartig ein. Wenn nicht, muß man die nächste Sitzung abwarten, um den richtigen Punkt zu finden.
Zwischen zwei Patienten setze ich mich brav auf einen Stuhl in der Nähe des Schreibtisches und harre der Dinge, die da kommen sollen. Mein Leben ist wie verzaubert. Keiner kann meine Begeisterung verstehen, der das alles nicht miterlebt. Als ich später in meiner Naivität versuche, andere an der Freude einer Ärztin teilhaben zu lassen, die eine einfache Methode entdeckt hat, wie man Kranken helfen kann, hat man für mich nur Mitleid übrig. Ich verstehe ihre Zweifel, die ja auch ich während der ersten Sitzungen von GLEM hatte. Voller Verwirrung hörte ich damals, was die Teilnehmer von sich gaben. Rechts von mir behauptete einer, er habe einen Angstzustand durch Akupunktur eines Punktes O gemildert; links von mir sagte ein anderer, er habe durch Akupunktur eines Punktes O' ein Magengeschwür gebessert; und vor mir versicherte ein dritter, durch einen peripheren Stich Beschwerden an der Wirbelsäule verringert zu haben. – War ich unter lauter Schwärmer und Münchhausens geraten? Wenn das alles wirklich wahr wäre, hätte die Schulmedizin es längst verifiziert; und unzählige Veröffentlichungen lägen darüber vor! – Es war wahr – und die Schulmedizin wußte es nicht!
Seither habe ich diese Dinge alleine untersucht und mußte dabei erfahren, wie man alles ersticken und in Verruf bringen kann, was für eine materialistische Welt, die uns nur zu gern glauben machen möchte, sie beschütze die ganze Menschheit, eine Gefahr darstellt. Wie auch immer, was zählt ist dies: was ich für

unmöglich gehalten hatte, ist da, und es ist kein Zufallsergebnis, denn Paul Nogier wiederholt es alle Tage.
Mich kostet es am Anfang große Mühe, den Puls korrekt zu fühlen. All meine Erfahrungen als Anästhesistin in der Reanimation, als Spezialistin für die Anästhesie bei Säuglingen und Neugeborenen, aber auch als Kardiologin – in Bereichen, wo es auf ein feinfühliges Ertasten des Pulses ankommt – nützen mir gar nichts. Ich habe die größten Schwierigkeiten, sowohl die Pulsqualitäten nach Nogier als auch die zwölf chinesischen Pulsarten wahrzunehmen, und das raubt mir völlig die Fassung.
Zusammenfassend kann man sagen, daß die Beschäftigung mit der Ohrakupunktur mir viele Einsichten ermöglicht. Ich lerne, den Puls und seine Veränderungen wahrzunehmen, die durch eine optische, magnetische oder metallische Reizung sensibilisierter Punkte des Ohrs ausgelöst werden. Die Form des äußeren Ohres ist der Form eines auf dem Kopf stehenden Embryos ähnlich; man hat eine Entsprechung zwischen dem Ohr und der Anatomie des ganzen Körpers finden können. Die Behandlung richtet sich infolgedessen nach der anatomischen Lokalisation. Die erregbaren Punkte werden gemäß einer in der chinesischen Medizin anerkannten Überlegung behandelt: einen Energieüberschuß korrigiert man durch »Zerstreuung« mit Hilfe von Stahlnadeln, einen Energiemangel durch Tonisierung mit Hilfe von Goldnadeln. Nach der Akupunktur ist das Kraftfeld verändert. Dieses neue energetische Verteilungsmuster bedarf nun der umsichtigen Steuerung.
Dies gibt die Sicht der Ohrakupunktur wieder, die auf der Anatomie basiert. Es gibt jedoch auch eine viel subtilere, rein energetische Anschauung, von der hier noch nicht die Rede sein soll.
Als es mir schließlich gelingt, die Pulsqualitäten nach Nogier zu fühlen, weiß ich auch, daß ich *der Energie begegnet* bin . . .
In der Folge lehrt mich Nogier, der Energie nachzuspüren, ihre lokalen Verschiebungen zu erraten, ihren Rhythmus und ihre Geschwindigkeit aufzudecken. Man kann feststellen, daß sie das

Ohr hinauf- oder hinunterwandert und manchmal das Gesicht überquert. Man bemerkt ihre Verdichtungen, die sich langsam und zögernd entwickeln, und man sieht sie wandern, anhalten und umkehren. Ein kleiner Nadelstich, und sie setzt sich wieder in der richtigen Richtung in Trab. Da gibt es die Energie, die recht und schlecht immer wieder ihre unvermeidlichen großen Kreise zieht, und jene, die lebhaft und quälend ist und unerbittlich Schmerzen wachruft, sobald sie den Punkt erreicht, der den erkrankten Bereich repräsentiert. Der Schmerz hält so lange an, wie sie hier stillsteht.

Von nun an können wir uns auf dem »Kriegsschauplatz Ohr« miteinander messen – die Energie und ich. Die Phänomenologie, die Erfahrungsmedizin, die niemanden täuschen kann, da die Tatsachen für sich sprechen – hier ist sie!

Meine Begeisterung erreicht ihren Höhepunkt, als der Meister sich der Farben bedient: der sieben Farben, wodurch er sich mit Michaël Aïvanhof und seiner Auffassung von der Zerlegung des Lichts durch das Prisma trifft. Sieben Farben sind sieben Kräfte, die jeweils ein bevorzugtes Areal am Ohr einnehmen!

Paul Nogier benützt bunte Gelatinestückchen, die er auf einen der beiden Arme legt. Die Farbe wirkt als Erregungsfaktor und bringt ein bestimmtes Verteilungsmuster am Ohr zum Vorschein. Entspricht dieses Muster nicht dem, das man sich vorgestellt hatte, muß man es durch Akupunktur am Ohr des Kranken abwandeln.

Etwas später konstruiert Paul Nogier eine Speziallampe, die winzige, von einer Birne beleuchtete gelatineartige Plättchen trägt. Mit dieser Lampe kann man die Farbe direkt auf das Ohr projizieren und so das entsprechende Verteilungsmuster auffinden.

Ich lerne die Grenzen der sichtbaren Welt zu überschreiten und zur Entdeckung des Unsichtbaren überzugehen; dabei stütze ich mich auf Kontrollmöglichkeiten und stelle vielfältige Bezüge her. Nogier führt mich in seine Forschungsverfahren ein. Jeden Tag kommt er mit einer neuen Idee an, die »verifiziert« werden soll. Ich bin verblüfft von seinem Erfindungsreichtum. Die

Wochenendzusammenkünfte von GLEM werden für mich bedeutsam, mit meinem Erstaunen und meinem Mißtrauen ist es vorbei.

Viele von uns stellen parallel zu diesen Studien manches in Frage; der Zweifel gibt den Anstoß zu einem heilsamen inneren Abenteuer. Wenn man erst einmal die Energie wahrgenommen hat, kann man die Medizin, die Krankheit und den Tod kaum mehr so sehen, wie man es uns beigebracht hat.

Die Gruppe von Wißbegierigen aus ganz Frankreich und den Nachbarländern, unter denen Zusammengehörigkeitsgefühl und wahre Freundschaft entstanden ist, wird leider durch die Anwesenheit eines Eiferers gestört, der die fixe Idee hat, diese kleine Akademie in eine Schule zu verwandeln. Die herzliche Freundschaft aller mit allen leidet darunter, und wer von Anfang an dabei war, bleibt den Treffen fern. Auch ich gehöre dazu. Da ich aus einem System ausgestiegen bin, kann ich mich unmöglich wieder in ein anderes hineinfallen lassen.

Ich habe GLEM in seiner Glanzzeit gekannt – einer Zeit, in der sich geniale Ärzte, die den engstirnigen Anschauungen der Mehrheit widerstanden, in aller Freiheit entwickelten. Ihre Beobachtungsgabe ließ sie weit über die Forschungen hinausgelangen, die in der schwerfälligen Krankenhausmaschinerie angestellt werden. Sie machten ihre Fortschritte einsam und verschwiegen.

Bei Caycédo führte die Mischung verschiedener Ansätze zu einer gewissen Verschwommenheit physiologischer und pathophysiologischer Auffassungen. Die Gruppe um Nogier hingegen bestand ausschließlich aus promovierten Ärzten, was zu einer einheitlichen Terminologie führte und dem wagemutigen Forscher innerhalb dieser Gruppe den Rücken stärkte.

Ein Kreis hat sich geschlossen. Paul Nogier hat mich für meinen weiteren Weg gerüstet. Ich verlasse ihn mit dem Gefühl, eine Bahn eingeschlagen zu haben, die offensichtlich risikolos ist. Aber um sicherzugehen, prüfe ich monate- und sogar jahrelang jeden Schienenstrang, jede Schwelle, jede Verankerung. Das ist möglich, weil mir der Puls als mein Zeuge das Recht gibt, die

Bewegungen der Energie direkt zu verfolgen. So entwickle ich im Laufe der Zeit mein eigenes Untersuchungsschema und entferne mich in meinen neuen Gewohnheiten vom ursprünglichen System Nogiers, ohne freilich ihre Abstammung zu leugnen.
Die Welt der Energie hat mehrere Gesichter; sie kann viele Schattierungen aufweisen, deren harmonische Abstufungen von dem menschlichen Kristall abhängen, der das Licht wahrnimmt, bricht und fortpflanzt.

4 Zwei Medizinsysteme im Vergleich

Ein ehemaliger Kollege, Leiter einer Krankenhausabteilung, schlägt mir kurz darauf vor, in seiner Abteilung zu »schmarotzen«. Er gestattet mir, seine Problempatienten zusätzlich zur herkömmlichen Diagnostik zu untersuchen.

Meine Arbeitsbedingungen eignen sich hervorragend für die krankheitsspezifische »Eichung« der Ohranatomie in Abhängigkeit von den Spektralfarben sowie für die Ausgestaltung meines eigenen Untersuchungsschemas. Weil ich befürchte, den normalen Krankenhausbetrieb zu stören, hüte ich mich, jemanden zu behandeln – ich habe ja keine offizielle Funktion, nur die Freiheit, meine Forschungen voranzutreiben. Der Drang zu helfen, der jedem wahren Arzt eigen ist, läßt mich jedoch mehr als einmal gegen diesen Vorsatz verstoßen.

Ich opfere keines meiner Prinzipien. Wenn der Patient seine Geburtsstunde kennt, erstelle ich sein Horoskop. Dazu bin ich nun in der Lage, denn ich hatte inzwischen sechs Monate lang wöchentlich zweimal Astrologieunterricht genommen. Mir genügt es dabei, zu wissen, was die Planeten und die Häuser bedeuten und wie ich, gestützt auf meine Untersuchung des Kranken, die grundlegenden Transite zu beurteilen habe. Ansonsten verlasse ich mich auf meine schöpferische Intuition, die höchste Gabe des Menschen.

Einer meiner ersten eindrucksvollen Fälle ist ein Briefträger. Eines Tages ruft der Aufnahmearzt den Chefarzt und bittet ihn, einen Patienten mit besonders unklarer Symptomatik zu untersuchen. Die Sache interessiert mich, und ich begleite ihn. Wir sehen einen jungen Mann, der von einem Krankenhaus zum anderen, von einer Abteilung in die andere wandert und dessen Krankenakte überquillt. Keine Diagnose, keine Behandlung hat bisher zum Erfolg geführt. Er leidet an einem Versagen der

Beine, das immer häufigere Stürze bewirkt. Man vermutet, daß sich bei ihm eine Krankheit mit Lähmungserscheinungen entwikkelt. Charakteristisch für seine Anfälle ist, daß sein Oberkörper sich rötet und ihm der Schweiß ausbricht. Er klagt geradezu über Hitzewallungen. Man hat den Endokrinologen zugezogen, Laborwerte liegen vor, geben aber keinerlei Aufschluß.
Die anwesenden Kollegen fischen im Trockenen, sie kramen in Röntgenaufnahmen und Laborzetteln herum, die sich in herrlicher Unordnung häufen. Ich beobachte schweigend und erkenne, daß uns Welten trennen. In meiner Welt ist alles ganz einfach: Es handelt sich um eine mangelhafte Verteilung von Blut und Energie, diesseits und jenseits einer Linie, die den Nabel durchquert. Um alles in Ordnung zu bringen, bräuchte man bloß für eine gute Verteilung von Blut und Energie zu sorgen.
Aber es ist unmöglich, diese einfache Sache zu erklären, sie würden mir nicht glauben. Ich tue besser daran, meine Dienste erst bei der nächsten Konsultation anzubieten, falls die jetzige therapeutisch nichts erbringt.
Acht Tage später vertraut man mir diesen Kranken sehr gerne an. Schon nach der ersten Behandlung bietet sich uns ein völlig anderes Bild: kein Sturz, kein Versagen der Beine, keine Hitzewallungen mehr. Abgesehen davon, daß er unter den Achseln übermäßig schwitzt, geht es ihm wieder prächtig! Er ist so glücklich und vertraut mir so sehr, daß ich meine Karten auf den Tisch lege, obwohl ich mich im Krankenhaus befinde. Ich bespreche sein Geburtshoroskop mit ihm. Wir stoßen auf Erstaunliches: Einige Planeten stehen so, daß ihn alles auf große Reisen drängt. Dazu kommt noch ein Gemütsleben und ein Gesundheitszustand, die offensichtlich eng zusammenhängen! Er berichtet, daß er Matrose war, aber daß die Frau, die er liebt, vor zwei Jahren von ihm gefordert hatte, er müsse an Land bleiben. Er fand nur als Postbote Beschäftigung (was die Astrologen nicht wundern wird). Kurz nachdem er seine neue Arbeit aufgenommen hatte, begannen seine Beschwerden.
Er versteht die Verkettung der Tatsachen, den Grund für die Energieblockierung und die Krankheit, die daraus entstand. Die

dritte und letzte Konsultation ist ein Abschied – am nächsten Tag wird er wieder an Bord gehen, das Festland ist nichts für ihn!
Heimlich triumphiere ich: In Rekordzeit, durch eine Maßnahme, die einfacher nicht sein könnte, und ohne jede Untersuchung, habe ich ihn geheilt – einfach, indem ich ihm half, den Sinn seines Lebens wiederzuentdecken.
Solche Erfolge kamen mir zugute. Sie halfen mir, einen kühlen Kopf zu behalten und den Mut nicht sinken zu lassen – bei aller Kritik und allen Hänseleien, die meine Forschungsarbeit und mein einfältiger Krankheitsbegriff mitunter auslösten. Manchmal wunderte ich mich, wie wirksam meine Behandlung sein konnte. Selbst die Lehrmeinungen, die am gesichertsten schienen, wurden in Frage gestellt.
Ein weiterer Fall: Ein Tuberkulosepatient bringt die ganze Abteilung zur Verzweiflung. Obwohl man ihn im Krankenhaus einer Behandlung unterzogen hat, bei der es angeblich keine Mißerfolge gibt, ist sein Auswurf nach wie vor voller Tuberkelbazillen, und er hat immer noch Fieber.
Ich mache mir ein paar Aufzeichnungen. Von Beruf ist er Raumpfleger, er putzt nachts Büroräume. In seinem Horoskop weist nichts auf die aktuelle Berufstätigkeit dieses Mannes hin, was mich wundert. Ich teile ihm mein Erstaunen mit. Er hebt den Kopf, lächelt und gesteht mir augenzwinkernd, er sei im Ausland mehrmals zu Geld, zu viel Geld sogar, gekommen. Aber durch Krieg und Revolution habe er ausnahmslos alles wieder verloren. Seit seiner letzten Pleite lebe er in Frankreich von seiner Arbeit als Raumpfleger.
Ich behandle ihn und erkläre ihm dabei das Gesetz der Gestirnzyklen, die sein Leben regieren, sowie den Umgang mit den resultierenden Aspektierungen, deren Daten man vorausberechnen kann. Als er mich verläßt, ist er ein anderer Mensch.
In der Woche darauf, als ich mit der diensthabenden Ärztin an seinem Zimmer vorbeikomme, sehe ich ihn im eleganten Anzug; er wirkt stolz und hat nichts mehr von dem armen Schlukker an sich, den ich in der Vorwoche behandelt hatte. »Er wird

heute entlassen, die Tuberkelbakterien sind verschwunden, das Fieber ist gefallen, alle Befunde sind normal«, sagt meine Kollegin.

Die Bakterien konnten weder der Hoffnung auf einen möglichen Neuanfang (die ich ihm eingeflößt hatte) noch der Energieregulierung widerstehen, sehr wohl aber der spezifischen Behandlung.

Auch Herrn X, der eine äußerst seltene Krankheit hat, lerne ich kennen. Man sagt mir, es seien bis jetzt auf der ganzen Welt 22 Fälle bekannt geworden, die innerhalb von zwei Jahren tödlich verlaufen seien. Der Patient, ein »Dauergast« der Abteilung, wird mit Cortison behandelt – ohne Erfolg. Bei meiner Untersuchung ist er in so schlechter Verfassung, daß ich ihn einfach behandeln muß, obwohl die Cortisontherapie die Wirkungen meiner energetischen Manipulationen verringern kann. Nun wird er mein Dauergast und fühlt sich gut aufgehoben.

Seine Entlassung fällt mit der Absetzung des Cortisons zusammen. Wir wollen gemeinsam versuchen, die Wirkung meiner Behandlung ohne den gefährlichen Einfluß des Cortisons zu testen. Leider ist sein Vater strikt dagegen. Es erscheint ihm unseriös, eine so schwere Krankheit durch Nadelstiche in die Ohren zu behandeln. Außerdem rät man mir im Krankenhaus davon ab, eine prognostisch so ungünstige Erkrankung anzugehen. Ich könnte »das Vertrauen zu meiner Methode verlieren«.

Einen Monat später bekomme ich jedoch einen bewegenden, mit zitternder Hand geschriebenen Brief. Es ist ein Hilferuf. Er kann sich nicht mehr allein waschen, sein Fleisch nicht mehr schneiden, sich nicht mehr anziehen, nicht mehr aufstehen. Seine Mutter bringt ihn ohne Wissen des Vaters zu mir.

Eine fortschreitende Besserung ermöglicht ihm, seine Selbständigkeit wiederzuerlangen. Er lebt zwar immer noch im Rollstuhl, kann aber einige Schritte machen, sich waschen, allein essen, sich ankleiden und schließlich sogar wieder vierzig Stunden pro Woche eine Heimarbeit aufnehmen.

Bei den regelmäßigen Kontrolluntersuchungen im Krankenhaus stellt man die Fortschritte fest. Als der dortige Arzt wieder einmal ein Rezept ausstellen will, läßt der Vater fallen: »Es hat keinen Sinn, er nimmt keine Medikamente ... Wenn es ihm besser geht, liegt es nicht an den Mitteln!« Bald darauf machen Mutter und Sohn ihr Geständnis und von nun an sitzt der Vater am Steuer des Autos, das seinen Sohn zu mir bringt. Auch als der Mann, der den Patienten trägt, unglücklicherweise auf der Treppe stürzt, so daß dieser einen Beckenbruch erleidet, bleibt die allgemeine Besserung erhalten.

Versuchsweise übernehme ich nun auch die Behandlung von Multipler Sklerose, Amyotrophischer Lateralsklerose und anderer degenerativen Nerven- und Muskelerkrankungen. Was ich damals bezüglich des Vitamin-B_1-Pyrophosphats herausgefunden hatte, bestätigt sich immer wieder: Wenn genügend erholungsfähige Zellen vorhanden sind, tritt eine deutliche Besserung ein. Wenn die zelluläre Substanz eindeutig angegriffen ist, d. h. wenn die Zellen nicht bloß funktionslos, sondern tot sind, kann man nur den Status quo aufrechterhalten und eine Verschlechterung verhindern. Die frühzeitige Behandlung kann einen tödlichen Ausgang vermeiden helfen. Die Krankheitsschübe sind da, man kann sie im Horoskop verfolgen, aber in dem Augenblick, in dem die ungünstige Aspektierung vorbei ist, erholt sich der Patient vollständig (die Behandlung beseitigt sofort die Stoffwechselstörungen, die sich im Horoskop nicht abzeichnen). Natürlich ist eine regelmäßige Behandlung erforderlich.

Bei meinen vergleichenden Untersuchungen studiere ich auch die Wirkung meiner Therapie auf rheumatische Schübe: Der vor Schmerzen bewegungsunfähige Patient, dem die Krankenhausbehandlung nicht helfen konnte, kommt im Rollstuhl an ... und kann auf eigenen Füßen wieder fortgehen und den Rollstuhl schieben!

Es ist frappierend, wie wenig diese Medizin der Spezialisierung bedarf, die doch ein Lieblingskind der klassischen und materialistischen Medizin und geradezu charakeristisch für sie ist. Es ist eine Errungenschaft der energetischen Heilweise, universell zu sein. Somit beweist sie, daß sie höhere Ebenen des Lebens, eine andere Welt, erreicht.

Eines Morgens schiebt eine Krankenschwester weinend ihren Verbandwagen vor sich her. Hinter vorgehaltener Hand erzählt sie mir, sie werde von einem Hals-Nasen-Ohren-Arzt verfolgt, dessen Ruf eindeutig ist. Dagegen kann ich nichts machen, aber gegen etwas anderes: sie hört nichts mehr und hat Ohrenschmerzen. Mit Erlaubnis und in Gegenwart der Stationsärztin behandle ich sie, nicht ohne vorher ihre Schwerhörigkeit überprüft zu haben. Im normalen Frequenzbereich hört sie überhaupt nicht. Nach meiner Behandlung sind nicht nur die Schmerzen verschwunden, sondern sie hat auch ihr Gehör wieder. Wir sind völlig erstaunt und rufen den Chef, um ihm das »Wunder« vorzuführen. Er ist, gelinde gesagt, verwirrt und verlangt, daß die Sache nicht publik wird.

Mehr und mehr gelange ich auch zu der sicheren Überzeugung, daß gutartige Tumoren sich zurückbilden oder verschwinden können. Dies ist bei einer Frau der Fall, die seit bald zwei Jahren alle drei Monate einen Termin beim Urologen hat, der ihr ihre Blasenpolypen entfernt. Sie fleht ihren Arzt an, er solle sie von dieser Krankheit befreien. Weil er es nicht kann, vertraut er mir auf gut Glück die Patientin an.

In drei Wochen ist wieder ein Eingriff fällig, und dank der Erfahrung, die sie mittlerweile hat, weiß sie, daß die Polypen nachgewachsen sind: ein Druckgefühl und eine Blasenentzündung sagen es ihr. Ich behandle sie zweimal. Am Tag nach dem vorgesehenen Eingriff ruft sie mich an: »Toll! Der Chirurg hat keine Polypen mehr gefunden, und ich habe keine Beschwerden mehr!«

Man sollte aber wissen, daß man diese Polypen in drei verschiedenen Stadien vorfinden kann. Die kleinen, vor kurzem erst entstandenen Polypen sprechen auf energetische Manipulationen gut an. Weniger gut und langsamer reagieren ältere und größere Polypen, es handelt sich um eine alte Energieblockierung, die zu Materie geworden ist. Degenerierte Polypen deuten auf einen Krebs hin, der auch ganz undifferenziert aussehen kann.

In diesem Fall vertraue ich zunächst, und bis ich eines anderen belehrt werde, auf die Chirurgie, und die invasive Medizin. Ich begnüge mich damit, das Allgemeinbefinden zu verbessern und den Angehörigen zu raten, sie sollten dem Patienten eine positive und entspannte Lebensatmosphäre verschaffen und auf eine richtige Ernährung achten. Für den Kranken ist es an der Zeit, spirituelle Arbeit zu leisten und sich von der materiellen Welt zu lösen. Unter diesen Umständen habe ich unerwartete Spontanremissionen gesehen, die so lange vorhielten, wie der Patient gelassen blieb. Aber ich bin nach wie vor überzeugt, daß die Vorbeugung die beste Therapie ist. Beim Wechsel der Jahreszeiten sollte jeder seinen energetischen Zustand überprüfen lassen, seinen Seelenhaushalt in Ordnung bringen und an sich arbeiten.

Sehr viele von der Schulmedizin nicht praktizierte Behandlungsarten können als ergänzende Methoden von Interesse sein. Aber ich würde selbstverständlich nicht wagen, von einer eingreifenden Behandlung abzuraten. Wenn der Tumor entstanden ist, erfaßt der Krebs nach meiner Ansicht alle drei Körper. Man muß sie also alle drei behandeln.

Meine kostbaren Erfahrungen im Krankenhaus finden durch eine Meinungsverschiedenheit mit dem leitenden Arzt ein Ende. Ich diagnostiziere bei einem jungen Gärtner, einem großen, gut gebauten Mann, eine Multiple Sklerose. Da es dafür aber keine sicheren klinischen Anhaltspunkte gibt, wird er für »faul« erklärt und als wehrdiensttauglich bezeichnet.

Die Untersuchung des Ohrs und das Horoskop hatten mich in meiner Diagnose bestätigt. Außerdem war meine Vermutung durch zwei Nystagmographien (Aufzeichnung der Augenbewegungen), die ich woanders hatte machen lassen, erhärtet worden. Der Patient, dem es aufgrund meiner Behandlung erheblich besser geht, hat Vertrauen zu mir. Man rät ihm jedoch, mich nicht mehr aufzusuchen und die Symptomatik sich weiterentwickeln zu lassen, damit man zu einer sicheren Diagnose kommen kann.

Da es bekanntlich für diese Krankheit keine Behandlung gibt, gerate ich über diese, den Schulmediziner kennzeichnende Haltung in einen heiligen Zorn. Ich kann die Einstellung der Kollegen am Krankenhaus nicht mehr ertragen und verlasse die Abteilung endgültig.

Heute geht es dem Patienten gut, er ist immer noch Gärtner und hat sich selbständig gemacht. Immer wenn er einen Schub hat, d. h. sich matt fühlt, besucht er seine Kunden, gibt Bestellungen auf und schreibt Rechnungen. Dank der Behandlung gehen die Symptome stets vollständig zurück, sobald der verhängnisvolle Transit im Horoskop vorüber ist. Außerhalb dieser kritischen Zeiten arbeitet er seine acht Stunden am Tag. Ich möchte noch auf etwas hinweisen, was die Bedeutung des Energiekörpers als Schwingungsphänomen veranschaulicht: Dieser ehemalige Patient konnte weder mit dem Zug noch mit bestimmten Aufzügen fahren. Als er einmal nach Südfrankreich gefahren war, brach er, kaum ausgestiegen, auf dem Bahnsteig zsuammen und mußte ins Krankenhaus eingeliefert werden.

Ich habe also meine Lektion gelernt und meine Erfahrungen beim Vergleich der beiden Medizinsysteme gemacht. Es ist mir klar geworden, daß die Schulmedizin die Medizin der Erscheinungswelt ist – analytisch, horizontal und jede Hoffnung auf eine Bewegung nach oben leugnend.

5 Annäherung an den unsichtbaren Körper

In jenem Krankenhaus habe ich eine Erfahrung gemacht, die für die Entwicklung meines Energiebewußtseins entscheidend war.
Eines Morgens stellt man mir eine kranke Frau vor, die an einem Phantomschmerz leidet (so nennt man die Schmerzen, die nach der Amputation von Gliedmaßen im entsprechenden Bereich auftreten). Massagen und Schmerzmittel helfen ihr nicht. Nun habe ich sie vor mir auf der Untersuchungsliege. Ich benütze zu dieser Zeit öfters die Speziallampe von Nogier, und eine scheinbar grundlose Neugier treibt mich, mit Hilfe des farbigen Lichts das noch vorhandene Bein anstelle des Ohres zu untersuchen. Durch eine ungeschickte Bewegung mit der Lampe weicht mir der Lichtstrahl plötzlich vom Bein ab. Trotzdem weist der Puls ein Rebound auf! Das beunruhigt mich sehr. So etwas dürfte doch hier gar nicht vorkommen! Sollte der Prüfpuls eine pure Einbildung sein, an der Nogier und seine sämtlichen Schüler festhielten?
Ich beruhige mich wieder und analysiere die Situation. Meine Lampe, dieser primitive Detektor, ist in die Richtung des fehlenden Gliedes abgewichen. Fahren wir also seine Oberfläche ab und schauen wir, was passiert. Mit Hilfe der sieben Farben untersuche ich und zeichne auf ein Blatt Papier, das ich unter das Phantombein lege, alles auf, was sich an Informationen ergibt. Am Ende meiner Untersuchung erscheint auf dem Papier . . . der Umriß des amputierten Beins! Schweigend betrachte ich einige Minuten diese seltsame Erscheinung und muß an das Phänomen der Aura denken, von dem auch ich schon gehört habe. Ich setze meine Untersuchung fort und behandle anschließend das Ohr, in der Hoffnung, daß sich das Rätsel aufklärt. Schon nach dem ersten Nadelstich sagt die Patientin: »Mein Bein verändert sich«;

ein wenig später: »Die Schmerzen lassen nach« und schießlich: »Das Bein ist verschwunden; es tut mir nicht mehr weh« . . .
Eine systematische Überprüfung ergibt, daß das amputierte Bein, das sich noch vor einigen Augenblicken auf dem Papier abzeichnete, tatsächlich verschwunden ist.
Diese Beobachtung veranlaßt mich zu folgenden Überlegungen: Man kann die Umrisse der amputierten und der noch vorhandenen Gliedmaßen übereinanderlegen. Beide Füße weisen an den Zehenspitzen fransenartige Ausziehungen auf, die über die Kontur des Fußes etwa handbreit hinausgehen. Das läßt mich an eine Projektion der Energie über den physischen Körper oder vielmehr über die Form des physischen Körpers hinaus denken – das Phantomglied zeigt dieses Merkmal nämlich auch. Das Phantomglied zeichnet sich sechsfarbig ab. Die siebte Farbe, die nach meiner Kenntnis die Gliedmaßen als solche repräsentiert, fehlt.
Eine unsichtbare Form kann also sowohl vom kranken Menschen gespürt als auch vom Arzt wahrgenommen werden. In diesem Fall wird das Unsichtbare zur Wirklichkeit. Die unsichtbare Welt, mit der wir in Verbindung stehen, ist lebendig. Sie hat eine bestimmte Ordnung, und meine Vorstellungen von ihr scheinen richtig zu sein. Die augenblickliche Besserung im Zustand der Kranken könnte ein Beweis dafür sein.
Ich brauche einige Tage, um dieses Phänomen zu »verdauen«. Aber eigentlich fängt jetzt erst alles an . . .
An jenem Morgen, während ich mich beim Aufwachen langsam in die Wirklichkeit zurückarbeite, erscheint plötzlich vor meinen geschlossenen Augen ein Gesicht in Großaufnahme. Wenn ich die Augen aufmache, verschwindet es. Wer ist dieser Mensch? Wo habe ich diesen Mann schon einmal gesehen? Ich schließe die Augen wieder, um besser nachdenken zu können. Das Bild ist immer noch da. Ich öffne die Augen und es geht weg. Ich schließe sie, und es ist da. Wer ist dieser blonde, braungebrannte Mann mit dem Seitenscheitel und dem intelligenten Blick? Er ist kein Patient, das Gesicht strahlt Gesundheit aus. – Da ich etwas zu tun habe, mache ich die Augen auf und überlasse den jungen Mann endgültig dem Reich des Geheimnisvollen.

Am Nachmittag dieses Tages trifft sich die Gesellschaft für Parapsychologie, der ich mittlerweile angehöre. Vor der Eingangstür sind auf einem Tisch einige Handzettel ausgelegt. Wahllos greife ich einen heraus; er gibt die Zeiten an, zu denen ein Film über die philippinischen Heiler vorgeführt wird. Ich beschließe, mir den Film anzusehen.

Das Gesicht des Mannes, der ihn gedreht hat, entspricht, o Wunder, genau dem, das ich am selben Morgen hinter geschlossenen Lidern gesehen habe! Er ist gerade von den Philippinen zurückgekehrt; er hatte einige Reisen organisiert und Kranke dorthin begleitet. Nachdrücklich behauptet er, dort unten unfaßbare Besserungen miterlebt zu haben.

Ich kenne Operationssäle und verstehe sofort, daß es sich hier nicht um Chirurgie im westlichen Sinn des Wortes handelt. Wer darin eine Eröffnung des Körpers sieht, projiziert lediglich seine Konditionierung und seine eigene Bilderwelt. Wer die Heiler als Betrüger hinstellt, erliegt im negativen Sinne demselben Irrtum und projiziert genauso. Bei der Interpretation solcher Fakten hängt alles von der eigenen inneren Verfassung, von der Durchlässigkeit der Psyche und von den eigenen Motivationen ab.

Für mich, die ich eben Schlag auf Schlag zwei erstaunliche Erfahrungen gemacht habe, ist dieser Film der Beweis, daß es eine unbekannte, unsichtbare Welt gibt, von der wir nicht die geringste Ahnung haben. Könnte es sein, daß diese Heiler das Unsichtbare ebenso handhaben wie das Blut und die Materie, die unter ihren Fingern zum Vorschein kommt – und seien es nur Hühnereingeweide? Ist es nicht zweifellos dieser unsichtbare Kranke, an den sie sich wenden und den sie behandeln? Der Mensch ist für mich nicht mehr dieser physische Kadaver, den man in der Anatomie seziert. Ich heile ja sehr wohl mit Hilfe des farbigen Lichts!

Mir scheint, diese Therapeuten besitzen genau das, was unserer Medizin fehlt: Verständnis für das menschliche Leiden und Mitgefühl. Das Verhalten der Patienten, die ihnen angeblich in die Falle gehen, sollte man respektieren. Wenn man gesund ist, weiß man nichts von der inneren Verfassung eines Kranken, der

an der Schwelle des Todes steht. Vielleicht erreichen diese Leute in sich eine Seinsebene, die erst in diesem Augenblick erscheint.
Da dieser junge Mann nur aufs Geratewohl Reisen organisiert, gebe ich ihm meine Adresse. Ich bin jetzt überzeugt, daß Krankheit und Heilung noch viel komplexer sind, als ich dachte, und ziehe die Möglichkeit einer dritten Dimension des Menschen in Betracht. Ich muß in diesem Zusammenhang die Intention besser verstehen, mit der diese Heiler und ihre afrikanischen Kollegen vorgehen. Aber es scheint mir ein kostspieliges Abenteuer zu sein, diese Phänomene kennenzulernen. Wie soll ich überhaupt eine innere Verbindung mit den Heilern aufnehmen? Sie gehören einer anderen Welt an, zu der ich sicher keinen Zugang habe.
Eines Morgens höre ich beim Aufwachen mit meinem inneren Ohr eine Klaviermusik. Ich öffne die Augen, sie hört auf. Ich mache sie zu, sie setzt wieder ein. Ohne ihr einen Namen geben zu können, lerne ich die Musik auswendig.
Einige Stunden später ruft mich die Frau des bulgarischen Pianisten Yuriy Boukoff an. Er gibt am selben Abend im Louvre ein Konzert, und ich bekomme eine Sondereinladung. Das Konzert beginnt, und ich erkenne plötzlich die morgendliche Melodie wieder – es ist die »Fünfte Etüde« von Rachmaninoff, genau genommen das zweite Thema.
Im Auto erzählen mir meine Freunde danach unvermittelt von einer Reise auf die Philippinen, die sie anläßlich eines Konzerts gemacht haben. Koinzidenz . . . Sie erinnern sich an das seltsame Vorgehen der Heiler. Evelyne Boukoff hatte gesehen, wie eine kleine Geschwulst auf ihrer Wange verschwand.
Am nächsten Morgen ruft mich in aller Frühe der »Mann mit dem Gesicht« an, um mir die genauen Termine der nächsten und letzten Abreise mitzuteilen. Da sich die Koinzidenzen häufen, beschließe ich mitzufahren.

Da ich die Geschichte dieser Aufenthalte in meinem ersten Buch[6] in allen Einzelheiten geschildert habe, werde ich hier nur auf das eingehen, was sich eindeutig auf die Energie bezieht. Um jedoch den Geist, der in den Behandlungen waltet, klarzumachen, zitiere ich hier aus dem Empfangsbrief, den die Kranken bei ihrer Ankunft erhalten. (Es ist übrigens erstaunlich, daß jene Leute, die über Agpaoa geschrieben haben, nie diese »Begrüßungsworte« veröffentlicht haben, die er an seine Patienten richtete.)

Zunächst danke ich Ihnen, daß Sie gekommen sind. Ich will versuchen, alles in meiner Macht Stehende zu tun, um Ihnen zu helfen.
Geistheilung ist nichts neues, ganz im Gegenteil. Sie ist eine der ältesten Heilweisen. Bei Ihnen als westlich erzogenen Menschen ist Jesus Christus gewiß die bekannteste Persönlichkeit, die Geistheilungen, also Wunderheilungen bewirkt hat. Glauben Sie mir bitte, daß ich mich nicht als eine Reinkarnation von Jesus Christus betrachte – keineswegs; aber mir ist durch göttliche Gnade die Möglichkeit verliehen worden, meinen Kranken gegenüber die göttlichen Gesetze, zu denen an allererster Stelle die Nächstenliebe gehört, in vollkommener Harmonie nutzbar zu machen.
Die spirituelle Chirurgie, die ich praktiziere, hat absolut nichts mit der normalen Chirurgie gemein – was schon viel Verwirrung gestiftet hat.
Ich beziehe meine Heilkräfte aus meinen Meditationen, in deren Verlauf ich mich bemühe, meinen materiellen und meinen astralen Körper mit dieser feinstofflichen Kraft aufzuladen, die es mir ermöglicht, aus Ihren Körpern Ihre Krankheiten materiell zu entfernen – und zwar vor allem durch die Kraft des Geistes.
Ihre Leiden umfassen Ihren seelischen Kummer und Ihre Ängste und – in materieller Form – Ihre Tumoren usw. In seltenen Fällen verändert sich der Allgemeinzustand des Kranken sofort, in vielen Fällen muß man mehrere Tage oder Wochen, manchmal Monate warten, ehe die Heilung, die auf der spirituellen Ebene bereits stattgefunden hat, materiell in Erscheinung tritt. Jedoch auch wer ausschließlich auf spiritueller Grundlage arbeitet, steht manchmal an den Grenzen des biologischen Lebens. Oft kommen kranke Menschen zu mir, deren Körper schon weitgehend zerstört ist. Ich bin überglücklich, wenn ich ihre Leiden wenigstens lindern kann. Gerade in diesen Fällen ist jedoch die Mitarbeit des Patienten unerläßlich. Ich bitte Sie daher dringend, verbannen Sie aus Ihren Gedanken jeden klinischen Befund, jede Laboranalyse, aus denen Sie entnommen haben, daß Sie von einer unheilbaren Krankheit befallen sind. Die Geistheilung kennt keine derartigen Grenzen.
Ehe Sie sich zu mir in Behandlung begeben, sollten Sie sich selbst gewissenhaft prüfen. Sie sind so weit von zu Hause weg. Hier könen Sie

gewiß leichter erkennen, was Ihre Krankheit verursacht hat. Geben Sie weder dem Schicksal noch Ihrer Umgebung die Schuld daran. Nehmen Sie vielmehr Ihr Problem selbst entschieden in die Hand.
Wenn Sie uns verlassen, sollten Sie in der Lage sein, sich selbst zu helfen. Sie sollen auch wissen, daß Sie sehr wohl Herr Ihrer selbst sind, von niemandem abhängig sind und das Recht haben, sich der Kräfte zu bedienen, die jenen als »Wunder« erscheinen, die die göttlichen Gesetze nicht kennen.
Es ist ganz normal, daß die meisten von Ihnen vor und während der ersten Behandlung innerlich sehr angespannt sind; deshalb führe ich die Behandlung in mehreren Sitzungen durch, obwohl ihr Erfolg überhaupt nicht von deren Anzahl abhängt.
Solange Sie in meinen Händen sind, versuche ich, Ihnen eine vollkommene Ruhe und Gelassenheit zu übertragen, die sich ebenso auf Ihr Nervensystem wie auf Ihre ganze Persönlichkeit, auf Leib, Seele und Geist, erstreckt. Ich werde versuchen, die geistige Kraft in Ihnen, die Ihnen zum Teil entzogen worden ist, zu vervollständigen und zu erneuern.
Ich rate Ihnen, sich vor und nach der Behandlung bei mir auszuruhen. Schämen Sie sich auch nicht, ein Gebet gemäß Ihrem Glauben zu sprechen.
Um sich nach Ihrer Abreise Ihre Gesundheit zu erhalten, sollten Sie täglich einige Minuten meditieren, sich entspannen und sich dabei an mich erinnern. Vermeiden Sie es in Zukunft, sich zu sehr zu verausgaben. Tun Sie alles, um in Ihrer Umgebung den Frieden zu wahren.
Ich kann Ihnen nicht immer das schnelle Ergebnis liefern, das Sie sich von meiner Behandlung versprechen; darum mache ich Ihnen diese Vorschläge. Zögern Sie nicht, mich gegebenenfalls um eine Fernbehandlung zu bitten. Die Kraft wirkt überall, aber man muß darum bitten.
Ich kann gut verstehen, daß Sie nach Ihrer Rückkehr das Bedürfnis verspüren, zu erzählen, was Sie hier erlebt haben. Ich möchte Sie nur auf die Worte des größten Heilers aller Zeiten, Jesus Christus selbst, aufmerksam machen. »Geh und sag keinem etwas davon . . .«.
Glauben Sie mir, die spirituelle Ausstrahlung wird Sie bestimmt auf Menschen stoßen lassen, denen ich helfen könnte, aber diese Kranken müssen selber den ersten Schritt tun. Wenn hilfsbedürftige Menschen Sie darum bitten, dann erzählen Sie ihnen, was Sie gesehen und erlebt haben. Ich sehe mich persönlich nur als Vollzugsorgan der göttlichen Gesetze, und ich habe versucht, mein Leben dem Dienst an den Kranken zu widmen. Es ist meine größte Freude, wenn ich Sie gesund und geheilt wieder nach Hause schicken kann.

Die meisten Patienten der Gruppe hatten eingewilligt, sich vor Beginn der Behandlung untersuchen zu lassen, und am Vorabend der Abreise von den Philippinen führe ich eine zweite Kontrolle durch. Dies ist natürlich eine auf der Aurikularmedizin (siehe Kap. 3) beruhende Untersuchung, d. h. sie sagt etwas über den energetischen Zustand aus.
Ich konnte drei Arten von Behandlungsergebnissen beobachten: vollständige Besserung, relativ zufriedenstellende Besserung und so gut wie keine Besserung. In diesem letzten Fall, einer Multiplen Sklerose, ist jedoch anzumerken, daß die psychischen Störungen ganz verschwunden sind. Die dieses Leiden verursachende kranke Energie ist demgegenüber nicht wirklich reorganisiert. Es gibt also reversible, zum Teil reversible und irreversible Zustände, aber die psychische Energie ist in allen Fällen ins Gleichgewicht gebracht worden.
Während meines Aufenthalts stelle ich fest, daß hier bei Tony Agpaoa, eine sehr gut organisierte Mannschaft bei der Behandlung zusammenarbeitet: ein Akupunkturarzt, ein normaler Chirurg, Heiler, Masseure und ein Evangelist. Ich wundere mich, daß man diese Tatsache, die ich für wichtig halte, nicht betont hat und daß auch die Presse es nicht verstanden hat, diesen mehr als positiven Aspekt hervorzuheben. Aber niemand kann anderen mehr mitteilen als das, was seinem Verständnis und seiner Erkenntnis entspricht.
Die Predigten von Bruder Sunny, die kurzen Gespräche, die Agpaoa uns gewährt, verändern allmählich die Vorstellung, die ich mir aufgrund meiner westlichen Erziehung von einem Heiler gemacht hatte. Was hier getan und geredet wird, hat nicht mehr das Geringste mit dem gemein, was bei uns über dieses Thema gesagt wurde.
Und als Tony Agpaoa mir sagt, daß ich eine Heileraura habe und in seiner Gruppe mitarbeiten kann, veranlaßt er mich, einmal mehr meine westliche Weltanschauung in Frage zu stellen und die ausgetretenen Pfade zu verlassen . . .

Ich habe auf den Philippinen mehrere Beobachtungen gemacht:

- Die Heiler arbeiten an den großen Akupunkturpunkten.
- Tony Agpaoa selbst benützt dafür die Finger, und zwar so, als sei jeder einzelne Träger einer anderen Energie. Er nimmt nicht irgendeinen Finger für einen beliebigen Punkt.
- Man setzt einen Tag für den Ausgleich von Yin und Yang an.
- Ebenso ist ein Tag für die Behandlung des »Gefühlszentrums« vorgesehen, das in der Nähe des Solarplexus, des Sonnengeflechts, lokalisiert wird (das dem Nullpunkt, dem entscheidenden Regulationspunkt von Nogier entspricht).
- Die Behandlung wird durch eine Zeremonie eingeleitet und von Musik und Gesängen begleitet. Sie bekräftigen, daß der Heiler nur ein Mittler zwischen Himmel und Erde ist, daß er keine eigene Macht hat und daß er nur die allgegenwärtigen kosmischen Kräfte überträgt. Man darf nicht wissen wollen, wie die Dinge zustandekommen, die unter seinen Händen erscheinen – wichtig ist nur, sich den kosmischen Kräften, der Macht Gottes zu öffnen. Die verwendeten Mantras spiegeln die östliche Lebensauffassung wider. Der Gebrauch der Bibel erinnert an die spanischen Eroberer. Man benützt sie wegen ihres Symbolgehaltes und um darauf hinzuweisen, daß der Heiler eine besondere Aufgabe hat. Und Jesus war ja zweifellos der größte Heiler.

Als ich das erste Mal behandelt werde, bekomme ich das in die Hand, was die Heilerin Niévès nach der Sitzung zwischen den Fingern hält. Bei näherer Betrachtung erkenne ich ein Stück Watte, dessen Fasern alle in einer Richtung liegen und die mit etwas getränkt sind, von dem ich nicht weiß, was es ist. Viel spannender ist, daß ich darin eine winzige Akupunkturnadel finde, die in einem Kreis endet (in der Akupunktur *Himmel* genannt). Sie symbolisiert mein Akupunkturverfahren im Kleinformat.
Diese Nadel ist ganz anders als die vom hiesigen Akupunkteur verwendeten und auch jenen nicht ähnlich, die ich selbst benutzt habe. Entspricht sie einer symbolischen Verkleinerung meiner

Bedenken? Gibt es jenseits aller Artefakte, die man verwenden kann, um das Unbewußte des Kranken zu erschüttern, und die in den Zeitungen betrügerisch genannt werden, ein geheimnisvolles Phänomen, das der unsichtbaren Welt angehört und dessen Gesetze die Heiler kennen?
Tony Agpaoa enthüllt sich mir nicht nur als Träger einer außerordentlichen magnetischen Kraft, sondern auch als jemand, der mit Hellhörigkeit und Hellsichtigkeit begabt ist. Diese Heiler gehören zu der neuen Welt, die mir langsam unter verschiedenen Aspekten deutlich wird. Sie stehen mit einem Fuß in dem, was für uns unsichtbar ist.
Bruder Sunny, der Evangelist, hilft mir als erster zu verstehen, was ein Heiler sein kann:

Viele Heiler bilden sich ein, der Kraftstrom stamme aus ihnen. Das ist ein Irrtum. Die Energie kommt von Gott, der Heiler ist nur ihr Vermittler. Viele von euch können Heiler werden. Man braucht dazu kein Heiliger zu sein. Unsere Körper müssen nur in Harmonie sein, und man muß sich auch auf allen Ebenen seiner selbst entwickelt haben – körperlich, emotional, intellektuell und spirituell. Diese vier Ebenen müssen harmonisch entwickelt sein, damit der Strom zwischen Gott und dem Kranken, vermittelt durch den Heiler, fließen kann. Es handelt sich um einen Energietransfer.
Wenn die vier Ebenen ausgeglichen sind, wenn Sie sich einem Leidenden voller Mitleid zuwenden und ihn mit Güte berühren, sind Sie ein Heiler.

Mir wird klar, daß bei uns im Westen die meisten Leute glauben, es zeuge von gutem Geschmack, wenn der physische Körper in gutem Zustand ist, schön braungebrannt und muskulös, und wenn der Intellekt mit Wissen vollgestopft ist. Das Gefühlsleben wird verachtet: Mann und Frau müssen in dieser Hinsicht unverwundbar sein, wenn sie stark sein wollen.
Das Spirituelle, so will man uns glauben machen, sei Sache der Verrückten, Erleuchteten, Sekten – alles arme Irre. Die Kirche selber weiß nicht mehr, was spirituelle Arbeit ist. In Dogmen verrannt, die das Denkvermögen abschaffen, in aktiver Sozialarbeit untergegangen, weit entfernt von meditativer Einsamkeit, verliert der Priester seine magnetischen Eigenschaften. Und das

ist fast ein Glück, denn durch die Veränderungen der Heiligen Messe würde die Übertragung der Symbole das Geschehen in schwarze Magie verwandeln, wenn die Priester noch irgendetwas übertragen könnten.
Hier auf den Philippinen wird dem Spirituellen große Bedeutung beigemessen und die Notwendigkeit betont, sich Zeit für die Meditation zu nehmen. Bruder Sunny sieht in ihr eine Kur für den Geist. Durch die Meditation tut man ihm etwas Gutes und heilt ihn, wenn er angegriffen ist. Alle ihre Formen sind achtenswert und wirksam, wenn sie uns helfen. Transzendentale Meditation, Yoga, tantrische und Zen-Meditation usw. – alle Spielarten sind wohltuend für den, der sie praktiziert. Meditation ist ein sehr tiefgründiges Phänomen, das sich auf unser ureigenes Erleben bezieht. Sie läßt uns die Existenz Gottes und unsere Verbindung zu ihm begreifen.
Aber wer nimmt sich die Zeit, seinen Geist zu pflegen, wer bringt den Kindern unserer sogenannten Kulturvölker dieses Wissen nahe?
Mein Aufenthalt bei Agpaoa verschafft mir genug Muße, mir diese Wahrheiten bewußtzumachen. Eine Stätte der Behandlung und der Erholung, in einem milden Klima, an einem bezaubernden Ort, ohne die Schikanen des täglichen Lebens – alles ist darauf eingerichtet und abgestellt. Ich wundere mich, wie glücklich – mit wenigen Ausnahmen – die sind, die von dort weggehen und oft wiederkommen möchten.
Die äußeren Umstände sind nicht die einzigen Vorzüge, und sie sind auch nicht der einzige Grund für dieses Aufblühen. Dort erfährt man, was Glück und was positives Denken ist. Mediziner, Wissenschaftler und Rationalisten geben nicht viel auf den Glücksbegriff: Jeder subjektive Aspekt des Lebens scheint ihnen entweder zu entgehen oder von ihnen verachtet zu werden. Glücklichsein ist jedoch eine Fähigkeit des Menschen, die nach Verwirklichung verlangt. So fehlt jede Möglichkeit der Verständigung zwischen den verschiedenen Standpunkten: der Gefühlswirklichkeit, wie sie der Kranke erlebt, und der Meinung der Beobachter, die die Dinge mit den Augen ihres Verstandes ansehen.

Hiermit möchte ich kranke Menschen nicht anstiften, zu einer Behandlung ihrer Leiden auf die Philippinen zu fahren; ich versuche lediglich, eine Situation zu analysieren, um das Warum und das Wie bestimmter Erfolge der Gruppe um Agpaoa kennenzulernen und gegebenenfalls daraus Schlüsse zu ziehen, die auf unsere Behandlungszentren anwendbar sind – auch wenn unser Stolz darunter leiden sollte.
Der Journalist, der sich um Schmerz und Tod nicht kümmert, und der herumreisende Beobachter, die zum Heiler gehen wollen, so wie man in den Zirkus geht, können nicht verstehen, da sie an ihn persönliche Maßstäbe anlegen, die einer anderen Gesellschaft entspringen. Es fehlt ihnen die Demut.
Bruder Sunny verkündet jeden Morgen das Wort Gottes; jeden Nachmittag lehrt er:

Wenn Sie *Babanam Ke valam* singen, singen Sie ein Mantra, und dieses Mantra wendet sich an den absoluten Gott. Es ist kein bestimmter Gott, nicht Jesus, nicht Buddha. Jeder kann Gott auf seine Weise definieren. Gott ist das höchste Wesen. Gott ist die Macht des höchsten Wesens. Ihn ruft der Heiler an, wenn er behandelt. Ihm schreibt er alle Macht zu. Es ist gut, wenn Heiler und Kranker sich selbst bei der Behandlung dem Höchsten hingeben, und zwar in jeder Hinsicht: emotional, intellektuell und spirituell.
Die Entwicklung der technologischen und wissenschaftlichen Welt hat uns vergessen lassen, was wirklich tief in uns ist, unsere anderen Dimensionen, d. h. die wahren Werte von Schönheit, Ewigkeit, Unverletzlichkeit und Reinheit! All das ist latent in uns vorhanden, all das ist unser ein wenig zu sehr vergessener lebendiger Geist. Hier und jetzt ist der Augenblick gekommen, zu erwachen! Aufzuwachen, um die Wirklichkeit zu begreifen und sich selbst als ein Wesen anzunehmen, das am Höchsten, am absoluten Gott Anteil hat! Nur so ist es möglich, umzukehren und wiederzufinden, was man verloren hat: die Harmonie, die wahre Liebe, den Sinn für die Schönheit der Welt.
Die Welt war einmal ein Paradies, an manchen Stellen – die wir nicht zerstört und verschmutzt haben – ist sie es noch heute. Wir haben alle zu dieser Zerstörung des Paradieses beigetragen, jeder auf seine Weise. Wir haben Häßlichkeit, Uneinigkeit, Verderbnis gesät und damit Krankheit, Leiden, Kummer, Grobheit, Gefühlskälte, Lieblosigkeit, Intoleranz und Unversöhnlichkeit in Fülle verbreitet. Ohne daß wir es wollten, ist unser Geist krank geworden. Der Konflikt steckt ebenso in

uns wie in der Gesellschaft. Daraus ergeben sich Krankheit und Krieg.
Wenn ich mir die Kärtchen der Europäer ansehe, fällt mir auf, daß die meisten Krankheiten, an denen Sie leiden, von einer Disharmonie herrühren: Schlaflosigkeit, nervöse Anspannung, Herzleiden, Bluthochdruck, Depression.
Die Heiler werden Ihnen eine Energie übertragen, die die Wiederherstellung einer inneren Harmonie ermöglicht. Wenn Sie sich selbst aber nicht Tag für Tag bemühen, mit Ihren Problemen fertigzuwerden, werden Sie zu Hause wieder deprimiert, schlaflos und hypertonisch sein.
Man kann auf dieser Welt sehr glücklich und voller Freude sein. Die meisten Philippinos haben Freude am Alltagsleben. Was sie auch machen, sie lachen. Sie sehen die Arbeit nicht als Energieverlust oder als Strafe an, wollen sich aber auch nicht sinnlos ermüden. Denken Sie z. B. daran, daß Sie 87 Muskeln einsetzen, wenn Sie die Stirn runzeln – wenn sie hingegen lächeln, sind nur 13 Muskeln tätig.
Man muß lernen, alles schön zu machen. Man muß die Wahrheit, die wahre Wirklichkeit finden, das Reich der Weisheit suchen und diese Weisheit in sich selbst entwickeln, ebenso den Frieden. Wir tragen sie in uns, aber wir führen ein veräußerlichtes Leben, wir stehen uns selbst im Licht und weigern uns, Weisheit und Frieden in uns zu erkennen. Es ist sinnlos, nach Indien oder sogar auf die Philippinen zu fahren, um das zu finden, wonach wir suchen. Alles ist in uns.
In dem Augenblick, in dem Sie sich entschieden haben, hierher zu kommen, um der Gnade Gottes teilhaftig zu werden, hat Ihre Behandlung schon begonnen. Vorher hatten Sie sich geweigert, den Strom der Liebe anzunehmen und auf den Grund Ihrer selbst zu gelangen, wo alles gegenwärtig ist und sich kundtun kann. Nun sehen sie, daß Sie sich für die Ankunft Gottes in Ihrer Seele weit öffnen müssen, um sich für die innere Wahrheit, das innere Bewußtsein aufzuschließen. Sie sind an diesem schönen Morgen erwacht, bereiten Sie alles vor, ein wichtiger Besucher kommt, mit dem Sie sprechen sollen und von dem Sie Ihre Anweisungen erhalten werden. Es ist Gott in Ihnen!
Denken Sie als Christen auch daran, daß Sie im Vaterunser beten: »Dein Wille geschehe wie im Himmel also auch auf Erden«. Das setzt eine vollständige Unterwerfung voraus, nicht nur von Fleisch und Blut, sondern von allem, was Sie sind. Wenn man das *Baba nam que vadam* singt, vertraut man sich ganz Gott an, dem absoluten Gott, dem höchsten Wesen. In diesem Augenblick begreifen wir und geben zu, daß wir eine Seele haben, die wir vor dem Altar zugleich mit unserem Körper darbringen. »Sucht zuerst das Reich Gottes, und alles andere wird euch hinzugegeben werden.«

Wer auf dem Behandlungstisch liegt, ist nicht Hans oder Grete, so wie man sie kennt, sondern die Person in ihrer Ganzheit. Wenn Sie bei der Behandlung Ihr Kärtchen abgeben, auf dem Sie vermerkt haben, an welcher Stelle es Ihnen weh tut, so verlangen Sie bitte nicht, daß man Sie an ganz bestimmten Stellen behandelt. Der Heiler behandelt Sie als ganzen Menschen, und um diese Ganzheit geht es. Er kennt und sieht die Stelle, die er heilen soll. Es ist nicht so einfach, wie manche glauben: Man behandelt an einer Stelle, und damit ist schon alles getan. Nein, der Mensch ist vielschichtig.

Wir müssen einsehen, daß man nicht nur empfangen, sondern auch geben muß; der Austausch ist unerläßlich. Tony, Rudy und Niévès tragen zu Ihrer Besserung bei, aber Sie müssen mit ihnen zusammenarbeiten. Sie müssen sich mit ihnen im Gebet um den Erfolg der Behandlung in einer schönen Harmonie von positiven Gedanken und Liebe vereinen. »Hilf dir selbst, dann hilft dir Gott!«, d. h. Sie müssen das Ihrige tun, damit diese glückliche Harmonie in Ihnen erhalten bleibt. Gott weiß, was gut für Sie, für jeden von uns ist. Und manchmal muß man durch Prüfungen hindurchgehen. Gott weiß, was für uns gut ist. Er ist Gerechtigkeit, Liebe, Allmacht, Allerbarmen und Allgüte.

Vergessen Sie sich selbst, und denken Sie während der Behandlung an Ihre Seele. Erinnern Sie sich nur daran, daß wir das Reich Gottes suchen müssen; vertrauen Sie dem Schicksal, das er Ihnen bereitet.

6 Heilen lernen

Einige Tage vor unserer Rückkehr nach Frankreich scheint es mir vernünftig, den Vorschlag von Agpaoa, seine Schülerin zu werden, ernst zu nehmen. Ich sage ihm, daß ich einige Tage länger in Baguio bleiben könnte – für mich eine wichtige Entscheidung!

Er antwortet mir: »Kehren Sie jetzt nach Paris zurück. Sie müssen dort eine Prüfung bestehen. Danach werden Sie innerlich frei hierher zurückkommen.«

Zweifellos spielt er damit auf meine spätere Scheidung an, die mich von familiären Problemen, bedingt durch meine persönliche Veränderung, befreien würde. Die Prüfung, von der er redet, nimmt die Form eines Unfalls an. Ich werde von einem Auto angefahren und schlage mit der linken Seite meines Kopfes gegen die Windschutzscheibe. Dieses Trauma zieht einen Gedächtnisverlust für länger zurückliegende Ereignisse und Neuerlerntes nach sich. Sicher, mein Geist ist frei, aber ich hätte nicht geglaubt, daß ich von dieser Freiheit profitieren würde.

Befreit von meiner westlichen Konditionierung und meiner ärztlichen Vergangenheit kehre ich zu Agpaoa zurück. Eine neue Art von Kultur – *seine* Kultur – wird sich meinen Gehirnzellen während der Genesung einprägen können.

Im Oktober 1977 verlasse ich also Paris – notdürftig wiederhergestellt, schwach auf den Beinen und schweren Herzens, weil mein Vater eine Virushepatitis hat. Am ersten Tag empfängt Agpaoa mich liebenswürdig – und dann scheint er mich nicht mehr zu sehen. Ich folge dem Lebensrhythmus der Kranken und nehme an der morgendlichen Unterweisung mit Bruder Sunny teil. Alles findet im Freien statt, vor dem Altar vom Heiligen Martin von Porres. Die Kranken sitzen auf Bänken, die man in Reihen aufgestellt hat. Hinter ihnen, unter dem blauen Himmel, der die Wölbung dieser improvisierten Kirche ist, intonieren die Gitarristen und Sänger die Mantras, in die wir gemeinsam einstimmen.

Bruder Sunny trägt uns Dinge vor, die wir in unserer Kultur nicht gelernt haben: Er spricht von der Notwendigkeit, innerlich zur Ruhe und mit der Natur in Einklang zu kommen. Es ist von Toleranz, Verständnis für die anderen, Hoffnung, positivem Denken und von Glück die Rede.

Dann kommt die Zeit für die Behandlung. Ein Helfer zeigt mir, wie man die ausgebreiteten Arme zum Himmel erhebt; anschließend führt man die Hände wieder zusammen und nähert sie dem Kranken, ohne ihn zu berühren; man hält sie waagerecht, als wollte man das Unsichtbare ertasten.

Nachdem ich mich einige Tage lang in diese seltsame Situation begeben habe – nicht ohne zu zweifeln –, fangen meine Handflächen zu brennen an. Zwischen zwei Behandlungen versuche ich sie zu kühlen, indem ich sie an die kalte Mauer drücke. Das genügt aber nicht, ich müßte sie in ein Gefäß mit kaltem Wasser stecken können. Ich versuche es mit Sophronisierung, aber nichts hilft. Es ist unerträglich.

Mir bleibt nur ein Ausweg: Tony zu fragen, was ich machen soll. Ohne das geringste Zögern antwortet er: »Sie versuchen zu verstehen, Sie blockieren die Energie, lassen Sie los.« Dann verändern die Hände, als würden sie von einer äußeren Kraft bewegt, ihre Stellung, senken sich – und das Brennen verschwindet.

Ich lerne, mich immer wieder in diesen Zustand der Ergebenheit zu versetzen. Das Auftreten und Verschwinden des Brennens weist mir bei den ersten Versuchen den Weg. In den nun folgenden Tagen lasse ich ganz entschlossen los. Ich will keine Schnelldiagnose mehr stellen und verzichte darauf, verstehen zu wollen, wie die Energie manipuliert wird oder wie das Blut an die Finger des Heilers kommt.

Nun spüre ich unter meinen Handflächen prickelnde Bläschen wie im Champagner. Mit der Zeit werden die Empfindungen genauer: Manchmal sind die Bläschen zahlreicher und wollen an

der Oberfläche platzen; andere treten in größeren Abständen auf, sind langsamer, größer und scheinen unter der Hand zu hüpfen.
Einmal lege ich in einer freundschaftlichen Geste einem Kranken die Hände auf die Stirn. Hier fühle ich keine Bläschen, sondern feine, angenehme Vibrationen. Sie entsprechen der Feinheit und Intelligenz des Kranken. Dann suche ich mir zum Vergleich einen mürrisch wirkenden Mann aus. Seine Schwingungen fühlen sich schwer, grob und unangenehm an. Dies bestätigt meine erste Annahme: Die Eigenschaften eines Menschen und die Schwingungen, die er aussendet, entsprechen einander.
Der Mensch verwandelt wie ein Prisma das Licht in mehr oder weniger harmonische Schwingungen. Er ist eine Partitur. Was sich für die Hände in der Entfernung wie Champagner-Bläschen anfühlt, wird bei direkter Berührung zu Vibrationen.
Tony sagt zu mir: »Sie sind eine Heilerin, ich sehe es an der elektromagnetischen Strahlung Ihres Körpers!« Aber ich bin nicht überzeugt, eine Heilerin zu sein – ich fühle mich als Ärztin! Jedoch bin ich von der Möglichkeit verblüfft, einen Menschen einfach aufgrund der Wahrnehmung seiner Schwingungen zu beurteilen. Wir hatten gelernt, uns mit Hilfe einer Testbatterie ein Bild zu machen. Hier ist es ganz einfach! Sanft oder gewaltsam zwingen mich die Umstände, meine Vorstellung von der Medizin, vom Möglichen und vom Unmöglichen zu verändern.
Das erste frappierende Beispiel ist der Fall des Deutschen, der eine Lungenembolie bekommen hatte[7]. Danach erschien es mir nicht länger als ein Ding der Unmöglichkeit, einen embolischen Verschluß in der Lunge durch Ohrakupunktur in wenigen Minuten aufzulösen.
Tony hatte zu mir in Anspielung auf Verwendung der Ohrakupunktur gesagt: »Sie müssen die Urformen der Akupunktur kennenlernen und mit den Fingern behandeln anstatt mit Nadeln.« Ich frage mich, was er unter »Urformen« versteht. Sollten die heute beschriebenen Formen etwa nicht authentisch sein?
Und dann erlebe ich zum ersten Mal die Wirkung meiner Finger, am selben Patienten. Bei der Untersuchung seines Beins, das

aufgrund einer Venenentzündung stark angeschwollen ist, bemerke ich, daß die Energie entlang der betreffenden Meridiane in der verkehrten Richtung zirkuliert. Ich streiche ganz konzentriert mit den Fingern die Meridiane entlang und wünsche mir dabei intensiv, daß sich die Schwingungen in der richtigen Richtung fortpflanzen mögen – und die Energie gehorcht mir!

Mein Tageslauf verändert sich durch ein Ereignis, das einen Wendepunkt bedeutet: Gegen Mittag ist Niévès, eine Helferin Agpaoas, einmal allein im *Healing*-Raum und untersucht eine soeben angekommene Patientin. Sie streicht mit den Händen über sie hin, als betaste sie das Unsichtbare; dann gibt sie mir ein Zeichen, es ebenso zu machen. Ich bin ein wenig erregt, denn es ist so ziemlich das erste Mal seit meiner Ankunft, daß man sich für meine Ausbildung interessiert. Ich ahme Niévès nach und nehme über der Schambeingegend ein Prickeln wie von Champagner-Bläschen wahr, das anscheinend von einem darunterliegenden Herd ausgeht. In der Halsregion bemerke ich einen weiteren derartigen Herd, aus dem es hervorzuperlen scheint. Jetzt gewinnt die Ärztin die Oberhand über die Heilerin, und ich lasse die Hände sinken, um abzutasten. Unter dem Kleid spüre ich einen großen vorgewölbten Tumor, ohne Zweifel ein Fibrom, und unter der Halskette die Narbe einer Schilddrüsen-Operation. Die Handbewegungen der Heiler sind also kein wertloses Ritual: Sie entsprechen der schulmedizinischen Untersuchung, dem Abtasten und Abhören auf der Ebene des feinstofflichen Körpers. Diese Entdeckung macht mich glücklich, so etwas habe ich all die Jahre bei berühmten Klinikern nicht gelernt. Und noch etwas macht mich froh: Ich bin nicht hierhergekommen, weil Agpaoa mich dazu verleitet hat. Hier gibt es tatsächlich etwas für mich zu lernen, und ganz allmählich dringe ich in die Welt der Heiler ein und erlebe wunderbare Augenblicke.

Meine Freude ist nur von kurzer Dauer, denn nach dieser ersten bestandenen Prüfung will man mich aus dem *Healing*-Raum vertreiben, um mich in ein kleines, fensterloses Zimmer zu stecken, wo ich *magnetic-healing* machen soll. Ich hatte mich daran gewöhnt, mit den Heilern zusammenzuleben, ihre Gesänge mitanzuhören, ihre Vibrationen zu spüren und mich von ihnen getragen zu fühlen, und die Arbeit Agpaoas beeindruckt mich tief. Ihren Behandlungsraum verlassen zu müssen, bedeutet für mich den Abschied von einer warmherzigen, glücklichen, freundschaftlichen und magischen Welt – nur um mich ganz allein einem Kranken gegenüberzusehen. Das ist eine Ernüchterung!

Alles wird traurig und trübe, meine Anwesenheit in Baguio erscheint mir plötzlich vergebens. Mein Vater ist schwer krank, eine lähmende Angst befällt mich – was mach ich eigentlich hier?

Zusammen mit Frances, einer amerikanischen Heilerin, mache ich *magnetic-healing*. Der erste Kranke liegt vor mir. Ohne allzusehr daran zu glauben, ahme ich die Bewegungen der Amerikanerin nach. Aber wozu soll das gut sein? Ich weiß nichts von dem Kranken, er ist Japaner, er hat kein Kärtchen bei sich, ich habe keine Nogierschen Diagnoseinstrumente zur Verfügung – ich habe nur meine Hände!

Agpaoa hatte mir gesagt: »Sie müssen lernen, sich in jeder Lage Ihrer Hände zu bedienen.« Ich bemühe mich also, die Energieblockierungen und -verluste mit Hilfe des Pulses aufzuspüren. Nachdem ich auf diese Weise mit dem Patienten Kontakt aufgenommen und bemerkt habe, daß meine Finger an den Blockierungsstellen eine Bewegung der Energie auslösen können, arbeite ich ohne Netz, sprich: ohne den Puls. Ich gehe tatsächlich in die Spaltung hinein und kümmere mich nur noch um das Feinstoffliche. Erschöpft, aber zufrieden, komme ich aus diesem Zustand wieder heraus.

Nach dem Mittagessen halte ich eine lange Siesta, die von seltsamen Träumen erfüllt ist. Nur langsam komme ich wieder zu mir. Berunruhigt stelle ich fest, daß ich die Herrschaft über meinen Körper verloren habe und daß mein Blick getrübt ist!

Tony hatte zu mir gesagt: »Sie müssen lernen, sich zu erheben.« Ich dachte, ich müßte das Niveau meiner Gedanken anheben. Aber vielleicht geht es um etwas anderes? Schon in den letzten Tagen habe ich gespürt, wie ich immer leichter wurde, als trügen

mich die Heiler in einer Gondel. Geschieht jetzt vielleicht etwas Ähnliches mit mir?
Ist es eine Übung? In den letzten Tagen hat mich immer wieder, als ich im Park saß und Englisch lernte, ein plötzlicher Impuls veranlaßt, aufzustehen und zum Hotel zu gehen, ohne daß ich dort etwas zu tun gehabt hätte. Jedesmal erscheint Tony, macht mir ein Zeichen und verschwindet wieder. Die ersten Male hielt ich es für Zufall, dann begriff ich, daß es sich um Übungen zur Gedankenübertragung handelte, bei denen auf eine bestimmte Handlung eine Bestätigung folgte, die aufzeigte, daß die Übung gut verlaufen war. Dieser Gedanke befriedigt und beruhigt mich. Er wird schon merken, daß bei mir etwas nicht stimmt. Er wird das Nötige tun, und ich warte – bewegungsunfähig, aber voller Vertrauen, denn er ist Heiler. Und alles kommt wieder in Ordnung.
Innerhalb weniger Tage habe ich die im *magnetic-room* vorgeschriebene Untersuchungsmethode gelernt. Von nun an langweile ich mich dort schrecklich, verlasse daher Frances und die Kranken und bleibe ein paar Tage weg.
Frances spürt mich wieder auf und sagt mir, Mamassa sei angekommen, ich müsse sie kennenlernen und an ihren Magnetismus-Sitzungen teilnehmen. Mamassa, eine berühmte japanische Heilerin, ist eine kleine, stets lächelnde, sprudelnde Person, die durchdringende mediale Fähigkeiten besitzt.
Ich nehme an einer Reihe von Nachmittagssitzungen teil. Nachdem Niévès und ihre Helfer die Kranken massiert haben, übernimmt Frances sie und legt ihnen beide Hände nacheinander auf den Kopf, den Brustkorb und – nach Überprüfung des Sonnengeflechts – auf den Bauch.
Ich soll sie nachahmen. Überzeugt davon die Gutgläubigkeit der Patienten zu mißbrauchen, lege ich ihnen trotzdem an den vorgeschriebenen Stellen die Hände auf. Wie Frances halte ich die Augen geschlossen, blinzle aber zwischendurch, um mich mit der Dauer meiner Handauflegungen nach ihr zu richten und so den Schein zu wahren. Plötzlich spüre ich, wie sich unter meinen Händen ein Vierer-Rhythmus einstellt. Das ist der, den

Nogier dem mesodermalen Gewebe zuschreibt. Ich sitze in der Falle, bin begeistert von der Entdeckung des Lebensrhythmus, der über kurz oder lang erscheint, und erkenne jetzt den Sinn dieser Sitzung, an die ich zunächst nicht geglaubt hatte. Nun ahme ich Frances nicht mehr nach, sondern arbeite selbständig; ich warte einfach, bis sich der Rhythmus unter meinen Händen deutlich bemerkbar gemacht hat und gehe dann zur nächsten Körperregion über.

Mamassas Fröhlichkeit bringt Leben in diese gesegneten Nachmittage, die wir mit Tee und Kuchen beschließen.

Heute weiß ich, daß man mich durch die Entfernung aus dem *Healing*-Raum lehren wollte, mich im selbständigen Arbeiten zu üben. Nachdem ich meine Wahrnehmung geschult hatte, mußte ich nun lernen, aktiv etwas hervorzubringen. Da ich aber damals meine Erlebnisse nur negativ sehen kann, fühle ich mich zurückgewiesen und aus der warmherzigen Atmosphäre des *Healing*-Raumes verstoßen. Ich schreibe ein Gesuch an Agpaoa, der mir daraufhin erlaubt, während seiner Arbeit anwesend zu sein. Wie ein Schatten hefte ich mich an seine Fersen und nutze diese Zeit, um die therapeutische Rolle dieses großen Heilers zu studieren. Meine Tests laufen nach einem bestimmten »System« ab.

Während Agpaoa Wasser und Watte zur Hand nimmt, lasse ich meine Hände rasch über den Patienten gleiten und stelle fest, wo ich ein Prickeln, d. h. ein Entweichen von Energie (als das ich es damals ansehe), spüren kann.

Unter meiner Hand fühle ich dann den Energiestoß, der durch Agpaoas Handauflegen ausgelöst wird. Während der Helfer den Patienten abwischt, untersuche ich verstohlen die Stelle, an der die Krankheit sitzen soll und stelle fest, daß das Prickeln verschwunden ist. Der Körper des Kranken vibriert und strahlt überall eine Schwingung aus, die eine Art Pünktchenmuster zu haben scheint. Agpaoa, der meine Absichten durchschaut, hilft mir wortlos, meine Vergleichsuntersuchungen durchzuführen. Er »wagt« es sogar, mir einige seiner Privatpatienten anzuvertrauen, die ich mit Hilfe aurikulomedizinischer Methoden vor und nach seiner Behandlung untersuche.

Die Kombination der beiden Techniken Agpaoas, Materialisierung und Akupressur, bringt in zwei bis drei Minuten eine vollkommene Regulierung der Energie zustande.
Er macht mir auch klar, immer noch wortlos, was es mit dem Phänomen der »Energieaussaugung« auf sich hat. Eines Tages weist er mich an, von dem Patienten wegzugehen, läßt Frances den Platz am Kopfende der Behandlungsliege einnehmen und behandelt. Innerhalb weniger Augenblicke befällt mich eine Art zitternden Unbehagens. Irgendetwas Lebendiges entweicht aus mir, ich versuche, standzuhalten, mir bricht der Schweiß aus, und ich muß mich – ganz zerschmettert – hinsetzen.
Umgekehrt spüre ich manchmal, wenn er sich dem Kranken nähert, wie in meinen Armen ein vibrierender Strom aufsteigt und entlang meiner Wirbelsäule abfließt. Diese Erscheinung kann auch noch stärker ausgeprägt sein. Eines Tages, als ich mit Niévès gemeinsam arbeite, sehe ich, wie Agpaoa herankommt und dem Patienten die Hände auflegt. In diesem Augenblick werde ich wie von einer unsichtbaren Kraft zurückgestoßen! Niévès, die es gesehen und gefühlt hat, lacht darüber!
In der Abgeschiedenheit, in der Stille und Ruhe, im täglichen Nebeneinander mit ihm festigt sich meine Erfahrung.
Unsere Zugehörigkeit zum westlichen Kulturkreis muß uns wohl mit Hochmut erfüllen, – wie wäre es sonst zu erklären, daß gewisse Besucher ein endgültiges Urteil abgeben, bevor sie in diese Welt eingedrungen sind? Solche Menschen wollen ihre Wahrheit sogar Patienten aufdrängen, die sie gar nicht brauchen. Ob sie den Brief des Indianerhäuptlings Seattle kennen?
Der Indianerhäuptling Seattle hat 1855 dem mächtigen weißen Präsidenten der Vereinigten Staaten, der ihm ein Stück indianischen Landes abkaufen wollte, und ihm ein »Reservat für das indianische Volk« versprach, die demütige Ansprache eines Eingeweihten gehalten[8]. Mit einer zugleich von Humor und tiefer Traurigkeit getönten Bescheidenheit beschreibt er auf bewundernswerte Weise die *unermeßliche Wüste, die den sogenannten zivilisierten weißen Mann vom Wilden trennt, der im-*

mer noch seinen Platz zwischen Himmel und Erde einnimmt, indem er in beide Ordnungen eingefügt bleibt.

Der weiße Mann hat den Sinn für die Wirklichkeit verloren, die wahre Wirklichkeit, die die alten Völker kannten und die auch heute noch einige Stämme kennen. Durch den mächtigen Einfluß der Medien und der Erziehung, die die Gesellschaft auf falsche Werte trimmen, werden wir dieser wahren Wirklichkeit entfremdet. Darüber hinaus bemühen sich die Exponenten einer engstirnigen Intoleranz, all denen Schuldgefühle zu machen, die es wagen, in jener Tradition des »Überlebens« zu verharren.

Es ist sehr schwer, die innere Ruhe zu bewahren, das Schweigen und den Frieden zu erhalten, sich die für die Arbeit am Selbst und die Meditation nötige Einsamkeit zu sichern. Das Telefon erlaubt es jedem beliebigen Menschen, rücksichtslos zu jeder Tages- und Nachtzeit in unser Privatleben einzudringen. Die Existenz in der Masse wertet alle negativen Aspekte des gesellschaftlichen Lebens auf; nur einige begünstigte Gruppen sind davon ausgenommen.

Es kündigt sich jedoch eine Phase der Verwandlung an. Eine neue Gesellschaft ist im Enstehen. Die Weißen müssen imstande sein, ihre verlorengegangenen Werte wiederzufinden, wenn sie ihr Überleben und das der Erde sichern wollen. Dazu ist es unerläßlich, die Fähigkeiten wiederzubeleben und zu entwikkeln, die jene weniger »zivilisierten« Menschen abseits unserer Industriegesellschaften noch haben. Sie leben noch aus der Wahrheit, bei ihnen können wir lernen, auf anderen Ebenen zu existieren, zu fühlen, wahrzunehmen und zu ahnen.

Wenn der weiße Mann in der modernen Welt und bei den Eingeweihten Erfahrungen gesammelt hat, wird er vielleicht – nach seinem schwindelerregenden Fall – wieder einen Platz in den vorderen Reihen einnehmen. Und die Phase des reinen Materialismus wird nur so viel Zeit beansprucht haben, wie der Mensch brauchte, um durch Erfahrung ein zusätzliches Wissen von der gewöhnlichen Welt zu erwerben.

Dann werden wir unsere ursprüngliche Stellung wiederfinden: Bindeglied zwischen Himmel und Erde zu sein. Denn die Erde ist

wie wir und wir sind wie die Erde. Wir gehorchen gemeinsam den kosmischen Gesetzen. Wir sind verbunden. Was wir ihr Böses antun, tun wir uns selbst an. Wenn wir uns ihrer annehmen, sorgen wir für uns selbst.
Die Kontinente sind das Fleisch der Erde, die Gebirgsketten sind ihre Wirbelsäule, die Metalladern ihr Nervensystem, die Edelsteine ihre Hormondrüsen. Die Meere sind das Blut der Erde, die Gezeiten ihr Herzschlag.
Ein großer Kreislauf hält die Flüssigkeiten der Erde in Bewegung und formt ihren »Blutkreislauf«. Das Wasser verdunstet und verdichtet sich in der Atmosphäre zu Wolken. Aber die heraufziehende Morgendämmerung hinterläßt die Essenz einer kostbaren Alchimie: den Morgentau. Das Wasser wird in Gletschern und in Seen, wahren Blutreservoiren, gespeichert, fließt dann in Bächen, Wasserfällen, Flüssen und Strömen ab und kehrt zum Meer zurück. Wie das venöse Blut zur Lunge zurückgelangt, steigt das Wasser zum Himmel auf, der Lunge der Erde, um sich dort zu reinigen. Diese Verbindung zwischen oben und unten, diese Herzpumpe, funktioniert ewig und ohne zu ermatten.
Die Erde ist lebendig und hat ihren eigenen Stoffwechsel: der Humus verdaut die Elemente, die mit ihr in Berührung kommen – die toten Pflanzen, Tiere und Menschen. Aus diesem Humus, den die Samen der Pflanzen fruchtbar machen, bringt sie Gras und Kraut und Bäume hervor.
Sie ist lebendig und magnetisch: Ein Nord- und ein Südpol bestimmen die Richtung ihrer Energien. Sie gehorcht dem Gesetz des *Tao,* und der Äquator ist ihr *Dreifacher Erwärmer.*
Dank der Metalladern zirkuliert die Energie im Innern der Erde. Aber wenn ein Kurzschluß entsteht, gibt es eine Explosion: ein Erdbeben, Echo ihrer energetischen Störungen. Tritt eine Krankheit ein – der Vulkanausbruch ist das sicherste Mittel, Miasmen zu entladen!
Jeden Monat erhellt die Sonne, die die Sternbilder des Tierkreises durchläuft, die Erde unter einem anderen Winkel. So wird sie sich im Jahresrhythmus ihres Leibes bewußt: Im Widdermonat hebt sie das Haupt, im Zeichen des Stieres reckt sie den Hals. Mit

einem tiefen Atemzug breitet sie in den Zwillingen die Arme aus. Im Monat des Krebses sind Magen und Sonnengeflecht an der Reihe. Der Löwe macht ihr Herzklopfen, die Jungfrau belebt ihre Verdauungswege und die Waage stärkt ihre Nieren. Der Skorpion steigert durch die in seinem Symbol zum Ausdruck kommende Verbindung von Sexualität und Tod die Aspekte der Fortpflanzung und der Verwandlung. In einer wohlgeordneten Bewegung spenden Schütze und Steinbock, Wassermann und Fische ihren Hüften, Knien, Beinen und Füßen Kraft und Energie. Im Lauf eines Jahres ist die große Yogaübung beendet.
Aber es sind auch kleinere Übungen vorgesehen! Gesteuert von der Bewegung ihres Aszendenten, der im 24-Stunden-Einklang mit der Sonne ihre sämtlichen Meridiane durchläuft, gibt das Gesetz des Tao den Ton an!
Der Lebensrythmus der Erde ist dennoch unendlich viel langsamer als unserer! Selbst wenn sie sich anstrengte, in der Morgendämmerung aufzuwachen, um ihren Schneemantel abzuschütteln, ihre Blätter und Blütenknospen sprießen, sie mittags sich entfalten zu lassen und sich am gleichen Tag noch mit welken Blättern oder Blüten bedecken würde, selbst wenn sie bei Sonnenuntergang Samen gebildet hätte, die in der Abenddämmerung im Humus verschwinden würden – sie könnte niemals unseren Lebensrhythmus teilen!
Wir sind Eintagsblumen . . . und unser Atemrhythmus ist gegenüber dem ihren um ein Vielfaches schneller. Am Tag atmet sie das Fluidum der Sonne und der Planeten ringsum ein, von Merkur, Mars, Venus, Jupiter, Saturn, Uranus, Neptun, Pluto und auch das von weiter entfernten, weniger bekannten Wandelsternen – manche kennen wir überhaupt nicht. Und vielleicht verbergen sich noch welche in den schwarzen Löchern des unendlichen Weltalls. Nachts atmet sie das aus, dessen sie sich entledigen muß – mit freundlicher Begünstigung durch den Mond.
Sie atmet ein und aus, ein und aus . . . im Wechsel von Tag und Nacht, durch alle Poren ihrer Haut! Jeder Grashalm, jeder Stengel, jedes Blatt, jeder Baum ist so eine Pore!

Ja, die Erde ist lebendig, und das Übel, das wir ihr antun, tun wir uns selbst an; wir tun es unbewußt, denn wir wissen kaum, daß wir mit ihr vereint und ihr in gewisser Weise ähnlich sind.
Das Ende der Welt, mit dem man uns droht, ist das nicht ganz einfach das Ende der Erde, der lebendigen Erde, die wir unter dem Vorwand von Fortschritt, Wissenschaft und Evolution nach und nach abtöten?
Vielleicht gleichen wir der Erde mehr als wir denken! Kann man das Gesetz der Reinkarnation nicht auch auf den Kreislauf anwenden, der die Säfte der Erde bewegt? Unterliegt unser feinstofflicher Körper nicht derselben geordneten Bewegung, wenn er, im Augenblick des Todes befreit, von der sichtbaren zur unsichtbaren Welt hinüberwechselt und im Augenblick der Inkarnation auf Erden wiederum vom Unsichtbaren ins Sichtbare übergeht?

7 Vom Körper-Bild zum Welt-Bild

Will man die Reden von Bruder Sunny verstehen, muß man mindestens eine Ahnung davon haben, um welche Hauptthemen es bei den großen Denkströmungen Indiens geht.
In der indischen Überlieferung ist das ganze Weltall eine Ordnung, und das innere Gesetz der Welt heißt das Dharma. Er gewährleistet sowohl auf der makrokosmischen wie auf der mikrokosmischen Ebene den Zusammenhalt des Universums. Der Hinduismus ist nicht Ausdruck eines von außen auferlegten Gesetzes. Er basiert auf der Achtung vor den kosmischen Gesetzen, deren Realität der Mensch in seinem Inneren wahrnehmen kann – denn wenn Mikrokosmos und Makrokosmos in Einklang sind (wobei das Sichtbare und das Unsichtbare einander ebenbildlich sind), wird der Körper des Menschen zum bevorzugten Forschungsgegenstand des aufmerksamen Beobachters. Man kann am Körper die subtile Ordnung der Dinge ablesen, denn das, was außerhalb von uns ist, ist ein Ebenbild dessen, was im eigenen Inneren ist.
In gewisser Hinsicht handelt es sich hier um eine mystische Physiologie des Menschen, mit deren Hilfe der Mystiker seinen Körper annehmen lernt – weit davon entfernt, ihn zu verleugnen. Er lernt ihn kennen, indem er ihn systematisch erforscht, und entdeckt dabei in ihm durch analogische Ableitungen die kosmischen Gesetze. Man sieht, welche Unterschiede zwischen dieser Auffassung und der jüdisch-christlichen bestehen.
Die hinduistische Einstellung steht auch im Gegensatz zu jener, bei der alles nur vom egoistischen Ich aus, gemäß seinen Wünschen und Befürchtungen, gesehen wird. Wer so denkt, läßt außer acht, welche Folgen seine Haltung für seine Mitmenschen und die Welt als ganze hat. Wenn alle diese Haltung einnehmen würden, könnte das nur zum Chaos führen.

Zudem schneidet der Mensch sich durch eine solche Denkweise von seinen Wurzeln ab, von seinem eigentlichen Wesen, er bleibt an der Oberfläche seiner selbst und hat Angst, weil er nicht weiß, was er auf der Erde soll, noch, wo er hingehört.
Man kann Yoga als einen der Wege dieser Mystik ansehen, da seine Übung zum Erkennen der Energien des Körpers führt. Aber der wahre Yogi wird das ganze Leben als eine initiatische Prüfung betrachten. Für ihn ist die Reinkarnation selbstverständlich, jedes Leben ist ein Kampf, der es ihm ermöglicht, auf eine höhere Ebene zu gelangen. Der Kampf ist nicht dazu da, den anderen zu besiegen, er betrifft allein den Menschen, der auszieht, sich selbst zu erobern. Traditionsgemäß wird der Mensch manchmal als Streitwagen dargestellt, der von zwei Rössern gezogen wird; ein Ritter hält die Zügel, ein zweiter Mann fährt mit.
Versuchen wir, den verborgenen Sinn dieser Darstellung zu ergründen: Der Streitwagen ist unser physischer Körper, die Pferde stehen für die uns verfügbare Kraft, die Zügel sind das aktiv steuernde Denken, aber in Wirklichkeit lenkt der Ritter, führt die Zügel und gibt den Pferden dadurch die Richtung an. Er ist die Seele des Streitwagens. Und der mit ihm fährt, ist sein Wesen.
Je nach dem Grad seiner persönlichen Entwicklung kann man den Menschen mit dem einen oder anderen Bestandteil des Streitwagens gleichsetzen:
- Der Durchschnittsmensch ist der Streitwagen, die Pferde oder die Zügel, je nachdem, ob er seine Triebe beherrscht oder nicht, während der Yogi nach dem Platz des Ritters oder, besser noch, dem des Mitfahrenden strebt.
- Wer sich mit der Welt der Dinge, mit dem Materiellen, identifiziert, ist gewissermaßen der *Streitwagen*. Da er von den Objekten seiner Begierde ganz in Anspruch genommen ist, weiß er ohne Zweifel nicht, daß es noch etwas anderes gibt.
- Wenn der Mensch bewußt genug geworden ist, um sich nicht mehr mit den Dingen zu identifizieren, wird Yoga für ihn zu einer Form der körperlichen Ertüchtigung. Er ist sich seiner energeti-

schen Dimension bewußt geworden und nimmt den Platz der *Pferde* ein.

- Was den Intellektuellen angeht, der Meister seiner Reflexe werden möchte, der sie *zügeln* will . . . seinen Platz kann man leicht erraten.
- Für den *Ritter* ist Yoga keine Übung mehr, die seine körperliche Leistung steigert. Hatha-Yoga wird zu einem Gebet aus Haltungen und Gebärden, das den Menschen mit den kosmischen Kräften vereint.
- Der Mitfahrende ist der *Meister* des Streitwagens. Er ist das Wesen des Seins – sitzend, unbeweglich, nicht handelnd. Er ist derjenige, der am Ende des Kampfes übrigbleibt und der da sein wird für den nächsten Kampf, d. h. für die Reinkarnation, denn, wie es in der »Bhagavad Gita« heißt: »Wer aber lebt in dieser Welt mit Sinnen, die ihm untertan, / Die frei von Haß und Leidenschaft, der kommt zu ruh'ger Heiterkeit.«[9]

Um jedoch von der Position des Ritters in die des Meisters, d. h. von der Seele zum Wesen zu gelangen, muß man über die exoterischen religiösen Vorstellungen, wie sie in unserer Kultur üblich sind, hinausgehen und sich der initiatischen Esoterik zuwenden. Im Rahmen der traditionellen Religionen lieben die Menschen Gott, sie verehren ihn und beten ihn an; diese Religionen bleiben daher im Dualismus befangen. Die höhere Spiritualität jedoch strebt die Verwirklichung der Einheit an. Der mit Fallen und Prüfungen übersäte initiatische Weg wird demgemäß von einem Streitwagen repräsentiert, der seines Schmuckes, der Rosen und der Lilien, entkleidet ist.

Der Yogi »wird« kraft seines Tuns durch alle Widersprüche dieser Welt hindurch nacheinander der Wagen, das Pferd, die Zügel, der Ritter und schließlich der Meister. Dieser regungslos meditierende Mitfahrer ist nicht Schöpfung, sondern Manifestation. So sieht also der Weg des Mystikers, des initiierten Menschen aus.

Diese Haltung unterscheidet sich von der jener charismatischen religiösen Gruppierungen, die dem Leben gegenüber in Passivität verharren. Sie glauben, hoffen und lieben, warten aber darauf, daß die Hilfe von woanders kommt und beten darum. Hier liegt das Problem. Kann diese Haltung es ermöglichen, zur Einheit zu gelangen und sie allmählich zu verwirklichen?

Yoga hingegen ist, kurz gesagt, ein Weg zur Meisterschaft, ein organisierter Kampf, der dank eines Systems von Körperhaltungen, Konzentrationsübungen und Meditationen zur Einheit führt.

Wenn man von Yoga spricht, tauchen oft die Begriffe *Kundalini* und *Chakras* auf. Nach meinem Eindruck handelt es sich dabei um bevorzugte Ausstrahlungspunkte der Energie, die je nach der elektromagnetischen Verfassung des betreffenden Menschen variieren. Ich weiß nicht, ob sie – wie manche behaupten – von persönlichen Entwicklungsstufen abhängig sind, denn sie können sich nicht nur spontan verändern, sondern – was noch viel seltsamer ist – sie sprechen auch auf therapeutische Maßnahmen an. Mir fällt es schwer zu glauben, daß *eine* Behandlung eine so prompte »Entwicklung« bewirken kann!

Daher halte ich mich im *Augenblick an die* Definitionen von Bhagwan Shree Rajneesh[10]. Für ihn ist die *Kundalini* eine »Passage«, durch die die im sexuellen Zentrum gespeicherte Lebenskraft herauskommt, im Körper hochsteigt und zum höchstgelegenen Zentrum am Scheitelpunkt des Kopfes gelangt. Sie ist ein Energiekreislauf im ätherischen Körper, vergleichbar dem Blutkreislauf im physischen Körper. Durch Meditation kommt sie in Fluß. Bei tantrischen oder okkulten Wegen hilft Kundalini einem nichts, man braucht dann diffizilere Kanäle.

Die *Chakras* sind Zentren des feinstofflichen Körpers, die einen Entsprechungspunkt im physischen Körper haben:

Die Buddhisten sprechen von neun Chakras, die Hindus von sieben, die Tibeter von vier – und sie haben alle recht! . . .

Man muß die Chakras fühlen, nicht »über« sie Bescheid wissen . . . Das Wissen nützt nichts. Wissen hat sich, was die innere Welt betrifft, tatsächlich als äußerst zerstörerisch erwiesen. Je mehr Wissen du hast, desto kleiner ist die Möglichkeit, die wirklichen Vorgänge zu fühlen . . .

Kein theoretisches Wissen kann Dir helfen. Mit theoretischem Wissen vergewaltigst Du Dich nur. Du beginnst, Dir alles so vorzustellen, wie

Du es gelernt hast, und dabei mag es in Dir selber völlig anders aussehen. Auf diese Weise entsteht große Verwirrung...
Du kannst Dir etwas ausdenken – Deine Vorstellungskraft beliefert Dich. Du kannst imaginäre Chakras erzeugen, und dann beginnt etwas zu fließen, das nicht Kundalini ist, sondern einfach ein Hirngespinst – ein völlig illusionäres, traumhaftes Gebilde.

Was mir besonders wichtig erscheint, ist die Suche nach einem inneren Frieden, den man erreicht, wenn man sich mit dem Kosmos und seinen Gesetzen in Einklang bringt. Dieser Friede führt zu einem besseren Annehmen der inneren Widersprüche dieser Welt und zu mehr Toleranz gegenüber anderen Menschen, einem Phänomen, das die jüdisch-christliche Welt nur in Ausnahmefällen erlebt – ihre Führer eingeschlossen.
Der Dalai Lama sagt[11]:

Es ist offensichtlich, daß Leidenschaften wie Haß, Eifersucht usw. der Abwesenheit inneren Friedens entstammen. Niemand kann sagen, der Haß sei eine Quelle des Glücks, ganz im Gegenteil. All diese negativen Gefühle können nur Probleme und Schwierigkeiten erzeugen... Wenn wir in schwierigen Situationen, wie z. B. gegenüber Feinden, in Zorn geraten, wird alles nur noch schlimmer. Meine eigene Wut, mein Haß wird bei meinem Gegner auch Haß hervorrufen, und der Haß wird sich weiterentwickeln und vervielfachen... Er zerstört unseren inneren Frieden und genauso den Frieden unserer Mitmenschen, unserer Freunde, der anderen, kurz gesagt, jede friedliche Atmosphäre. Diesen Feind, der der eigentliche Zerstörer unseres Friedens, des Friedens der anderen und letztlich aller Menschen ist, muß man im eigenen Inneren suchen.
Im Gegensatz dazu sind die Liebe und das Mitgefühl, die den Lehren aller großen Religionen zugrundeliegen, Quellen von Frieden und Glück. Wenn wir die Bedeutung der Liebe und des Mitleids erkennen, die nicht nur leere Worte, sondern wahre Gefühle und echtes Erleben sind, handeln wir im Sinne des Friedens. Wir müssen dieses Gefühl, diese Erfahrung der Liebe in uns entwickeln. Dies ist gewiß nicht leicht, aber wenn wir glücklich sein wollen, müssen wir wissen, wo die Quelle dieses Glücks zu finden ist. Und sogleich erkennen wir, daß die so schwierige Entwicklung dieser edlen Haltung in der Tat die einzig mögliche Alternative ist und daß sich die Mühe wirklich lohnt. Unsere allererste Aufgabe ist es daher, zu Gott zu beten, dieses innere Kleinod, dieses Kleinod der Liebe und des Mitgefühls möge sich in uns entwickeln.

Wenn ich von Gott rede, rede ich von ihm im weitesten Sinn des Wortes; ich glaube nämlich, daß es sehr viele mögliche Deutungen dieses Wortes gibt. Als Buddhisten verstehen wir darunter ein höheres Wesen, das alle spirituellen Möglichkeiten bis zum höchsten Punkt entwickelt hat.
Die großen Weltreligionen lassen sich hinsichtlich ihres Gottesbegriffes grundlegend unterscheiden: Es gibt solche, die – wie der Buddhismus – die Vorstellung eines Schöpfergottes ablehnen, und andere, die Mehrzahl, die all ihre spirituellen Praktiken auf der Vorstellung eines Schöpfergottes aufbauen. Man könnte sich also fragen, woher das äußerst unterschiedliche Schicksal der Menschen kommt. Die Antwort des Buddhismus lautet: der Schöpfer ist der Geist selbst.

Wir gehen von sehr verschiedenen Motiven aus und handeln dementsprechend unterschiedlich oder, wie wir in der buddhistischen Terminologie sagen, erzeugen unterschiedliche Karmas. Kraft dieser verschiedenen Motivationen sind einige Menschen in einem Zustand des inneren Friedens, während andere in Unruhe und Sorge und wieder andere in einer völlig neutralen Verfassung sind. Daher entstehen gemäß den verschiedenen Motivationen verschiedene innere Zustände.
Natürlich gibt es Unterschiede zwischen dem Buddhismus und dem Christentum; sie sind in erster Linie philosophischer Natur. Wir müssen diese Unterschiede kennen, wenn wir ein echtes Gefühl gegenseitiger Achtung entwickeln wollen. Nur auf der Grundlage solcher Kenntnisse können wir verstehen, daß das Ziel des Buddhismus und das der anderen großen Religionen das gleiche ist: die Liebe, das Mitleid, das Wohlergehen der Menschheit . . .
Die Menschen brauchen einander, um leben zu können. Wir müssen begreifen, daß wir Schwestern und Brüder sind. Es ist sehr wichtig, daß die ganze Welt begreift, daß wir alle gleich sind, daß wir alle gleichermaßen *Menschen* sind. Die Unterschiede der Glaubensbekenntnisse oder der politischen Vorstellungen sind zweitrangig. Jeder muß die Einheit der Weltbevölkerung verstehen und das Gefühl der universellen Verantwortlichkeit entwickeln. Wir alle brauchen einander, daß die Menschheit überleben kann.

Ein Mönch, der in der Umgebung des Dalai Lama lebt, sagt es noch deutlicher:

Wenn Seine Heiligkeit von Liebe spricht, ist vor allem eine gelebte Erfahrung gemeint. Im Buddhismus, muß man wissen, gibt es keine Moralpredigt, man sagt nicht: »Tu dies, tu jenes!«, wie man mit einem kleinen Kind redet. Man sagt: *»Die Dinge sind, wie sie sind.«* Die Wirklichkeit hängt nicht von unserem Belieben ab. Denken Sie also nach! Das grundlegende Ziel jedes Lebewesens ist es, glücklich zu sein und Leid zu vermeiden. Aber das Besondere am Menschen ist, nach buddhistischer Ansicht, *seine Intelligenz, die es ihm ermöglicht, die Mittel dem Zweck anzupassen.* Wenn man glücklich sein und vor allem auch andere Menschen glücklich machen will, muß man gewisse Fähigkeiten, eben die der Liebe entwickeln.
Die Liebe ist eine Erfahrung, die jeder Mensch seinen Fähigkeiten entsprechend machen kann. Man kann nicht von Anfang an die Liebe zu allen Wesen entwickeln, aber ich glaube, wir sollten anfangen, unsere Einstellung zu den Menschen unserer Umgebung zu verändern und uns so in dieser Richtung zu entwickeln.

In der christlichen Religion ist Gott vor allem ein personaliertes, schöpferisches und väterliches Wesen. Zwischen Gott und dem Menschen gibt es ein ständiges Zwiegespräch.
Der Buddhist hingegen denkt nicht, daß Gott außerhalb seiner selbst existiert und ein allmächtiges menschenähnliches Wesen ist, das uns alle beherrscht. *Gott ist letztendlich die wahre Natur unseres Geistes. Wenn man den Zustand der Erleuchtung erreicht hat, ist man mit dem Namenlosen vereint.* Gott ist nicht von uns getrennt, wir haben dieses göttliche Potential. Alle Wesen sind göttlicher Natur, die Gottheit existiert als Potential in jedem von ihnen. Wir haben das Vermögen der Göttlichkeit; das Ziel besteht in ihrer Verwirklichung.
Im Gegensatz zum Hinduismus oder zum Katholizismus fordert der Buddhismus nicht den Glauben, sondern das Begreifen unserer Situation, der Ursachen unseres Leidens und die Kenntnis von Techniken zur Befreiung. Er ist auch eine Philosophie, aber eine Philosophie, die nicht auf der theoretischen Ebene bleibt, sondern zur *gelebten Erfahrung* wird.
Was ist der Schöpfergeist, den die Buddhisten als Klarheit und

Erkenntnis bezeichnen? Wenn der Buddhist von Geist und Bewußtsein spricht, geht er dabei immer nur vom Erlebten aus. Wenn wir herausfinden wollen, was das Erlebnis der Klarheit ist, können wir uns vorstellen, einen Raum zu betreten, in dem es finster ist; wir können keinen der vorhandenen Gegenstände erkennen. Wir zünden die Lampe an, und nun werden die Gegenstände deutlich und hell. Die Helligkeit gehört aber nicht den Objekten an, sie gehört vielmehr zu der Lampe, die sie beleuchtet hat.

Der Geist hat die Eigenschaft der Lampe; er gibt uns die Möglichkeit, die Gegenstände bewußt wahrzunehmen, sie zu erfassen. Diese Klarheit und Erkenntnis, kann nur *anders* sein als die Materie, denn diese kann, welcher Art sie auch sein mag, niemals diese Klarheit und Erkenntnis, d. h. die Eigenschaft des Bewußtseins haben, des Bewußtseins, das das bewußte Wahrnehmen von Dingen und die Selbstwahrnehmung ermöglicht. Dieses Bewußtsein ist nicht reduzierbar auf eine materielle Grundlage, denn es ist sich seiner selbst bewußt.

Einige Aspekte des Buddhismus erscheinen mir besonders wichtig – vor allem, welch entscheidende Rolle hier die *gelebte Erfahrung* spielt.

Buddha sagt:

Richtet euch nicht nach dem, was euch zu Ohren gekommen ist, nach dem bloßen Hörensagen, nach dem, was von einem zum andern weitergegeben wurde, nach Sammlungen von heiligen Überlieferungen, nach Vermutungen und ertüftelten Gründen, nicht nach äußeren Erwägungen, nicht nach eingewurzelten Anschauungen, nicht nach dem, was aussieht, als ob es angemessen sein könnte, und nicht nach dem Worte eines verehrten Meisters – sondern was ihr selbst als gut oder schlecht erkannt habt, das nehmt an oder gebt auf.[12]

Mir scheint, daß man in der ärztlichen Praxis allzuoft der gelebten Erfahrung nicht den ersten Rang einräumt. Anstatt sich nach den Krankheitszeichen zu richten, die man am Patienten erkennen kann und nach der Beschreibung, die er selbst von seinen Symptomen gibt, merkt sich der klassische Schulmediziner von dem, was seine Befragung des Patienten ergibt, *nur jene* Zeichen, die es ihm erlauben, den Kranken einer anerkannten Klassifikation zuzuordnen. Das ist sowohl für die Erforschung der Krankheitsursache als auch für die Wirksamkeit der Therapie nachteilig. Man muß anerkennen, daß der Homöopath nicht an dieser Schwäche leidet und sich für seine therapeutischen Maßnahmen aller Hinweise bedient, die ihm der Patient liefert.

Der zweite wichtige Aspekt ist das Gefühl der *Selbstverantwortlichkeit,* und wenn man Buddha als Erlöser ansehen kann, dann nur insofern, als er den Pfad entdeckt und gezeigt hat, der zur Befreiung, zum Nirwana, führt. Es liegt jedoch in der Verantwortung jedes einzelnen Menschen, diesen Pfad einzuschlagen und zu verfolgen. Die Mentalität dessen, der sich auf das »soziale Netz« verläßt und der ständige Versuch der Nivellierung des Denkens scheinen mir eine Ursache der Lebensprobleme zu sein, die die Menschen veranlassen, ihre Individualität aufzugeben. Daraus resultieren vielfältige funktionelle Störungen (einige würden von psychischen Störungen reden, die sich im Somatischen niederschlagen). Die medikamentöse Therapie löst ihrerseits sekundäre Krankheiten aus, und dann geht die Entwicklung in Richtung auf eine sich rein organisch manifestierende Krankheit weiter. Jeder sollte wissen, was für ihn gut und was für ihn schlecht ist und nach Möglichkeit das tun, was der Erhaltung seines persönlichen Gleichgewichts dient.

Nur zu oft hält der Mensch sich selbst für eine Maschine, die kaputtgehen kann und die man ins Krankenhaus bringt wie ein Auto in die Werkstatt. Er ist manchmal sehr erstaunt, daß das Krankenhaus die Maschine nicht wieder neuwertig gemacht hat, wo es doch nun schon über einige Ersatzteile verfügt und man uns Hoffnung macht, unser Körper könnte quasi ewig leben. Ein solcher Patient weiß nichts von der Existenz seines energetischen und geistigen Körpers. Er hat ihn nicht erlebt.

Der dritte wichtige Aspekt scheint mir die Lehre vom *Karma* und von der *Reinkarnation* zu sein. Walpola Rhahula[13] beschreibt die Theorie des Karma auf sehr klare Weise:

Die Idee der Gerechtigkeit, der Belohnung und Bestrafung, entspringt der Vorstellung von einem Höchsten Wesen, von einem Gott, der richtet und als Gesetzgeber bestimmt, was gut und was böse ist. Das Wort »Gerechtigkeit« ist zweideutig und gefährlich, in ihrem Namen wird der Menschheit mehr Böses als Gutes angetan. Die Theorie des Karma ist eine Theorie von Ursache und Wirkung, Aktion und Reaktion; sie ist Ausdruck eines Naturgesetzes, das mit der Idee einer vergeltenden Gerechtigkeit nichts zu tun hat. Jede Willenshandlung bringt ihre Wirkungen und Ergebnisse hervor. Wenn eine gute Tat gute Folgen zeitigt, so ist das nicht eine Frage der Gerechtigkeit oder der Belohnung bzw. Bestrafung, die eine über dem Tun stehende richterliche Gewalt verfügt – die Folgen ergeben sich einfach aus der Natur, der Eigengesetzlichkeit des Handelns.

Wenn man das begriffen hat und zuweilen erleben konnte, weiß man, daß eines Tages – in diesem Leben oder in einem künftigen – der Gegenschlag erfolgen wird. So entwickelt man ein stärkeres Gefühl der Verantwortung für seine Taten, man strebt nach mehr Ausgeglichenheit, man verbannt jeglichen Exzeß aus seinem Leben.

Der Begriff der Reinkarnation ist vielleicht noch etwas schwerer zu verstehen und zu akzeptieren. Jedoch scheinen einige Erfahrungstatsachen die Realität der Wiedergeburt zu beweisen.

Ich persönlich habe dieses Phänomen ohne Schwierigkeiten akzeptiert, nachdem ich mir die Auffassung von den drei Körpern zu eigen gemacht hatte. Der physische Leib ist vergänglich, aber die feinstofflichen und unsichtbaren – durch Schwingungen erzeugten – Körper können auch nach dem Bruch der »Bindungen« zwischen feinstofflichem und physischem Leib fortbestehen. Die Vorstellung, daß liebgewonnene Wesen jenseits der sichtbaren Welt fortbestehen, ist im Augenblick der großen Trennung (s. auch Kapitel 20) sehr beruhigend und tröstlich.

Sie ist auch für einen selbst beruhigend. Die Vorstellung vom »Ende« ist unerträglich, und der Gedanke, daß der bessere Teil des Menschen weiterlebt, ist eine Einladung, an diesem besseren Teil zu arbeiten. Eine solche Vorstellung beinhaltet die Idee einer fortschreitenden Entwicklung und widerspricht dem Zynismus des »Nach-mir-die-Sintflut« . . .

Noch etwas komplizierter ist es, die Vorstellung eines kontinuierlichen Bewußtseinsstroms zu beschreiben. Sagen wir gleich als erstes, daß Unwissenheit nicht nur Unkenntnis der Realität, sondern auch eine falsche Furcht vor ihr ist. Unsere Vorstellung von der Realität ist jedoch falsch; wir verleihen den Dingen eine eigene Wirklichkeit, eine wesenhafte Existenz, die es nicht gibt. Man muß also zunächst mit Hilfe der Meditation die eigene Leerheit erkennen; durch seine Konzentration auf die Leerheit beseitigt der Meditierende die falschen Einstellungen, die er in sich trägt. Diese Leerheit ist keine Leere – sie ist Fülle, sie ist Weisheit. Sie ist das Aufgeben der Illusion eines Ich oder eines Selbst, das vom Universum abgetrennt ist. Sie ist nicht das Nichts, sie ist das Gegenteil ... Das Ich kann sich im Haß oder im Anhaften an die Dinge ausdrücken; es ist die Wurzel allen Übels. Man muß lernen, sich nicht mit dem Universum zu entzweien.

Die Erfahrung zeigt, daß der Bewußtseinsstrom sich ständig wandelt. Ein Bewußtseinszustand entsteht und vergeht dann wieder, um einem neuen Bewußtseinszustand Platz zu machen. Dieser neue Bewußtseinszustand verschwindet, um einem dritten Platz zu machen usw. Es gibt also einen kontinuierlichen Strom von Bewußtseinszuständen. Er ist mit einem materiellen Substrat verknüpft, aber man kann ihn nicht auf dieses Substrat reduzieren; er nimmt nur teil und ist dabei ganz losgelöst.

Wenn wir uns bewußt machen, daß ein Bewußtseinsmoment von einem neuen Bewußtseinszustand abgelöst wird, können wir genauso annehmen, daß jedem Bewußtseinszustand ein anderer vorausgeht, und diese Bewußtseinszustände bis zur Geburt zurückverfolgen. Aber vor der Geburt gab es für das Neugeborene ein anderes Bewußtsein und im Augenblick der Empfängnis wieder ein anderes, das seinerseits auf einen weiteren Bewußtseinszustand folgte. So weit wir auch zurückgehen – immer gibt es einen Bewußtseinszustand, der einem anderen vorausgeht. Wir haben einen fortwährenden Strom vor uns, der sich mit einem materiellen Substrat verbindet und sich wieder von ihm ablöst, aber unabhängig von ihm bestehen kann.

Die Wiedergeburt geschieht nicht ohne Ursache. Die Ursache

unserer Geburt ist das Karma. *Unsere entscheidendsten Handlungen entwickeln im Laufe unseres Lebens ein Energiepotential, das unseren Bewußtseinsstrom lenkt und ihn nach dem Tod zu einer erneuten Geburt in einer bestimmten materiellen Situation treibt*... Daher sind wir dem Leben und dem Tod gegenüber verantwortlich. Was man das Leben nennt, ist eine Mischung materieller und geistiger Kräfte, eine Mischung der fünf Aggregatzustände: der Materie, der Sinneswahrnehmungen, der Empfindungen, der gedanklichen Gebilde, d. h. der guten oder schlechten Willenshandlungen, wobei das Karma, der fünfte Aggregatzustand, der des Bewußtseins ist.
Angesichts dieser Auffassung von den fünf Aggregaten kann ich nicht umhin, sie mit den fünf Elementen der chinesischen Tradition in Beziehung zu setzen.

8 Das Feinstoffliche mit den Händen ertasten: Scanning

»You'll find your way«, »Sie werden Ihren Weg finden«, sagte mir Agpaoa an jenem Tag, an dem ich ihn nach meiner ärztlichen Zukunft fragte.
Die Vorstellungswelt des Westens, von der ich herkomme, steht in einem absoluten Gegensatz zu der meiner Wahlheimat bei den Heilern, in die ich allmählich hineinwachse. Während sie sich rein äußerliche westliche Formen zu eigen machen konnten und dabei ihre besondere Beziehung zu den subtileren Ebenen des Daseins bewahrt haben, fällt es mir viel schwerer, ihre Welt in meine westliche Lebensart zu integrieren. Ich muß erst ihre Denkweise verstehen, dann den Verdiensten der einen wie der anderen Welt ihren Stellenwert zuweisen, damit ich mir schließlich eine neue Art zu denken, zu behandeln und zu leben erarbeiten kann.
In bezug auf die Welt des Krankenhauses sind meine Vorstellungen klar. Solange ich den Eindruck hatte, unter guten Bedingungen zu arbeiten, habe ich ihr angehört; aber trotz des sogenannten wissenschaftlichen Fortschritts verliert sich mittlerweile die ärztliche Praxis, die im ganzen das Maximum ihrer therapeutischen Wirksamkeit erreicht hat, im Irrgarten der Diagnostik – ohne die Scheuklappen ihrer gewohnten Denkweise abzulegen. Das schadet sowohl der künftigen Entwicklung des Arztberufs wie auch dem therapeutischen Fortschritt und der Behandlungsqualität. Und ich könnte rasend werden, wenn ich sehe, wie sich parallel dazu – getragen vor allem vom guten Willen medizinischer Laien – die sanfte Medizin formiert.
Man muß schon in einem Elfenbeinturm eingesperrt sein, um keine Ahnung von all dem zu haben, was sich außerhalb der Schulmedizin tut. Man kann erleben, daß in den größten Pariser

Sälen mehrtägige Kongresse stattfinden, deren Teilnehmer zu vier Fünfteln keine Ärzte sind! Trotzdem denken gewisse Vertreter der Schulmedizin nach wie vor, daß es die anderen Medizinsysteme überhaupt nicht gibt und bilden sich auf ihre Unwissenheit auch noch etwas ein!

Das nennt man wissenschaftlichen Geist, heißt es. Ist der nicht voller Verachtung? Man sollte jene Leute beglückwünschen, die eine Tradition zu bewahren verstehen, die aus der Anwendung heilkräftiger Pflanzen und aus einer gesunden Ernährungsweise hervorgeht. Man sollte die feiern, die die Homöopathie, die Akupunktur, die Bioenergetik, die Sophrologie, die Chiropraktik, die Osteopathie usw. verbreiten, all jene, die ohne Wissen der herrschenden Autoritäten dieses Potential bewahrt haben.

Die magische Welt, in der ich bei Agpaoa lebe, unterscheidet sich aber auch von der Welt der sanften Medizin, obwohl man bei ihm die in der chinesischen Medizin gebräuchlichen Heilpflanzen und die einheimischen Gebirgspflanzen verwendet. In Baguio spricht man Kräfte an, die im Westen noch wenig bekannt sind. Diese Welt fasziniert mich! Nicht nur wegen ihrer Wirkung auf die menschliche Energie, sondern auch, weil sie in der unbelebten Welt etwas bewirkt!

Ein befreundeter Dentist und Heiler aus Nantes, den Tony akzeptiert hat, wird sich mit seiner Videokamera einige Wochen in Baguio aufhalten. Er darf sie verwenden, aber im Behandlungsraum funktioniert das Gerät nicht. Seiner Ansicht nach ist die magnetische Aufladung des Raumes daran schuld. Als er es mir am Telephon erzählt, kann ich einfach nicht glauben, daß die Ursache nicht in der Kamera liegen soll. Als jedoch in Baguio mein Kassettenrecorder plötzlich mehr Lähmungserscheinungen als sonst zeigt, stimme ich seiner Erklärung zu. Restlos überzeugt von der Richtigkeit seiner Diagnose bin ich an jenem Tag, an dem ich auf einer, übrigens unbespielten, Kassette Geburtsort, -tag und -stunde von Agpaoa höre, als ich gerade sein Horoskop stellen möchte.

Tony kennt und meistert eine ganze Reihe von Gesetzen der unsichtbaren Welt. Ich stelle ihre Wirkung fest, aber ich kenne sie nicht. Er gibt mir jedoch einige wesentliche Hinweise, die ich zu beachten versuche, während ich weiter in diese unbekannte Welt eindringe.

Man muß eine positive Einstellung haben, sich von den Kräften des Lichts durchströmen lassen, im Einklang mit der Natur meditieren und seinen eigenen Schwingungen aufmerksam lauschen. Das setzt voraus, daß man sich in Einsamkeit und Stille übt. Dies ist die einzige Möglichkeit, sich mit seinen eigenen Schwingungen vertraut zu machen, zu lernen, wie sie sich abhängig von Zeit, Stunde, Tag und Planetentransiten wandeln. Man muß seinen eigenen elektromagnetischen Körper kennenlernen, und dazu nützen einem Bücher gar nichts. So entwickeln sich die über die alltäglichen hinausgehenden Sinne in einem alltäglichen Zusammenhang. Da ich durch eine überintellektualisierte, geradezu Pawlowsche Erziehung und Ausbildung um meine subtile Empfänglichkeit gebracht worden und in einer allzu naturfernen Umgebung aufgewachsen bin, muß ich mir dieses Reich zurückerobern.

Nur wenn man mit unserer Gesellschaft bricht, kann man zu sich selbst zurückfinden und sich der extremen Konditionierung entziehen, der wir unterworfen werden. (Es ist amüsant, von der Notwendigkeit reden zu hören, jene, die angeblich durch Sekten »konditioniert« wurden, wieder zu »dekonditionieren«. Hat man ganz vergessen, daß diese Leute gerade etwas anderes suchen als die übliche Konditionierung in einer dahinsiechenden Gesellschaft?)

Sobald man versucht, streng logisch zu denken, muß man die Religion in Frage stellen. Jung hat seine eigenen Zweifel differenziert beschrieben:

Es schien mir oft, als ob man die religiösen Vorschriften sogar anstelle des Gotteswillens, der ja so unerwartet und erschreckend sein konnte, setzte, und zwar zu dem Zweck, den Gotteswillen nicht verstehen zu müssen. Ich wurde immer skeptischer, und die Predigten meines Vaters und anderer Pfarrer wurden mir peinlich. Alle Menschen meiner Umgebung schienen den Jargon und die dichte Dunkelheit, die er ausstrahlte, als selbstverständlich zu empfinden . . . ER hat die Menschen so geschaffen, daß sie sündigen mußten, und trotzdem verbietet ER die Sünde und bestraft sie sogar mit ewiger Verdammnis in der Feuerhölle.[14]

Als ich ein kleines Mädchen war, kam es mir merkwürdig vor, daß man mich glauben machen wollte, die Hostie sei der Leib Jesu Christi und der Wein sei Blut. Das nicht zu glauben war Sünde. Waren sie alle verrückt? Angenommen, das sei wahr – wollten sie, daß ich ein Menschenfresser werde? Man hatte es unterlassen, mir gewisse Dinge zu erklären, und ich beginne erst jetzt, beim Lesen der Schriften von Michaël Aïvanhof, sie zu verstehen:

Ich habe schon oft über die Persönlichkeit (unsere niedere, menschliche oder sogar animalische Natur) und die Individualität (unsere höhere, göttliche Natur) gesprochen. Diese Unterscheidung ermöglicht es uns, die verschiedenen Zustände zu verstehen, durch die ein Mensch hindurchgehen kann. Meistens bringt man alles durcheinander und sagt »Jesus« ... der »Christus« ..., ohne irgendeinen Unterschied zu machen. Jesus – das war der Mensch, der zu einer bestimmten Zeit in Palästina gelebt hat; und Christus ist das göttliche Prinzip, das Jesus empfangen hat und das sich durch ihn offenbart hat.
Leider kann selbst der größte Erleuchtete seine göttliche Natur nicht immer offenbaren. Wenn also Jesus im Vordergrund stand, war es der Mensch, die Persönlichkeit, wenn man so will, die aus ihm sprach ... Bei Jesus kam es vor, daß er erschöpft war, Hunger und Durst hatte und müde wurde, und das ist normal. Aber wenn der Christus durch ihn hindurch sprach, sagte er: »Ich und mein Vater sind eins«, »Ich bin das lebendige Brot, das vom Himmel herabgekommen ist«, »Ich bin das Licht der Welt«, »Ich bin die Auferstehung und das Leben«, »Ich bin der Weinstock und ihr seid die Rebe«, »Ich bin der Weg, die Wahrheit und das Leben«. Jetzt ist es klar, oder?
Bei der menschlichen Seite kann es von Zeit zu Zeit Lücken, Mängel und Verdunklungen geben. Wenn sich jedoch das göttliche Prinzip manifestiert, wenn das göttliche Prinzip spricht, gibt es keine Mängel, keine Irrtümer, keine Schwäche. Wenn man die Evangelien oder irgendein heiliges Buch liest, muß man diesen Schlüssel haben, um zu wissen, ob im gegebenen Augenblick der Mensch oder die Gottheit durch jemanden in Erscheinung tritt.

Ich sehe die Geburt Christi mit ganz anderen Augen: Aïvanhof erklärt, wie die Sonne im Lauf eines Jahres über vier Kardinalpunkte geht, und wie in diesem Augenblick jeweils Kräfte und Energien nicht nur auf die Menschen wirken, sondern auf die ganze Natur, bis hin zu anderen Planeten. Die Eingeweihten wissen, daß sich bei dem Menschen, der bereit ist, diese Kräfte zu empfangen, große innere Wandlungen vollziehen können. Christus wird jedes Jahr am 25. Dezember, in der längsten Nacht, geboren. In dieser Nacht findet in der Natur die Geburt des Christus-Prinzips statt, d. h. das Leben, das Licht und die Wärme, die alles verwandeln werden, entstehen aufs neue.

Kaspar, Melchior und Balthasar waren die Oberhäupter der großen Religionen in ihren jeweiligen Heimatländern, und sie sind gekommen. Warum? Weil sie dieses Licht gespürt haben. Und da sie auch Astrologen waren, haben sie Berechnungen angestellt und entdeckt, daß es eine absolut einzigartige Planetenkonstellation gab, die sie zu dem Schluß führte, daß etwas Außerordentliches geschehen sein mußte. Sie haben den Ort des Ereignisses gesucht und gefunden. Die Geburt Jesu fällt also mit einem astrologischen Phänomen zusammen, das sich vor 2000 Jahren ereignete.

Aber dieser Stern, der die drei Weisen geleitet hat, entspricht einer realen Erscheinung.

Und was ist der Stern? Er ist ein Phänomen, das unweigerlich im Leben eines wahren Mystikers und Eingeweihten aufscheint. Über seinem Haupt wird ein Stern geboren, ein leuchtendes Pentagramm. Das, was oben ist, ist wie das, was unten ist, und umgekehrt; also muß dieses Pentagramm zweifach existieren: Zunächst ist der Mensch selbst ein lebendes Pentagramm, und dann wird er in der Höhe, auf der feinstofflichen Ebene, von einem anderen Pentagramm in Lichtgestalt dargestellt.

Da waren eine Krippe, ein Ochs und ein Esel. Die Krippe ist der physische Körper.

Wenn der Mensch beginnt, an seiner Vollendung zu arbeiten, kommt er in Konflikt mit den Kräften seiner Persönlichkeit, die wie der Esel eigensinnig, beschränkt, dickköpfig und launenhaft ist, und mit den Kräften der Sinnlichkeit, die ihn drängen, viele Kinder in die Welt zu setzen und ihn oft blindwütend wie einen Stier machen.
Der Eingeweihte ist jemand, dem es gelingt, diese beiden Kräfte zu meistern, und der von da an über sie verfügen kann. Er vernichtet seine Persönlichkeit und seine Sinnlichkeit keineswegs ... sie werden zu

lebenssteigernden Kräften. Der Atem (von Ochs und Esel) ist schon das Leben.
Dann ist den Hirten, denen dieser Stall gehörte, ein Engel erschienen. Sie hüteten ihre Herden, und als der Engel ihnen die frohe Botschaft von der Geburt Jesu verkündete, staunten sie sehr, nahmen ein paar Lämmer und brachten sie Jesus dar. Das bedeudet, daß alle Menschen, die am physischen Leib aktiv Anteil . . . und etwas zu geben haben (die Schafe, die Lämmer und die Hunde symbolisieren den Besitz), die Botschaft erhalten . . . Die ganze Welt stellt sich also in den Dienst des göttlichen Kindes. Aber solange Sie das göttliche Kind nicht haben, rechnen Sie nicht damit, daß man Ihnen dient. Die Engel dienen nur dem, in dem das Jesuskind schon geboren ist, denn sie kommen nicht Ihretwegen, sondern wegen des göttlichen Prinzips, wegen Christus, dem Gottessohn.
Nichts ist wichtiger, als alle seine Kräfte darauf zu verwenden, daß eines Tages das Jesuskind zur Welt kommt, . . . dieses göttliche Kind, das Sie schon wie einen Funken in sich tragen, und das ein Ideal oder ein Gedanke sein kann, den sie nähren und hegen . . . Dann werden Himmel und Erde kommen und zu Diensten sein; in allen vier Richtungen der Welt wird man verstehen, daß ein neues Licht geboren ist – und sie werden zu Ihnen kommen und ihnen Gaben bringen.
Und wer waren Maria und Josef? Wenn sie die Eltern Jesu wurden, dann nur, weil sie dafür schon bereit waren: um als Eltern seiner würdig zu werden, hatten sie große spirituelle Arbeit geleistet; sie hatten sich gereinigt und sie wurden auserwählt.

Auf der göttlichen Ebene hat der Heilige Geist Jesus das Leben geschenkt. Aber es reichte nicht aus, ein wenig Materie aus dem Weltraum zu nehmen, um einen dauerhaften Leib zu schaffen.

Ein Atherleib ist nicht von langer Dauer: er besteht kaum ein paar Stunden, einen Tag. Damit der Körper Dauer hat, muß er aus Bestandteilen gebildet werden, die die Mutter beisteuert. Darum braucht der Heilige Geist eine reine Frau, um in ihrem Schoß einen Körper zu schaffen . . . Die Jungfräulichkeit ist mehr eine spirituelle als eine körperliche Eigenschaft. Wie viele Frauen sind äußerlich Jungfrauen, aber in ihrem Inneren schlimmer als Huren!
Ich betone also, daß man die Geburt Jesu in allen drei Welten verstehen muß: als historisches, seelisch-mystisches und kosmisches Phänomen.[15]

Auf diese Lektüre hin versöhne ich mich in Baguio mit der Vorstellung eines Gottes, eines absoluten und allgegenwärtigen

Gottes, des göttlichen Wesens alles Geschaffenen, das wir sowohl in uns selbst als auch in den anderen Menschen erkennen lernen müssen. Und für mich ist es das schönste Symbol und der beste Ausgang dieser Zusammenkünfte, wenn am Ende der Gebete ein Akt der Liebe, d. h. die Krankenbehandlung, steht.

Mein Hauptinteresse gilt jedoch der medizinischen Seite der ganzen Geschichte. Es ist wichtig, die Gesetze des sogenannten *Scanning* zu entdecken, d. h. der Untersuchung des Schwingungsfeldes, das der Kranke aufbaut, wenn die Heiler auf der Suche nach einem Ansatzpunkt für die Behandlung ihre Hände über dem Körper des Patienten entlangführen. Fragenstellen nützt nichts. Man würde mir antworten: *»You have to observe, to meditate, to pray...«*. Die Suche nach Antworten ist eine einsame Sache, bei der man viel Intuition braucht. Durch aktives Suchen, Willensanstrengung und eigene Initiative werde ich bestimmt Lösungen finden. So bilde ich mich besser aus als mit Hilfe von Büchern und Handlungsanweisungen.

Ich überlege mir also mein Vorgehen bei dieser Suche:

1. Die Diagnostik mit Hilfe klassischer Methoden muß auf ein Mindestmaß beschränkt werden.
2. Ich weigere mich bis auf weiteres, meine sogenannte Macht zu gebrauchen; ich glaube nicht wirklich, daß ich sie besitze.
3. Das *Feeling,* das ich bei Agpaoa lange geübt habe, ermöglicht es mir, das *Scanning* des Körpers durchzuführen und wahrzunehmen, wo energetische Störungen auftauchen.
4. Die Überprüfung des Ohrs erlaubt mir eine Präzisierung der energetischen Störungen mit Hilfe der Spektralfarben.
5. Das Horoskop sagt mir, »wo der Patient steht« und erklärt sein energetisches Ungleichgewicht. Die Stellung der schweren Planeten und die Transite geben Hinweise auf die tiefgreifenden und dauerhaften Probleme, die Transite der rasch laufenden Planeten geben Auskunft über die vorübergehenden Probleme. Die Klärung der Frage »seit wann?« mit Hilfe der Ephemeriden führt zum Ursprung der Erkrankung und läßt auf den verursachenden Transit schließen. Die retrograden scheinbar rückläufi-

gen Bewegungen von Planeten deuten auf Schwere der Erkrankung und Rückfallgefahr hin.
Diese gesammelten Daten geben mir einen Überblick über die Krankheit und ihre Ursachen oder das erforderliche Vorgehen. In wenigen Augenblicken zeichnen sich Vergangenheit, Gegenwart und Zukunft ab. Nun fehlt mir noch das Wichtigste – die therapeutische Vorgehensweise.
Die erste Sitzung dient der allgemeinen Regulierung der Energie. Wenn noch nicht wieder alles in Ordnung ist, geht man in der zweiten die Störung an, die fortbesteht, obwohl die Energie frei zirkulieren kann und der Organismus abwehrbereit ist. Dieses Vorgehen soll Krankheitsverlagerungen, d. h. das Übergehen eines pathologischen Zustands von einem Organ auf ein anderes, verringern.
Psychische Probleme müssen auf die folgende Sitzung verschoben werden, denn es ist häufig zu beobachten, daß sich das Bewußtseinsfeld schon unter der Wirkung der energetischen Behandlung verändert. Man braucht sich nicht mit Problemen zu belasten, die sich von selbst verkleinern.
Man kann eine stützende Behandlung mit niedrig dosierten Medikamenten, mit einer homöopathischen Arznei oder mit Vitaminen ins Auge fassen. Manchmal muß man schließlich sogar an osteopathische Maßnahmen denken, um die Probleme zu beseitigen, die auf dieses Vorgehen noch nicht angesprochen haben.
In den schwierigsten Fällen vermeidet man mit Hilfe von Übungen zur Bewußtmachung körperlicher Vorgänge (die Anleitung wird auf Kassette gesprochen) eine Verschlechterung des Zustands.
Bei einem Rückfall kann man mit Hilfe der Imagination bei gleichzeitiger Ohrakupunktur auch tief verwurzelte Probleme ans Licht bringen. Sie lassen sich vielleicht durch Analyse eines Bildes, eines Symbols, lösen.
Dieses versuchsweise aufgestellte Schema gibt mir das Gefühl, als Außenseiter-Ärztin gut im Sattel zu sitzen; mir ist dabei auch deshalb wohl, weil es mein ganzes Wissen und meine früheren

Beobachtungen einbezieht. Aber habe ich damit schon alle Widersprüche meines Lebens gelöst?
Das ist nicht sicher, und einige Überraschungen »garnieren« die Sitzungen, die ich meinen Freunden gebe. Es passiert mir zum Beispiel, daß bei einer Patientin, der ich vor der Behandlung mit einem alkoholgetränkten Wattebausch das Ohr abwische, spontan Blutstropfen austreten. Mit Hilfe einer starken Lupe untersuche ich fasziniert die Umgebung der blutenden Stelle und beobachte, wie sich einige Poren erweitern und das Blut anscheinend aktiv ausstoßen! Die Beziehung zwischen Blut und Energie in der Akupunktur ist mir zwar bekannt – manchmal ist es angezeigt, mit einer lanzettförmigen Nadel bestimmte Akupunkturpunkte zum Bluten zu bringen –, aber eine spontane Blutung habe ich noch nie gesehen!
Taucht vielleicht aufgrund desselben Phänomens unter den Händen der Heiler manchmal Blut auf? Kann dieses zwar mögliche, aber nicht regelmäßig auftretende Phänomen die Simulation erklären? Besteht die Simulation demzufolge in einer artifiziellen Auslösung dieses Phänomens?
Wie dem auch sei, dieser Vorgang – der sich übrigens in Paris abspielt – bringt mich durcheinander. Ich bin zwar gerade erst aus Baguio gekommen und in Hochform – Agpaoa hat mich vor der Abreise magnetisiert –, aber das soll mir nicht noch einmal passieren. Meine Erfahrung mit pathologischen Blutungen auf dem Gebiet der Transfusionsmedizin liegt noch nicht lange zurück; daher kann ich dieses Phänomen nicht als etwas Normales ansehen. Es darf sich nicht mehr wiederholen! Ich schreibe an Agpaoa, der mir antwortet, es handle sich um eine Überlagerung meines elektromagnetischen Feldes mit dem der Kranken; das sei nicht ungewöhnlich und lasse sich beherrschen. Da der elektromagnetische Körper mit dem Ätherleib in Verbindung steht, und da das Wasser der Ätherleib der Erde ist . . ., unterlasse ich die Reinigung mit Alkohol – und alles geht gut!
Aus der Sonne von Baguio bin ich in den Pariser Winter zurückgekehrt. Die Heizung funktioniert und die Untersuchungsliege steht nah am Heizkörper. Da meine ärztliche Tätigkeit durch

meine Reisen und meine Studien keinen großen Umfang hat, habe ich eigentlich keinen Grund, eine Praxis zu mieten. Ich werde mit dem auskommen, was vorhanden ist. Zuerst behindert der warme Luftstrom das »Scanning«. Aber irgendwie passe ich mich dieser Situation an und lerne, den warmen Strom von den Schwingungen des Kranken zu unterscheiden.
Sogar die Eigenarten des jeweils am Aszendenten stehenden Planeten nehme ich nun wahr – das Stechen des Mars, das Brennen des Uranus, die Weichheit der Venus, den Windhauch des Merkur. Aufgrund immer größerer Erfahrung wird es mir möglich, die durch Transite aktualisierten starken Konjunktionen zu erspüren.
Es fällt mir leicht, die verblüffende Parallelität zwischen der Ohruntersuchung, dem »Scanning« und den astrologischen Daten festzustellen. Die Energieabgänge können punktförmig als Herde und flächenförmig als Seen auftreten. Beide lassen sich sowohl auf der Vorder- als auch auf der Rückseite des Körpers feststellen. Meine Einsamkeit ist der Schutzwall gegen die Schulmedizin, die kausale Erklärungen verlangen würde. Ich beobachte, ich schreibe auf, und ich warte darauf, daß mir die Beobachtung eines anderen Falles eine zusätzliche Information liefert. Was möglich, was unmöglich ist, was normal und was abnorm ist, weiß ich nicht. Mein einziges Echtheitskriterium ist die Tatsache, daß gewisse Phänomene sich wiederholen und zugleich dem entsprechen, was das »Scanning«, die Ohruntersuchung und das Horoskop ergeben – wobei alles natürlich mit dem Erleben des Kranken übereinstimmen muß.
Die unsichtbare Welt ist geordnet; sie gehorcht exakten Gesetzen. Aber wie sehen sie aus?
So taste ich mich voran – acht Jahre nach meinem Ausscheiden aus dem Krankenhaus, als Einzelgängerin und ohne Subventionen, ohne Mitarbeiter, ohne Apparate. Die einfache Beobachtung und das schlichte Nachdenken liefern mir alles, was nötig ist. Ich brauche mich vor niemandem zu rechtfertigen, mich keiner Kritik zu stellen und keine Lorbeeren einzuheimsen. Ich arbeite allein, befreit von Beziehungs- und Hierarchieproble-

men. Ich verfüge über meine Zeit, meine Einsamkeit, meine Konzentrations- und Beobachtungsfähigkeiten und über meine Intuition, die Tony Agpaoa alle gleichermaßen entwickelt hat; so inventarisiere ich die Welt auf meine Weise.
Dieses neue Universum ist mein – eine Welt, zu der mir der Meister Zugang verschafft hat, indem er – ohne ein Wort zu sagen – meine Fähigkeit, zu fragen, meine Wißbegier und meinen zähen Willen gefördert hat.

Sie werden weder in einem Tag noch in einer Woche Bescheid wissen. Sie müssen Ihre Hände trainieren, das Tastgefühl und alles, was Ihre Hände angeht, entwickeln. Arbeiten Sie mit Ihren Händen, damit Sie ihre Bewegungen beherrschen. Erforschen Sie auch die alten Akupunkturmethoden und benützen Sie statt Nadeln Ihre Finger... Man muß lernen, mit Hilfe der magnetischen Kräfte die Zellen genau an den Akupunkturpunkten sanft voneinander zu trennen, ohne sie zu zerreißen, und wenn das »Plasma« herausgekommen ist, muß man es vermeiden, die Haut zu beschädigen...
Sie müssen lernen, sich mit geschlossenen Augen zu erheben und bei jedem einzelnen Fall zu wissen, was zu tun ist...
Sie müssen Meister in der Selbstdisziplin werden...

Heute, da er nicht mehr bei uns ist, höre ich mir diese Lektion, die ich mit seiner Erlaubnis aufnehmen durfte, voll innerer Bewegung an.

9 Die anthroposophische Medizin

Rudolf Steiner, dessen Lehre die Anthroposophen weitergeben, sieht die äußere Erscheinung des gesunden Menschen als ein mineralisches Gefüge, das man den physischen Leib nennt. Dieser physische Leib ist durchtränkt mit Wasser, das seinerseits den vegetativen oder ätherischen Leib trägt. Mineralischer und ätherischer Leib stellen miteinander den niederen Teil dar, der die Funktionen der automatischen Motorik und des Stoffwechsels – anders ausgedrückt: die Bewegung und die Verdauung – übernimmt. Es gibt auch einen höheren Teil, der aus Seele und Ich zusammengesetzt ist. Die Seele ist Mensch und Tier gemeinsam und wird auch Astralleib genannt.

Der Astralleib wirkt durch den Ätherleib hindurch auf den physischen Leib ein. Das Ich ist an das Element des Feuers, der Ätherleib an das Element des Wassers gebunden. Während der Mensch ein individuelles Ich hat, hat das Tier ein Gruppen-Ich. Die höheren und die niederen Anteile des Menschen sind im Wachzustand vereint und trennen sich während des Schlafes – wenn auch nicht völlig, denn die neurovegetative Regulation und die Träume bleiben bestehen.

Auch im Steinerschen Denken findet man eine Dreiteilung. Der Mensch setzt sich zusammen aus:

- einem oberen Pol, der durch eine knöcherne, völlig bewegliche Hülle geschützt ist. Dieser Pol hat ein geringes Regenerationspotential und ist Sitz des kalten Denkens: der Kopf.
- einem unteren Pol, der umgekehrt aufgebaut ist. Sein knöcherner Unterbau liegt innen und nicht mehr außen. Er ist beweglich, ein Stoffwechselpol, Sitz der Dynamik und des Willens.
- einem mittleren Bereich, dem Brustkorb, der rhythmischer Natur ist. Ausdehnung und Kontraktion der Lunge bestimmen diese Rhythmik. Das Herz selbst wechselt ab zwischen Systole

und Diastole. Hier ist alles Rhythmus; hier sitzt der Pol der Gefühle.
Mit der anthroposophischen Medizin[16] werde ich durch einen Kurs im Château de l'Ormoy bei Vierzon vertrauter. Zwischen den Vorträgen können wir in Büchern nachschlagen, spazierengehen und uns unterhalten. Es tut mir unendlich wohl, die hier übliche Sprache zu hören, die der meinen ähnlich ist. Ich hielt mich für isoliert, aber die anthroposophischen Ärzte haben dieselben Sorgen wie ich. Ihre Problemlösungen sind nicht ganz dieselben, aber das ist unwichtig. Was zählt ist, daß man etwas in Frage gestellt hat. Und das tun so wenige Leute!
Die Steinersche Therapeutik ist sehr eigenständig und entspringt seiner Auffassung von der Dreiteilung des Menschen. Man benützt pflanzliche oder tierische Produkte entsprechend ihrer strukturellen Verwandtschaft mit dem erkrankten Organ; dabei werden die Regeln der Chronotherapie berücksichtigt, die die Behandlung nach bestimmten Rhythmen (z. B. Tageszeit, Jahreszeit) strukturiert.
Steiner sieht zwischen dem Menschen und der auf den Kopf gestellten Pflanze eine Analogie: ihre Wurzel entspricht seinem Kopf. Der Stengel und die in rhythmischen Abständen ansetzenden Blätter sind für die Atmung der Pflanze wichtig und kommen der mittleren Zone des Brustkorbs gleich. Die Blüte ist für die Fortpflanzung zuständig, sie entspricht dem Stoffwechselpol des Menschen. So hat die Pflanze drei therapeutische Pole, die mit den drei Polen des Menschen zusammenfallen.
Das Pflanzen, Pflegen und Ernten der Pflanzen bezieht astrologische Prinzipien mit ein, besonders die Aspektierungen der Planeten. Das Sammeln und die Zubereitung der Pflanzen sowie die Verdünnung ihrer Extrakte sind alchimistischen Verfahren näher als industriellen, und das verleiht den Heilmitteln eine besondere Aktivität.
Zusätzlich bedient man sich in der anthroposophischen Medizin der Eurhythmie, das Tanzen selbst wird zum therapeutischen Akt. Die negativen Erdkräfte werden durch bestimmte Gesten eingefangen und in einer Art Opferhandlung der universellen

kosmischen Harmonie dargebracht. Vermittels anderer Gesten werden dann die positiven Kräfte herangeholt und ebenfalls dargebracht. Das Einfangen und das Darbringen sind zwei Handlungen, die unerläßlich sind, um das Gleichgewicht und die Harmonie des Menschen wiederherzustellen.

Die Betrachtung der anthroposophischen Ernährungslehre erinnert uns schließlich daran, daß man sich die Eigenschaften dessen aneignet, was man ißt.

Große Bedeutung wird in der Anthroposophie dem Prozeß der Reinkarnation beigemessen. Wenn man die Zyklen der Reinkarnation und die Notwendigkeit einer Evolution anerkennt, begreift man, daß jene Menschen, die noch nicht den Wunsch nach dem Wesentlichen haben, erst am Anfang ihrer Entwicklung stehen. Vielleicht sind mehrere Leben und zahlreiche Prüfungen für jene notwendig, die noch nicht verstanden haben, daß es eines Tages nötig sein könnte, den Zugang zu anderen Ebenen ihrer selbst zu finden.

Steiner hat versucht, den Metamorphosen des Lebewesens nachzugehen und sie miteinander in Einklang zu bringen. Nach seiner Auffassung, bei der er sich auf den Tierkreis bezieht, durchläuft die menschliche Seele einen spirituellen Kreis, der aus zwölf Evolutionsbildern besteht.[17] Diese Vorstellung von zwölf Zeichen eines spirituellen Tierkreises erlaubt es seiner Ansicht nach zu untersuchen, wie die Weltbilder des Menschen zustande kommen, warum die Menschen sich hierüber streiten und aus welchen Gründen sie sich nicht streiten sollten, sondern vielmehr erkennen, wie es kommt, daß sie nicht alle dieselbe Weltanschauung haben.

Die zwölf Systeme, die Steiner unterschieden hat, sind: Materialismus, Sensualismus, Phänomenalismus, Realismus, Dynamismus, Monadismus, Spiritualismus, Pneumatismus, Psychismus, Idealismus, Rationalismus und Mathematismus. Zwölf verschiedene Auffassungen vom spirituellen Kosmos folgen einander als die zwölf Zeichen eines geistigen Tierkreises – Fixpunkte unseres geistigen Horizonts.

Jedes dieser zwölf Systeme kann seinerseits sieben verschiedene

Schattierungen annehmen, die für sieben Tendenzen stehen. Jede dieser Tendenzen kann dabei durch einen Planeten repräsentiert werden, der die zwölf Zeichen des spirituellen Tierkreises durchläuft und jedem eine zusätzliche Färbung verleiht.

Für die *gnostische Nuance* etwa ist entscheidend, daß die in der Seele vorhandene Fähigkeit des Bewußtseins Gedanken und Vorstellungen zum Leben erwecken kann, die den Charakter der Aktualität haben. Als zweites wäre der *Logismus* zu nennen. Für den *Voluntaristen* nimmt die Seele alles in sich auf, was mit dem Willen zusammenhängt. Der *Empirist* akzeptiert einfach die Erfahrung als solche und gestaltet sein Weltbild nach dem, was diese Welt bietet, was sich in der Außenwelt manifestiert. Der *Mystiker* birgt in seiner Seele eine Erfahrung, die er nicht von außen empfängt; für ihn offenbaren sich die Geheimnisse des Universums nur im eigenen Inneren. Der *transzendentale Mensch* hat das Gefühl, daß das Wesen der Dinge nicht in ihn einströmen, seine Seele nicht durchdringen kann. Es kommt ihm nahe, wenn er die Dinge wahrnimmt, ist aber nicht in der Wahrnehmung selbst enthalten. Das Wesen der Dinge bleibt hinter den Erscheinungen und gibt sich nicht zu erkennen. *Okkultistische Tendenzen* hat ein Mensch, wenn er das »Sein« des Seienden noch weiter ins Jenseitige verlagert als der Transzendentalismus. Das Wesen ist jenseits alles äußerlichen Erkenntnisvermögens, im Jenseits verborgen, und nicht einmal dort, wo man das Sein gewahrt, tritt es zutage. Für das Erkennen der Welt gibt es also zwölf Systeme, die je sieben verschiedene Schattierungen aufweisen können. Diese Liste erweitert Steiner noch um drei allgemeine »Tonarten«, die der Sonne, dem Mond und der Erde zugehören. Der Sonne entspricht der Theismus, dem Mond die Intuition und der Erde der Naturalismus.

Diese Vorstellungen von Steiner beschreibe ich hier – wenn auch in notgedrungen geraffter Form – deshalb, weil sie erklären, warum ein und dieselbe Sache von verschiedenen Menschen so verschieden gesehen werden kann und warum jeder Mensch ein selbstverständliches Recht auf seine eigene Meinung hat. Unerbittlich wird uns dadurch auch vor Augen geführt, welches Maß die Anpassung an gesellschaftliche Normen heute erreicht hat. Steiners Vorstellung von der Entstehung eines Weltbildes unterscheidet sich von religiösen Haltungen, die nur allzuoft auf Eroberung aus und rachsüchtig, immer aber hochmütig und gierig sind. Wir werden vielmehr aufgefordert, den anderen zu achten und zu verstehen.

Enorm wichtig für mich wird die Begegnung mit der Methode der Kristallisations-Steigbilder, die mich unendlich beeindruckt. Unter Beachtung einer Reihe von Grundsätzen, die für die Zuverlässigkeit dieses Tests unentbehrlich sind, läßt man auf einer kreisförmigen Glasplatte eine wäßrige Kupferchloridlösung verdampfen, die mit pflanzlichen (Säfte, Mark), synthetischen oder tierischen (Blut, in zweifach destilliertem Wasser aufgeschwemmte Organsubstanz) Stoffen versetzt ist. Je nach der Art des Extraktes oder des zu untersuchenden Produkts entstehen verschiedene charakteristische Figuren, die die Form von Dreiecken, Vielecken oder Rosetten annehmen. Diese Methode, die Pfeffer 1936 ausgearbeitet hat, läßt verschiedene Formen von Urkräften sichtbar werden. Man erkennt so das Gesetz des »alles ist in allem enthalten«. Wie läßt sich dieses Phänomen erklären?

Wenn wir bei Ebbe den Sand am Meeresufer betrachten, sehen wir, wie sich Mulden, Erhebungen, Rillen und sogar noch feinere Strukturen wie Spiralen, Schnecken usw. bilden. Diese Formen zeugen von Strömungen im Meer, d. h. von einem Kräftesystem, das sich in dem sich bietenden Untergrund, nämlich dem Sand, manifestiert. Sand kann, das haben Physiker gezeigt, unter der Einwirkung von Tönen unterschiedlicher Frequenz vibrieren und in Abhängigkeit von den verwendeten Frequenzen verschiedene Formen reproduzieren, wie sie auch in der Natur zu beobachten sind.

Hier, im Fall der Kristallisations-Steigbilder, ist die Situation deutlich umgekehrt, da das Wasser durch die Verdampfung verschwindet. Die von den Kristallen hervorgerufene Figur erinnert an die Kräfte, die im Spiel waren, als das Wasser noch von den gelösten Stoffen festgehalten wurde – aber das kommt auf dasselbe heraus.

Die geometrischen Figuren der Kristallisierungen sind das »Nieren-Dreieck«, das »Herz-Sechseck«, das »Leber-Vieleck«; die ellipsoiden Figuren sind die Rosetten, die mit Magen, Darm und Fortpflanzungsorganen zusammenhängen.
So wie das Meer »den Sand beseelt«, beleben die Schwingungen der gelösten Stoffe die schwingungsfähige Unterlage der Kristallisations-Steigbilder. Diese Experimente haben schwerwiegende Folgen: Sie sind der handgreifliche Beweis für die ordnende Kraft der unsichtbaren, aber wirksamen Schwingungen.
Im Blut eines ausgeglichenen Individuums hat die Kristallisation eine strahlenförmige Struktur ohne spezifische Organ- oder Organsystem-Figurationen. Ein pflanzliches Heilmittel bildet Kristallisationsfiguren, deren Schwingungszahl und -ausschlag den Blutfigurationen eines Menschen entsprechen, dessen Störungen oder Mängel sie beheben können.[18]
In den Kristallisations-Steigbildern finden wir auch die »exogenen« *Vibrationen,* wie z. B. die mit Viren, Bakterien und allen klassischen Infektionen zusammenhängenden. Sie sind durch bestimmte Richtungs- und Ausschlagsveränderungen charakterisiert.
So werden bei einer Krebserkrankung »transversale Linien« beschrieben,[19] die die strahlenförmige Streifung auf der Scheibe durchschneiden. Am Anfang bleibt die strahlenförmige Struktur erhalten, obwohl einige Anomalien zu sehen sind, die die Gewebsschäden objektiv anzeigen. Dann mehren sich gleichzeitig mit dem Auftreten der Metastasen – in den Knochen oder in der Leber beispielsweise – die transversalen Linien, die für bösartige Entwicklungen kennzeichnend sind. Schließlich kann man die Zerstörung der Figur verfolgen, die ihre strahlenförmige Struktur verliert. Die Linien »lockern sich« und werden schließlich »löcherig«.
Die Kristallisations-Steigbilder, die in der anthroposophischen Medizin verwendet werden, zeigen, wie die Welt der unsichtbaren Schwingungen die Strukturen und Formen, die die materielle Welt annimmt, bestimmt.

10 Die fünfte Reise

Seit mein erstes Buch »Médecin des Trois Corps« erschienen ist, habe ich nur noch einen Wunsch: wieder nach Baguio zu fahren. Aber eine Reihe von Verpflichtungen, die mit der Veröffentlichung des Werkes zusammenhängen, hält mich zunächst in Frankreich zurück.

Gern hätte ich allen geantwortet, die mir geschrieben haben, alle kennengelernt, die mein Buch angesprochen hat und die das Bedürfnis nach Erläuterung haben; gern hätte ich alle Einladungen, einen Vortrag zu halten, angenommen – aber es ist unmöglich, und das tut mir unendlich leid. Ich bin im Konflikt zwischen meinen Möglichkeiten und meinem Bedürfnis nach elementarer Höflichkeit, z. B. Briefe zu beantworten. So hat die Abreise nach Baguio etwas von einer Flucht an sich. Dort begegne ich Tony wieder – ein Jahr vor seinem Tod.

Am ersten Tag frühstücken wir gemeinsam. Das Buch ist in französischer Sprache geschrieben, aber er hat zweifellos seine Ausstrahlung wahrgenommen. Seine Meinung: »Das ist genau richtig, um die westlichen Materialisten zum Nachdenken zu bringen.« Dieses Urteil gibt mir eine Vorstellung von der Entfernung, die unsere Welt von seiner trennt und läßt mich den Weg, der noch vor mir liegt, besser abschätzen!

Tony sagt mir auch, daß ich in meiner Arbeit nochmal von vorne anfangen muß, weil ich von zu viel Negativität umgeben war! Aber ich glaube, daß das nicht stimmt, daß Tony einfach wieder mal mein Ego vernichten will. Die Einsamkeit, die Ruhe, der blaue Himmel, die Sonne, das positive Ambiente und Tonys Beistand lassen mich wieder gesund werden und Freude am Leben finden und helfen mir, in der Arbeit an mir selbst Fortschritte zu machen.

Als ich dann aber das erste Mal den *Healing*-Raum betrete und

einem Patienten die Hände auflege, bewahrheitet sich Tonys Einschätzung. Ich fühle mich am Boden!
Um zu verstehen, was mit mir los ist, muß ich mich zurückbesinnen und an meine früheren Erfahrungen denken. Von meiner zweiten Reise an hatte ich in den ersten acht Arbeitstagen in Baguio seltsame Empfindungen: den Eindruck, zwischen Himmel und Erde zu leben, frei von allem, was mich hätte belasten können, befreit sogar vom Gewicht meines Körpers.
Zunächst einmal steigt immer irgend etwas in mir auf – eine fast unmerkliche körperliche Empfindung, deren Auftreten ich in der ersten Zeit nicht ausmachen konnte. Wenn ich mich davon ablenke, um mich an den Heiler zu wenden, habe ich das Gefühl, hart zu stürzen – so wie man es erleben kann, wenn man unsanft aus einem Traum erwacht. Sobald ich mit einem Kranken rede, spüre ich kein Gefühl des Stürzens! Ich fühle mich getragen, es ist, als säße ich in einer Gondel, die von unsichtbaren Fäden gehalten wird, die von den drei anwesenden Heilern ausgehen. Wenn ich mich von meiner Arbeit ablenke, ist es, als würde die Gondel schlagartig fallengelassen!
Dann lerne ich im Lauf der Zeit und mit zunehmender Erfahrung, wie ich den genauen Zeitpunkt des Übergangs in den Schwebezustand in den Griff bekommen kann; bei diesem Übergang individualisiert sich ein anderer Körper, der aus einer geschmeidigen und beweglichen Substanz besteht, die sich entlang einer vertikalen Achse mehr oder weniger schnell auf und ab bewegen kann. Ferner habe ich das Gefühl, mit der Zeit eine Art mobilen Schwerpunkt identifizieren zu können, in dem sich ein Schwingungsniveau ausdrückt, das dem Auftreten dieses »Leichtkörpers« ziemlich gut entspricht. Gegen Ende meiner letzten Reise hatte dieser bewegliche Schwerpunkt meinen Scheitel erreicht.
Heute sitzt er wieder in meinen Schuhsohlen. Das also ist der Grund, weshalb Agpaoa sagte, ich müsse wieder von vorne anfangen. Nur weil ich mich an einen früheren Zustand erinnern kann, werde ich mir dessen bewußt.
Ich hoffe, bald wieder »aufzufahren«. Aber das Gondel-Phäno-

men kommt nicht zustande! Agpaoa läßt mich allein! Also muß ich alleine lernen, mich zu erheben. Nachdem ich das verstanden habe, lerne ich – den eigenen Intuitionen folgend – meinen vibratorischen Schwerpunkt mit Hilfe verschiedener Techniken, die ich selbst erfinde, zu modifizieren. Am besten wirken kleine, ruckartige Einatmungsbewegungen, deren Summe zu einem großen Atemzug verschmilzt.

Der Schwerpunkt löst sich aus den Füßen – was für eine Erleichterung, ihn in den Waden zu spüren!

Die Einsamkeit und die Arbeit tun das Ihrige: Ich stehe um 5.30 Uhr auf und helfe den ganzen Vormittag dem Heilerteam, das sich um Mélie und Linda vergrößert hat. So viele Gruppen kommen aus der ganzen Welt! Gegen 16 Uhr gehe ich auf mein Zimmer, es sei denn, ich nehme gegen 17 Uhr an den Veranstaltungen von Bruder Sunny teil.

Nach ein paar Tagen werden die *vibrations* stärker, und der Schwerpunkt erreicht die Knie. Dann spüre ich ihn – er wandert auf einer Achse nach oben – in den Hüften, dem Sonnengeflecht, den Schultern und dann im Kopf. Er gelangt an einem Punkt über den Kopf hinaus, der dort liegt, wo die senkrechten und die hinteren waagrechten Schädelteile zusammenstoßen. Jetzt bin ich oberhalb meiner selbst, und da geht es einem am besten!

Um mich mit meinen Empfindungen in Einklang zu bringen, habe ich beschlossen, daß ich zwei Schwerpunkte habe: einen, der dem physischen Körper angehört und um den es im Tanz und in der Akrobatik geht, und einen zweiten, der zum fluidalen Körper gehört und je nach der Art der Schwingungen auf- oder absteigt. Diesmal »steige« ich »auf«, ohne an die Gondel der Heiler-*vibrations* gebunden zu sein. Ich gehöre mir! Endlich! ... denke ich bei mir.

Die nächtlichen Phänomene, die während der vergangenen Reisen aufgetreten waren und die mich damals beunruhigten (folgten sie auf den Unfall?), kommen wieder. Es handelt sich um Atembewegungen von besonderem Rhythmus und besonderer Intensivität, an denen bestimmte Muskeln beteiligt sind. Sie können von lebhaften und ausgedehnten Muskelzuckungen begleitet sein. Nachdem Frances, mit der ich zusammenarbeite, angedeutet hatte, sie habe auch solche Zuckungen, fühlte ich mich etwas beruhigt. Ich konnte die Vermutung ins Auge fassen, daß mit einer initiatischen Arbeit gewisse Begleitphänomene einhergehen. Die Lektüre eines Buches, das ein amerikanischer Krankenhausarzt geschrieben hat, der sich wie ich auf die Suche begeben hatte, gibt mir den nötigen Schlüssel zum Verständnis dieser Phänomene.[20]

Auch bei ihm traten solche Zuckungen auf, die manchmal erschreckend heftig waren. Er schreibt sie ebenfalls einem Initiationseffekt zu, der mit den natürlichen Bewegungen der Energie im Verlauf einer spirituellen Evolution zusammenhängt und nichts mit neurologischen Schäden zu tun hat. Die Quäker heißen so, weil sie in der sprirituellen Ekstase zittern; für die Shaker gilt dasselbe.

Die Neurologen dürfen gerne ihren Horizont erweitern, damit sie nicht in Versuchung kommen, Menschen für krank zu erklären, die sich voll in der spirituellen Entwicklung befinden. Sie medikamentös zu behandeln könnte sie womöglich von dieser Erfahrung und einer Dimension ihrer selbst abschneiden, die sie sich gerade erarbeiten.

Kaum habe ich meinen Schwerpunkt Nummer zwei gefunden, habe ich schon wieder Grund zu staunen und zu fragen. Meinen »schweren« Körper kenne ich schon lange, meinen »leichten« konnte ich eben identifizieren, beide zusammen geben mir das Gefühl, ich selbst zu sein – und nun tritt Agpaoa dazwischen und bringt mich dazu, diese Eroberung aufzugeben.

Sich selbst als vibratorisches Wesen zu erkennen, ist sehr wichtig, weil man erst dann die von außen kommenden vibratorischen Informationen unterscheiden und dem Nicht-Selbst zuordnen kann. Im pathologischen Fall schreibt man sich selbst zu, was von anderen kommt – das ist das ganze Problem der medialen Menschen; wenn man anderen zuschreibt, was ausschließlich einen selbst angeht – das sind Halluzinationen.

Die tägliche und immer längere (noch nie waren so viele Kranke da) Arbeit im Kontakt mit Agpaoa und vielleicht auch eine stärkere Empfänglichkeit bringen es mit sich, daß ich anfange, mit seinem Schwingungsfeld mitzuschwingen. Seine Vibrationen verändern die meinen. Dieser Vorgang folgt einer ziemlich schnell und steil ansteigenden Kurve, so daß ich keine Zeit habe, alles zu »absorbieren« und zu integrieren. Ich erkenne mich schwingungsmäßig nicht wieder. Wenn ich am Ende der Arbeitssitzung wieder allein bin, wenn der Wind, das strahlende Licht und die Vibrationen der anderen keine Schwingungswirbel mehr erzeugen, stelle ich voller Erstaunen fest, daß ich mich nicht wiedererkenne. Es ist, als ob mein Körper von selbst seine Resonanz verändert hätte. Ich schaue in den Spiegel, ich bin schon ich, so ähnlich wie gestern, aber meine Schwingungen sind anders. Ein Satz in dem Buch »Sturmhöhe« von Emily Bronté kommt mir in den Sinn, der mich früher befremdet hat; das Mädchen sagt: »Bin ich ich, bin ich Heathcliff?« Eine solche Frage schien mir unmöglich. Heute frage ich mich: »Bin ich ich, bin ich der Schwingungsreflex von Agpaoa?« Jeden Nachmittag besinne ich mich wieder auf mich selbst und versuche, mich an diese neue Resonanz zu gewöhnen. Glücklicherweise ist mir beim Aufwachen am Morgen immer wieder klar, wo ich stehe.

So viel Seltsames habe ich hier erlebt, daß ich selbst diese Erfahrung mit Gelassenheit akzeptiere, auch wenn ich im Augenblick meine innerste Identität verlieren sollte. Da ich weiß, daß die »Frequenz«, die Agpaoa aussendet, der meinen überlegen ist, kann ich dabei nur gewinnen.

Trotzdem bin ich durch diese Abhängigkeit etwas verärgert, und als er mir eines Tages vorschlägt, mein Buch ins Englische übersetzen und im Osten drucken zu lassen, weigere ich mich schlicht. Ungehorsam und unbezwingbar klammere ich mich an meine Entscheidung und beweise mir so meine Handlungsfreiheit und meine gedankliche Unabhängigkeit.

Auf der Ebene des Unsichtbaren jedoch bleibe ich mit ihm durch feine und zarte Fäden verbunden. Gegen Mittag, als schon etwa hundert Patienten behandelt worden sind, werde ich immer schwächer. Plötzlich habe ich den Eindruck, daß man mir auf Rücken und Schultern eine leichte, weiche und warme Decke legt, die meine körperlichen Schmerzen lindert und meine Müdigkeit vertreibt. Die Empfindung ist so deutlich, so klar – und so erstaunlich, daß ich den Kopf drehe, um meine Schultern anzuschauen. Dabei begegne ich dem Blick von Agpaoa, der gerade am Nebentisch, hinter meinem Rücken, arbeitet. Er zwinkert mir freundlich zu und gibt mir zu verstehen: »Ich weiß, was dich wundert, ich bin es, der dir hilft.«

Am folgenden Sonntag gehe ich nicht zum *Healing* und beschließe, den Tag am Strand von Bauang zu verbringen. Ich will den Bus um 7.30 Uhr nehmen. Ich weiß nicht warum, aber als ich meinen Fahrschein löse, sehe ich, daß es erst 6.30 Uhr ist! Wie konnte ich mich um eine Stunde vertun, ohne es schon früher zu merken?

Der Bus fährt die schöne Strecke, die bergab nach Bauang führt. Der Kühle des Morgens und der Berge folgt die Schwüle der Ebene, und bald fahren wir am Meer entlang. Irgend etwas drängt mich, nicht wie gewöhnlich in Sun Valley, sondern viel später auszusteigen. Ich schlage den ersten Querweg ein und erreiche den Strand. Anstatt wie üblich meine Tasche einer Muschelverkäuferin zur Aufbewahrung zu geben, steige ich zu meiner eigenen Überraschung mit entschiedenen Schritten die paar Stufen eines mir unbekannten Hotels namens Albatros hinauf. Ich gehe an einen kleinen Tisch, lege meine Tasche ab, bestelle einen Kaffee und will gerade baden gehen, als eine Stimme hinter mir meinen Namen sagt. Es ist Agpaoa!

Was macht er hier um diese Zeit? Er kommt mehrmals die Woche hierher, um seine »Lokalität« und die laufenden Arbeiten zu inspizieren. Es soll ein Hotel entstehen, »Acapulco Beach«, wo die Kranken sich zwischen zwei Behandlungsserien ausruhen und das Meer, die Wärme und die Sonne genießen können. Wer nicht im Meer baden darf, kann ein Schwimmbad benutzen. Etwas spöttisch bemerkt er, ich könnte ja zum *magnetic-healing* hierherkommen, und spielt damit auf meine Anfälle von Verzweiflung an, die ich hatte, als man mich zwang, es zu tun, obwohl ich im Heiler-Raum bleiben wollte. Dann rät er mir, baden zu gehen und anschließend zu seiner kleinen Gruppe von

Mitarbeitern zu stoßen, um mit ihnen das Frühstück einzunehmen.

Abgesehen von einem Gespräch am Tag meiner Ankunft und einigen Bemerkungen über eine eventuelle Übersetzung meines Buches hatten wir kaum Kontakt gehabt. Eine Reihe glücklicher Zufälle führt mich in einem entspannten Moment, der uns beiden zugute kommt, hierher.

Als ich vom Baden zurückkomme, läßt er mich neben sich Platz nehmen, schenkt mir Kaffee und Fruchtsaft ein, füllt mehrere Teller mit Fleisch, Fisch, Eiern, Kuchen, Papayas, Mangos und Ananas für mich, obwohl ich versuche, ihn daran zu hindern, und sagt: *»Eat, Janine, eat«*.

Ich weiß nicht, wo mir der Kopf steht.

Er erklärt seinen Mitarbeitern, wer ich bin, was ich mache, und er stellt mich ihnen vor. Natürlich kommt er, um sich den Fortgang der Arbeiten anzusehen, aber auch, um im Meer zu meditieren, dem einzigen Ort, wie er sagt, wo man in tiefer Meditation wirklich unbehelligt ist von negativen Einflüssen. Mir legt er nahe, es ebenso zu machen. Dann sagt er, aus einer Laune heraus, mein Mann sei Chirurg und verstehe meine schöne Arbeit nicht; er fügt hinzu, wenn ich bei seinem Team bliebe, würde er mir einen neuen Mann suchen!

Schließlich fordert er mich auf, in Ruhe zu Ende zu essen, und kündet an, er werde nach Baguio aufbrechen, wo er um 10 Uhr die Gruppe der Kanadier behandeln müsse. Viele seien übergewichtig, ihr Fett hänge über die Behandlungstische hinunter, und ihm sei das zuwider, meint er und zieht dabei eine Grimasse.

Als ich ihn weggehen sehe, frage ich mich: Bin ich hier, weil er hier war?

Eine der Grundregeln im *Healing*-Raum lautet, auf eine positive Einstellung sowie auf positives Denken zu achten. Im gewöhnlichen Leben kann man seine Gedanken und sein Mitgefühl für einen Kranken hinter einem Lächeln verbergen, aber hier geht so etwas nicht. Eine junge blinde Frau ist soeben eingetreten, ich schaue sie traurig an, weil ich weiß, daß sie am Ende der Behandlung nicht wird sehen können. Vielleicht wird sie seelisch anders empfinden, wenn sie sich öffnen kann, aber sie wird nicht »sehen« können, ihre Krankheit ist angeboren, sie hat nie gesehen! Die Krankheit ist ihr Karma. Und ich höre mich sagen: »Wenn Sie für diese Frau nur negative Gedanken übrig haben, können Sie gehen.« Für den, der ein Feingefühl für Schwingungen hat, bin ich durchsichtig.

An diesem Morgen beobachte ich Agpaoa bei der Arbeit. Er kniet am Kopfende eines Mannes, hebt die Arme hoch und führt die Hände so vor seinem dritten Auge zusammen, daß die Daumen einander berühren, läßt die Hände dann langsam über dem Kopf des Patienten herabsinken, schickt sich zum Arbeiten an und gähnt! Sich so gehen zu lassen, scheint mir an diesem Ort unangebracht, und ich gestatte mir innerlich, ihn zu kritisieren. Plötzlich muß ich gähnen und geniere mich, wobei ich daran denke, daß man mit dem Gähnen etwas aussagt; aber ich muß noch einmal gähnen und noch einmal . . . Zugleich bekommt das Gähnen einen besonderen Charakter, es öffnet alle Energiekanäle, die in diesem Augenblick gebraucht werden. Ich mache interessante Beobachtungen, vor allem in bezug auf die Öffnung des Blasen-Meridians entlang der Wirbelsäule. Gleichzeitig überkommt mich ein wunderbares Gefühl der Entspannung. Aber auf diese Befriedigung folgt eine wachsende Unruhe, denn das Gähnen wiederholt sich auf völlig ungewöhnliche Weise. So gut es geht, versuche ich, es vor den Anwesenden zu verbergen. Ich wage nicht, Agpaoa anzusehen, weil ich weiß, daß ich in seinem Blick einen gewissen Spott lesen werde. Drei Tage lang gähne ich so weiter! Alles kommt wieder in Ordnung, als ich mir ein ganzes Wochenende in Bauang leiste. Aber danach bin ich fest entschlossen, meine Gedanken mit noch größerer Sorgfalt zu überwachen.

Als ich später in Paris in einem Akupunkturatlas die durch das Gähnen aktivierten Energiekreisläufe – -knotenpunkte aufzeichnen will, rufe ich das Gähnen zwar mit Leichtigkeit hervor, aber die Vibrationen entlang den Energiebahnen, wie sie in Baguio aufgetreten waren, kann ich nicht wieder spüren. Nur Tony konnte mir eine solche Wahrnehmung ermöglichen.

Im Verlauf dieser fünften Reise entdecke ich zu meinem Erstaunen auch jene, die in Baguio auf der Durchreise sind, weil sie Heiler werden möchten. Sie kommen dorthin, nisten sich irgendwo ein oder wandern von einem Heiler zum anderen, in der Hoffnung, einer werde ihnen seine »Kraft«, seine *power*, übertragen.

Ich hielt mich für recht verwegen, als ich hierherkam, um bei Tony Agpaoa zu arbeiten, der mir gesagt hatte, ich sei eine Heilerin, und mich aufgefordert hatte, diese Fähigkeit zu entfalten. Aber ich bin entsetzt über all jene, die unaufgefordert und unberufen unter großen Opfern hierherkommen, weil sie einfach beschließen, Heiler zu werden – so, wie man Schlafwagenschaffner wird!

Die Aspiranten lassen sich in zwei Gruppen einteilen. Rasch erkennt man diejenigen, die kommen, um einen Trick zu erlernen, mit dem sie »Geld machen« können. Sie reisen wütend und voller Haß wieder ab und haben nicht verstanden, daß der »Trick« nur zum Nachdenken bringen und dadurch auf einen Weg nach innen, zu einer Versöhnung zwischen den verschiedenen Ebenen der Person führen soll. Sie wissen nicht, welche Macht das Symbol hat, wenn es von Menschen gehandhabt wird, die mit den kosmischen Kräften in Verbindung stehen.

Und dann gibt es die echten, die ernsthaften Aspiranten, die anderen Menschen helfen möchten. Aber auch sie sehe ich als tollkühn an, wenn sie nicht wenigstens geschrieben, ein Foto geschickt und angefragt haben, ob ihnen eine Ausbildung zuteil werden kann.

Aber ich habe noch Schlimmeres gesehen: jene, die kommen, sehen und, ohne den Heiler zu fragen (zweifellos aus Angst, abgelehnt zu werden), entscheiden, daß sie wiederkommen wollen, um hier zu arbeiten, ihre Klientel notfalls im Stich lassen, Frau und Kinder mitbringen – und all das ohne entsprechende »Begabung«! Was wollen sie, wovor fliehen sie? Wem wollen sie ihr Scheitern in die Schuhe schieben? Den Heilern? Den Patienten? Traurige Aussichten. Haben sie nicht begriffen, daß die Initiation eine Prüfung ist und die Zerschmetterung des Ego bedeutet, daß sie mit ständiger Infragestellung der eigenen Person und mit Zweifeln einhergeht, die unaufhörlich kommen und gehen? Mich beunruhigt jeder Neuankömmling, der sicher wieder nur ein Durchreisender ist und sich wundert, daß Tony ihn nicht begeistert empfängt, wo er von seiner verborgenen Kraft doch so sehr überzeugt ist. Als westliche Menschen bilden sie sich ein, sie könnten durch einige Oberstufenkurse an ihr Ziel gelangen. Nein, dahin kommt man nur in der harten Schule der Erfahrung, der bestandenen Proben und eines positiven Geistes, der geduldig die positive Seite jeder Enttäuschung zu erkennen sucht.

Andy kommt zu uns, als wir gerade einen Kongreß abhalten, den Rosita, eine amerikanische Psychologin, und Tony organisiert haben. Andy war Zeitungsverkäufer, wollte aber schon immer einen Heilberuf ausüben, erzählt er uns. Seine Eltern waren Sozialarbeiter. Sein verstorbener Großvater hat ihm ein kleines Haus hinterlassen, das er vermietet. Von diesem Geld wird er hier leben. Seinen kleinen »fliegenden Zeitungshandel« hat er verkauft, um seine Reise zu bezahlen.

Verblüfft höre ich mir diese Geschichte an. Hat ihn irgendjemand getestet? Nein, er weiß nur eins, er will Heiler, philippinischer Heiler sein. Sein Blick ist so sanft, so engelsgleich, sein guter Wille ist so groß!

Da kommt gerade Tony. Andy hält ihn auf und sagt ihm mit wenigen Worten, warum er hier ist. »Nur die Zeit wird zeigen, wie Sie sich entwickeln«, antwortet Agpaoa. »Gehen Sie zu den Vorträgen und den Gottesdiensten, bleiben Sie vorläufig im Garten.«

Diese völlig offene Absprache macht ihn glücklich. Ich bewundere seine Ruhe, seinen Glauben, seinen Wunsch, zu dienen, seine Sorglosigkeit angesichts künftiger Verantwortung und sein ganz individuelles Zeitgefühl.

In einiger Entfernung von Lucnab macht er ein kleines billiges Zimmer bei einer Familie ausfindig und steht deshalb schon einmal um 4.30 Uhr morgens auf, wenn wir früh anfangen. Er geht in der Dunkelheit eineinhalb Stunden, einfach nur, um das

Glück zu haben, da zu sein, an dem Ort, wo Tony sein Auto parkt, und so jeden Tag treu auf dem Posten stehend gesehen zu werden. Dann geht er zusammen mit den Patienten zu den Vorträgen und Gebeten.

Seine blauen Augen, sein weiches und friedliches Gesicht, seine durchsichtige Blässe eines jungen Engländers, sein Blick, der durch ein von Schönheit und Glück geprägtes Lächeln erhellt ist, bewegt die Kranken und erobert ihre Herzen. Schon kennt er sie, versteht es, liebevoll mit Ihnen zu reden, sie zu trösten, eine positive Sprache zu sprechen und ihnen Hoffnung zu vermitteln.

Er wird ein vertrauter und liebenswürdiger Anblick in den Gärten von Lucnab. Oft bleibt er den ganzen Tag da. Wenn Tony am Nachmittag das Restaurant betritt, um sich mit seinen Mitarbeitern zu unterhalten, kommt er auch, bestellt sich seinen Kaffee und setzt sich ins Blickfeld des Meisters. Er wartet auf ein Wort, ein Urteil. Nichts kommt. Da ich schon vor langer Zeit zu akzeptieren gelernt habe, daß ich für Tony unsichtbar zu sein scheine, beruhige ich ihn. Aber er braucht meine Ermutigungen überhaupt nicht! Die Zeit, die verstreicht, zählt nicht. Er wartet vertrauensvoll. Sein Gleichmut erschüttert mich. Ich vergleiche seinen Gemütszustand mit meinen Revolten, mit meinen gebieterischen Forderungen und inneren Dramen. Mit seiner Sicherheit und seiner Ruhe ist er das Gegenteil von dem, was ich zur Zeit der ersten Reisen war. Er ist viel reifer. Wir sind nicht aus demselben Stoff gemacht.

Wenn wir manchmal gemeinsam in der brennenden Sonne den Hügel von Lucnab hinaufsteigen, sagt er mir, wie seine Ausdauer wächst und seine Gesundheit sich bessert. Ganz begeistert von der Idee, daß er so die Energie zu gegebener Zeit besser übertragen wird, beschleunigt er an diesem steilen und herrlichen Abhang sogar noch seinen Schritt. Ich versuche ihm nahezulegen, er solle während seiner ausgedehnten Freistunden ein wenig Akupunktur lernen. Es gelingt mir sogar, ihn in die Bibliothek zu ziehen, wo ich ihm die besten Bücher zeige. Nein, er ist nicht hier, um ein westliches Leben zu führen und aus Büchern zu lernen, sondern um seine inneren Fähigkeiten zu entwickeln, zu meditieren, seine magnetischen und medialen Begabungen zu pflegen und seine Spiritualität zu entfalten. Übrigens wird er nach seiner Rückkehr nach England wie Tony mit einem ärztlichen Team zusammenarbeiten.

Ein so entschiedener Geist versetzt mich in Verwirrung. Wie kommt es, daß ich trotz Tonys Aussage und seiner Einladung zur Zusammenarbeit nicht überzeugt bin, eine Heilerin zu sein? Wie kommt es, daß Andy sich seiner *power* so sicher ist, obwohl er erst auf Probe hier ist? Liegt es an der Realität, an der Hoffnung, an den Gefühlen, an den geheimen und unerklärlichen Überzeugungen? Bin ich zu skeptisch, ist er zu selbstsicher? Ist alles medizinische Wissen nutzlos?

Tonys Assistenten kennen sich auch auf diesem Gebiet aus. Eine kranke Frau klagt über Schmerzen im rechten Unterbauch; ehe Linda die Schmerzen angeht, holt sie den Chirurgen, Dr. Ramos, der sicherstellt, daß es sich nicht um eine Blinddarmentzündung handelt. Tony Agpaoa rät einem Kranken mit Atembeschwerden, sich nicht im Hotel »Diplomat«, das höher liegt, sondern in Lucnab einzumieten, und erklärt ihm die medizinischen Gründe für diesen Rat.

Wenn sich herausstellt, daß ich keine Heilerin bin, werde ich doch ein Stück Weges gegangen sein, neue Fähigkeiten entwikkelt haben, und ich habe ja auch mein Handwerk gelernt. Aber wenn Andy kein Heiler ist, wird er dann für das Leben im Westen gewappnet sein, wenn er von hier weggeht? Ich beruhige mich mit dem Gedanken, daß er auf jeden Fall eine interessante Zeit erlebt haben und ebenfalls auf seinem Weg vorangekommen sein wird.

Etwa einen Monat nach seiner Ankunft kommt Andy, als gerade das *Healing* zu Ende geht, glücklicher und begeisterter als je zuvor auf mich zu. Tony hatte ihm an diesem Morgen beim Aussteigen aus dem Auto bedeutet, er solle in den Warteraum gehen, und dabei gesagt: *»Only that.«* Andy verbrachte also den Vormittag im Warteraum, lernte mit Lita, der Sängerin, und dem Gitarristen, die beide für den Gottesdienst eingeteilt waren,

einige Gesänge. Später singen sie zusammen mit den wartenden Kranken Mantras.
An diesem Tag ist Andy der glücklichste Mensch der Welt; er hat die Probe der Ausdauer mit seiner Einfachheit bestanden und den Rhythmus des beschleunigten Lebens westlicher Menschen, für die Zeit Geld ist, mit Leichtigkeit vergessen.
Acht Tage später betritt er den *Healing*-Raum. Einige Wochen danach sage ich ihm vor meiner Abreise, es würden ihm noch viele Prüfungen bevorstehen, aber durch jede, die er ertrage und durchstehe, werde er eine neue Wahrheit erkennen.
Verglichen mit der Anzahl der Bewerber habe ich nur selten erfolgreiche Schüler getroffen, seien deren Meister nun Tony, Placido oder Joséphine. Während das Publikum und jene, die als Heiler auf die »Macht« aus sind, von dem Stückchen Materie und dem Blut, die unter den Fingern des Heilers erscheinen, restlos gebannt sind (und darüber die größten Übertreibungen verbreiten), treten diese Dinge für den berufenen Schüler sehr schnell in den Hintergrund. Er hält sich damit kaum noch auf, denn die anderen Eindrücke sind viel zu stark: Neue Dimensionen der eigenen Person tun sich auf, die Vorstellungen von Leben, Tod, Ewigkeit und Wiedergeburt verändern sich, die Alleinheit wird ein wenig bewußter.
Wir lernen, unsere Schwierigkeiten in einer neuen Geistesverfassung zu bestehen. Öfter als bisher verwandeln wir sie in etwas Nützliches und Positives. Denn gleichzeitig mit der Prüfung erwächst uns in Gestalt eines Zeichens aus einer anderen Welt die nötige Hilfe. Man könnte dieses Zeichen ein »spontanes und personalisiertes parapsychologisches Phänomen« nennen. Solche Phänomene gehören dem Unsichtbaren und vielleicht Unbenennbaren an. Sie sind ein Augenzwinkern der anderen Welt. Und wenn wir uns begegnen, als Menschen mit gemeinsamen Erlebnissen, reden wir davon, und nur davon.
Einige meiner »wach gewordenen« Patienten kennen dieses Phänomen, das sich sehr wohl von Halluzinationen und ungesteuerten Bewußtseinsveränderungen unterscheidet. Und sie sind alle von dem wunderbaren Eindruck begeistert, den dieses »Zei-

chen aus der anderen Welt« hinterläßt, diese Hand, die führt, und die für einen »macht«, was man sich zu tun nicht hätte träumen lassen. Wenn man dieses Phänomen durch bekannte Begriffe definieren will, muß man das Unbewußte ins Bewußtsein integrieren.

Aber kehren wir zu meiner fünften Reise zurück. Schon bei meiner Ankunft hatte ich Tony gegenüber angedeutet, daß es beim Erscheinen meines ersten Buches von seiten der Ärzteschaft erhebliche Proteste gegeben hatte, und ihm gesagt, wie sehr mich dieser Schlag gegen die Freiheit des Denkens schockiert hatte. Seine Antwort:

Lassen Sie die Zeit für sich arbeiten, Sie haben es zu eilig, Sie bauen nicht genug auf die Zeit; sie steht auf Ihrer Seite. Die Macht der Zeit ist größer, als Sie glauben. Und achten Sie auch die Überzeugungen der anderen, versuchen Sie nicht, anderen Köpfen, die nicht darauf vorbereitet sind, die Wahrheit zu empfangen, zu beweisen, daß Sie recht haben; Sie greifen sie an. Vergessen Sie nicht, daß Sie Heilerin sind. Ein Heiler darf den Geist anderer Menschen nicht angreifen. Er muß erkennen können, wo jeder einzelne geistig steht und ihn so ansprechen, daß er ihn verstehen kann. Ein Heiler muß jedem Menschen das geben können, was er zu empfangen in der Lage ist. Sie müssen ihre Sprache der Entwicklungsstufe jedes einzelnen anpassen, und jeder Mensch ist anders. Respektieren Sie die Überzeugungen und Meinungen des anderen und bewahren Sie sich unter allen Umständen die innere Ruhe, denn die Zeit ist Ihr Verbündeter.

Dies ist eine Aufforderung, nicht nur alle Therapeuten in Frage zu stellen, sondern alle Forscher, alle, die ihre Arbeiten publizieren. Im religiösen Bereich bedeutet diese Einstellung, endlich die Bekehrung aufzugeben, und eine Toleranz einzuüben, die uns nicht beigebracht worden ist. Religionskriege werden damit zur Farce.

Auf den stundenlangen Wegen, die ich vom Hotel zur Stadt und von der Stadt zum Ashram zurückgelegt habe, habe ich viel nachgedacht . . .

Warum gibt es keine Gleichheit unter den Menschen? Die Briefe, die ich nach der Veröffentlichung meines ersten Buches bekommen habe, haben mir gezeigt, daß Leser der unterschiedlichsten

Schichten mich sehr wohl verstanden haben. Das hat nichts mit dem Bildungsniveau oder mit der Kultiviertheit zu tun, sondern vielmehr mit der Offenheit für eine Welt, die unabhängig ist von angelernten und vorfabrizierten Vorstellungen.
Die Entwicklung des Individuums ist etwas anderes als die des Intellekts. Der Intellekt entwickelt sich an der Schule und an der Universität, wo wir in uns hineinstopfen müssen, was die Lehrer uns eintrichtern, nachdem sie es selbst in sich hineingestopft haben. Die persönliche Entwicklung jedoch ist das Ergebnis dessen, daß man die Verantwortung für sich selbst übernimmt, daß man aufgrund eigener Erfahrungen an sich arbeitet. Während meiner einsamen Wanderungen fange ich an, zwischen Sein und Haben, Sein und Scheinen, Weisheit und Wissen zu unterscheiden.
Die Medien möchten uns glauben machen, der Gipfel der Persönlichkeitsentwicklung sei abhängig von Dingen wie Schönheit und Ruhm, Honorigkeit und Bankkonto, politischen Auszeichnungen und der daraus folgenden Macht, Rang in der Krankenhaushierarchie und Leitung einer großen Abteilung usw. Aber obwohl ich nicht sehr zur Philosophie neige, habe ich doch in diesem Getriebe einigen Sand entdeckt.
Die Idee der Wiedergeburt beseitigt meiner Ansicht nach alle scheinbaren Unstimmigkeiten des Daseins. Entsprechend der Zahl seiner Inkarnationen verfügt der Mensch über eine gewisse, dem feinstofflichen Körper anhaftende Erfahrung, die im neuen Leben als »Erleichterung« zutage treten kann. Die subtilsten Eigenschaften entwickeln sich zuletzt. Das Bildungswesen wirkt auf den Intellekt ein und verwandelt uns in konditionierte, aber nicht entfaltete Tiere.
Die Hochbegabten, die Genies, könnten Wesen mit besonders langer Vergangenheit sein. Die »Versager« entsprächen ersten Versuchen; die Weiterentwicklung würde nach einer Reihe von Versuchen erfolgen.
Ich hatte das alles schon gewußt, aber nicht formuliert, nicht analysiert. Agpaoa machte es mir von seinem Standpunkt des Heilers aus klar. Aber es bedarf mehrerer Leben, um zu verste-

hen, was das Leben ist, und so manche Einsicht ist noch nicht an die Oberfläche meines Bewußtseins gelangt.
Das Leben erfährt man, indem man das Unbewußte ins Bewußtsein integriert, sich von allem verfestigten Widersinn befreit, den die Erziehung in unseren Köpfen so solide verankert hat, und den Weg findet, auf dem die Erkenntnis des Einsseins möglich wird.
In dieser Hinsicht steht unsere jüdisch-christliche Religion im Widerspruch zur orientalischen Auffassung, die die Rückkehr zum Einssein durch alle möglichen Techniken lehrt. Zu diesen gehört auch der Geschlechtsakt, der, weit davon entfernt, einer teuflischen Eingebung zu entspringen, in der liebevollen Vereinigung die Einheit des weiblichen und männlichen Prinzips symbolisiert. Aber diese Vereinigung muß in höhere Bereiche führen, wodurch sie etwas Heiliges wird. Es ist die Vereinigung Shivas mit seiner Shakti, des Erscheinenden mit dem Verborgenen im Universum, was dem Geschlechtsakt seine Bedeutung verleiht, ihn der Askese gegenüberstellt und der Frau eine wichtige Rolle im Bereich des Mythischen und der Frömmigkeit gibt (in den Tempeln wird die Jungfrau genauso verehrt wie die Muttergottheit).
Das tantrische Prinzip besteht darin, daß der Mensch echte Fortschritte macht, indem er seine natürlichen Triebe sublimiert, und nicht, indem er sich zur Entsagung verpflichtet und seine Triebe verdrängt. So gelangt der Mensch vom Reich der Sinne in das Reich Gottes. Er ist auf der Erde, um die Gegensätze zu überwinden, die zwischen seinen irdischen Pflichten und seiner Sehnsucht nach Befreiung bestehen.
In jedem Leben werden wir durch die uns auferlegten Prüfungen gezwungen, uns selbst in Frage zu stellen; so nähern wir uns der vollkommenen Selbstverwirklichung an. Was widerfährt dem Intellektuellen, der sich nur an das erlernte Wissen klammert, wenn er seine Probleme lösen will? Was mir passiert ist! Wem die Stunde schlägt, der muß sich mühsam und unter Schmerzen aus diesem Lehmkloß herausziehen, um zu erwachen. Es sei denn, man bleibt im eigenen Dreck stecken, weil man in diesem Leben

den Aufbruch versäumt hat und den legalen Drogen endgültig auf den Leim gegangen ist. Der während persönlicher Krisenzeiten übertriebene Konsum von Drogen läßt uns diese Zeit der Sensibilisierung in einer künstlichen Gleichgültigkeit verbringen. Von Aufputschmitteln wachgehalten, angstfrei durch Beruhigungsmittel, und eingeschläfert durch Schlafmittel, kennt sich der Mensch selbst nicht mehr, ist nicht mehr sein eigener Herr. Und dennoch werden diese Seelenmasken, die man feilbietet, als Fortschritt der Wissenschaft präsentiert – Wissenschaft ohne Gewissen. Auch wenn man den Nutzen bestimmter, mit Zurückhaltung und zum rechten Zeitpunkt verabreichter Medikamente nicht leugnen kann – muß man nicht zuerst an den Menschen glauben und dann an die Wissenschaft? Denn »Wissenschaft ohne Gewissen ist der Ruin der Seele«.

11 Das Erleben des Feinstofflichen

Während dieser fünften Reise habe ich die Authentizität meines zweiten Körpers wirklich erfahren. Dieser fließende, bewegliche und auf verschiedenste Weise schwingungsfähige Körper hat einen Schwerpunkt, der sich verlagert, je nachdem, auf welcher Höhe die Schwingungen sich befinden. Dieser Schwerpunkt spiegelt gewissermaßen den Grad des Mitschwingens des ganzen Menschen.
Die Arbeit an mir selbst, die ich unter günstigen klimatischen Bedingungen, auf langen Höhenwanderungen in der prallen südlichen Sonne, vollziehen konnte, sowie die freundschaftliche und positive Umgebung läßt mich den feinstofflichen Körper als ein ausgeglichenes und harmonisches Ganzes erleben. Bei der Arbeit an den Patienten entdecke ich die Disharmonien des feindstofflichen Körpers.
Zwar hinterläßt dieses neue Bewußtsein bei mir ein Gefühl der Vollständigkeit und der Kohärenz, aber Tony Agpaoa zeigt mir die negative Seite, die Kehrseite der Medaille: die Durchlässigkeit, die Transparenz.
Sie ist jenem anderen Gefühl entgegengesetzt, aber zweifellos auch komplementär; sie setzt ein Gefühl der eigenen Nicht-Existenz, der Zugehörigkeit zum umgebenden Schwingungsfeld voraus. Dieser Zustand der Transparenz bringt uns mit dem, was uns unmittelbar nahe ist, in Verbindung. In der Einsamkeit der Natur ist dieses Erlebnis wohltuend: Ich bin im Meer und ich bin das Meer, ich bin mit ihm verschmolzen; ich lehne an einem Baum, und seine Vibrationen werden die meinen; ich sehe mit geschlossenen Augen, wie er das Atmen der Erde übernimmt; auch mit noch ferneren Dingen kann eine Verbindung zustande kommen, mit der Welt des Lichts, dessen Kräfte faßbar werden.

Dieser Zustand hinterläßt bei mir aber auch eine gewisse Frustration, ein Gefühl der Nicht-Existenz und der Verletzlichkeit gegenüber aggressiven Schwingungen, die von außen an mich herankommen, als ich von Baguio zurückkehre. Wie kann ich mir meine neuen Errungenschaften bewahren, was kann ich tun, damit sie sich gleichzeitig ohne Gefährdung entwickeln können?
Als ich eines Morgens aufwache, empfinde ich eine intensive Freude. Das ist für Pariser Verhältnisse sehr ungewöhnlich, aber in Baguio alltäglich! Ich koste dieses wunderbare Gefühl aus . . . präge es mir unauslöschlich ein . . . hoffe, es willentlich wieder hervorrufen zu können und fange an, Erinnerungen auszugraben, die es neu entfachen könnten . . . Auf einmal bin ich wieder ein kleines Mädchen, dem seine sieben Jahre ältere Cousine gerade alle ihr bekannten Lieder beibringt. Singen ist also ein Synonym für Glücklichsein. Kann man jenes Gefühl beim Singen wiedererleben? Ich gebe es zu, jahrelang habe ich nicht mehr gesungen. Bei einem ersten Versuch spüre ich, daß die Schwingungen der Stimme eine neue Verteilung der Energie bewirken. Das Phänomen ist so intensiv, daß ich es ernsthaft erkunden möchte. So suche ich Henri Legay auf, einen berühmten Opernsänger, erkläre ihm mein Problem und füge hinzu, ich würde sicher in meinem nächsten Leben Opernsängerin werden und hielte es für nötig, gleich jetzt mit der Arbeit anzufangen.
Wir arbeiten zunächst an der Physiologie der Stimme und an der Technik, Töne hervorzubringen. Die Übungen gehen mit dem Gefühl einher, mich selbst wiederzuerobern. Durch die Arbeit an der entsprechenden Muskulatur, an der Atmung, an der Körperbeherrschung lerne ich, ein bestimmtes Schwingungsniveau zu wählen, beizubehalten und zu modifizieren. Es ist eine Arbeit am zweiten Körper mit Hilfe der stimmlichen Resonanzen. Diese Stunden bei Henri Legay machen mir viel Freude.

Meine bisherigen Erfahrungen zusammenfassend möchte ich folgende Hypothesen aufstellen:

- Ich bestehe aus einem physischen Körper, den ich durch Übungen kräftige.

• Ich bestehe aber auch aus einem Energiekörper, der mir den Eindruck eines fließenden Körpers vermittelt. Der Gesang als Träger eines beweglichen Schwerpunktes lehrt mich, sein Schwingungsniveau zu bestimmen.
• Außerdem bin ich in der Lage, in den Zustand der »Transparenz« einzutreten, in dem ich mit der Umgebung verschmelzen kann und der vielleicht ein Vorgeschmack meiner Zugehörigkeit zum Alleinen ist.

Aber das Problem »Yoga« bleibt für mich noch ungelöst! Als ich 1980 bereits für meinen ersten Yoga-Kurs eingeschrieben war, wurde ich ein paar Tage vor Kursbeginn mitten in der Nacht geweckt. Eine unsichtbare Hand schüttelte mich an der Schulter, und ich hörte die Stimme Agpaoas, der mir befahl, kein Yoga zu machen: *»No yoga . . .«*.
Im Jahr darauf wollte ich es nochmal probieren, aber ein durchreisender philippinischer Heiler bat mich, ob er in meinem Landhaus wohnen dürfe; das machte mir die Teilnahme am Yoga-Kurs erneut unmöglich. Kurz vor Agpaoas Tod schaffte ich es schließlich, Yoga zu lernen. Immer wieder habe ich mich gefragt, warum es mir davor untersagt war.
Das Wort Yoga leitet sich von der Sanskrit-Wurzel *yuj* ab, was verbinden, vereinigen heißt. So bedeutet Yoga die Vereinigung der individuellen Seele mit der universellen Seele oder, in der Sprache der Upanishaden, mit dem Ungeschaffenen. Auf einem »höheren« Niveau des Yoga muß man also diesen Zustand der Transparenz erreichen, der eine Kommunikation mit allen umgebenden Schwingungen erlaubt. In der »Grundstufe« des Yoga geht es jedoch zunächst um das Beherrschen der Bewegung, was der Transparenz entgegengesetzt ist. Aufgrund des beruflichen Drucks und familiärer Verpflichtungen war ich in früheren Jahren so sehr gezwungen gewesen, mich zu beherrschen, meine tiefsten Bedürfnisse zu bekämpfen und meine Impulsivität zu bändigen, daß die elementare Praxis des Yoga möglicherweise ein Risiko für mich darstellte. Der Mensch läßt sich, wie ich gezeigt habe, mit einem Streitwagen vergleichen; nach dieser

Symbolik war ich zu lange der Ebene der Zügel verhaftet gewesen. Also mußte ich einen anderen Weg einschlagen, um mich weiterzuentwickeln, um »die Zügel zu lockern«.
Ich war mir während der ersten Unterrichtsstunden bewußt, daß ich nur »im Kopf« war und in jeder Bewegung den Energiestrom spürte, der dem aktivierten Akupunkturmeridian entsprach. Das ist gut so, wenn man gerade erst anfängt, die Kunst der Energie-Wahrnehmung zu üben; für mich aber war es nicht gut, weil ich Gefahr lief, mich auf intellektuelle Überlegungen zu versteifen.
Tony Agpaoa hat immer darauf hingearbeitet, daß ich loslassen lerne – was für eine westliche Intellektuelle, die allzu lange von unseren Gewohnheiten und Zwängen geprägt wurde, ziemlich schwer ist.
»You'll find your way«, hatte er zu mir gesagt. Nach der Rückkehr von meiner zweiten Reise hatte ich mir einen Arbeitsplan zurechtgelegt, der dazu dienen sollte, daß ich meinen Weg inmitten all der Gegensätze finde, die sich aus meiner doppelten Ausbildung als Krankenhausärztin und als Heilerin ergaben. An diesen Plan hatte ich mich in jeder Hinsicht gehalten. Am unerwartetsten für mich war, daß ich mehr auf meine Gesundheit achten mußte.
Durch das geschriebene Wort kann man Tausenden von Lesern seine Idee mitteilen und an ihrer geistigen Erweckung teilhaben. Die Krankenbehandlung hingegen ist etwas völlig anderes. Hier teile ich den Patienten meine Energie mit, und entwickle für jeden ein neues Konzept der Krankheit (denn zu mir kommen nur therapeutische Mißerfolge). Der Behandlungserfolg hängt von der jeweiligen »Form« ab, denn die innere Einstellung unterscheidet sich erheblich von der in der »angelernten« Medizin vorhandenen, bei der man bloß die »richtige Schublade« ziehen können muß, worin die Studenten durch das heutige medizinische Prüfungssystem hervorragend geschult werden.
Die folgenden Kapitel geben dem Leser Gelegenheit, sich ein Bild davon zu machen, was man während einer Untersuchung des Energiekörpers feststellen kann; ferner kann er den Aufbau

des zweiten Körpers und den Prozeß seiner Desorganisation kennenlernen. Vielleicht kommt mancher auch zu einer anderen Einschätzung der therapeutischen Möglichkeiten des Heilers, der bisher meist nicht verstanden wird, den die sogenannten seriösen Leute verachten, deren Meinungen allesamt auf Vorurteilen beruhen und nicht auf Erfahrung.

Die Ärzteschaft und die Angehörigen der klassischen ärztlichen Hilfsberufe können – so fürchte ich – diese Tatsachen, die zu viele konventionelle Vorstellungen in Frage stellen, nicht kurzerhand annehmen. In zehn oder zwanzig Jahren wird das sicher möglich sein und zu einer Selbstverständlichkeit werden. Mit vielen anderen bin ich der Überzeugung, daß man den Energiekörper als lebendiges und bewegliches Wesen auffassen kann, das Träger von Empfindungen ist, angegriffen werden kann, zerbrechlich ist und vom physischen Körper abrücken kann. Gewöhnlich ist er zwar eng mit ihm verbunden, aber der Energiekörper kann vom physischen Körper abgelöst und abgedrängt sein und nur noch durch einen Anker – oder mehrere (die dann Schmerzzonen sind) – mit ihm zusammenhängen.

Die Okkultisten sprechen vom »Silberfaden«, der ein solches Band ist und ohne Zweifel mit meinen Verankerungspunkten zusammenhängt. Sie glauben, daß der »Silberfaden« den physischen Körper mit dem sogenannten Astralleib während seiner »Astralreise« verbindet, bei der es, nach stattgehabter Bilokation, möglich wird, sich vom »gewöhnlichen« Leib zu entfernen, um über große Entfernungen zu reisen. Die nordafrikanischen Marabouts z. B. sind diesbezüglich berühmt und erfahren. Wenn der Silberfaden aus irgendeinem Grund beschädigt wird, tritt der Tod ein.

Zur Zeit meiner ersten feinstsinnlichen Wahrnehmung war der von mir so genannte »Ort des Energie-Verlusts« in Wirklichkeit die Stelle, an der der Energiekörper und der physische Körper zusammenhängen. Diese Stelle intensiven Energie-Austauschs nahm ich unter meinen Händen als perlende Champagner-Bläschen wahr. Aber damals konnte ich mich von dem Double nicht genügend weit entfernen, um es als ganzes zu erforschen. Dieser

»Doppelgänger« kann sich spontan in unterschiedlicher Entfernung vom sichtbaren Körper befinden. Der gängige Ausdruck »sich in seiner Haut nicht wohlfühlen« (oder auch »ich stehe daneben«, »ich bin am Boden«) gibt wohl in der Bildersprache des Alltags eine derartige Entfernung des Energiekörpers wieder. Wie wir sehen werden, ist der Heiler einfach durch seine elektromagnetische Kraft beim Auflegen der Hände in der Lage, diesen herumgeisternden Energiekörper wieder mit dem somatischen Körper in Kontakt zu bringen. Der Patient erlebt das intensiv mit: In der Mehrzahl der Fälle spürt er eine innere Wärme, oft merkt er auch, wie seine Angst einem Glücksgefühl weicht. Dies erklärt den Erfolg der Heiler bei den einfachen Leuten, die sich mehr ans Erleben halten als an die Theorie. »Gleichgültig was man von den Heilern sagt, mir tun sie gut.« Die Entfernung des Energiekörpers entspricht einem kleinen Tod, und seine Wiederannäherung einer kleinen Auferstehung, und so wird es auch oft erlebt: Die Kräfte kehren wieder, man hat den Eindruck, durch dieses erneute Bei-sich-selbst-Sein gewissermaßen »aufgepumpt« zu werden.

Der feinstoffliche Körper besteht aus dem *Prana,* der überall vorhandenen kosmischen Energie, aber auch aus den Schwingungen der näheren oder ferneren Umgebung, den Gedanken des Patienten, den Gedanken seiner Mitmenschen. Diese Vorstellung erklärt, weshalb Tony Agpaoa dem positiven Denken eine solche Bedeutung beimaß und weshalb die netativen Gedanken, die uns durch Presse und Fernsehen überschwemmen und jeden Tag ein Stück mehr zerstören, ein solches Übel sind. Die allgemeine Verbreitung des Video-Fernsehens wird es zum Glück jedem ermöglichen, sich wohltuende Programme zusammenzustellen.

Der Energiekörper kann ganzseitig einheitlich von seiner physischen Grundlage losgelöst sein: eine Körperhälfte, die linke oder die rechte, hat sich aus ihren Verankerungen gelöst *(Abb. 1).* Die Trennungslinie verläuft parallel zur Mittelachse.

Dies weist auf Störungen hin, die ihren Ursprung in Problemen einer ganzen Körperseite haben. Die Schulmedizin hat diese

Störungen noch nicht befriedigt identifiziert, aber der Arzt Samuel Hahnemann, der Vater der Homöopathie, kannte sie. Er hat die Wirkung bestimmter Medikamente in Abhängigkeit von der Körperseite beschrieben.

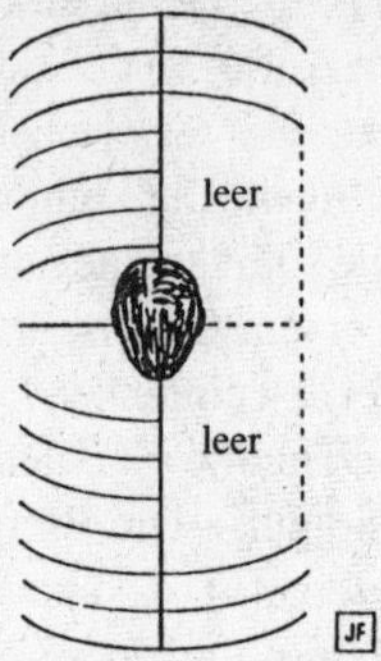

Abb. 1: Bruch der rechtsseitigen Verankerungen

Die Trennungslinie kann auch horizontal verlaufen *(Abb. 2)* und das Individuum zweiteilen. Der obere und der untere Teil des Energiekörpers befinden sich in unterschiedlichen Entfernungen vom physischen Körper.
Die Trennungslinie kann in frontaler Richtung verlaufen *(Abb. 3)*. Dann sind die vorderen und hinteren Anteile unterschiedlich weit vom physischen Körper entfernt, der den Bezugspunkt darstellt.
Die verschiedenen Sektionierungen können gemeinsam auftreten; dann ist der Energiekörper in ebenso viele Teile aufgeteilt *(Abb. 4)*. Man kann sich ohne weiteres die Probleme vorstellen, die sich daraus ergeben können.
Wenn die beiden Körper aneinander vorbeigleiten, kann das Phänomen der seitlichen Verschiebung *(Abb. 5)* auftreten, bei dem sich der Energiekörper neben dem physischen Körper befindet und »ihn wie einen Bruder anschaut«.
Manchmal begegnet einem das Phänomen der Rotation, bei dem sich der Kopf des einen Körpers am Fußende des anderen befindet *(Abb. 6)*.

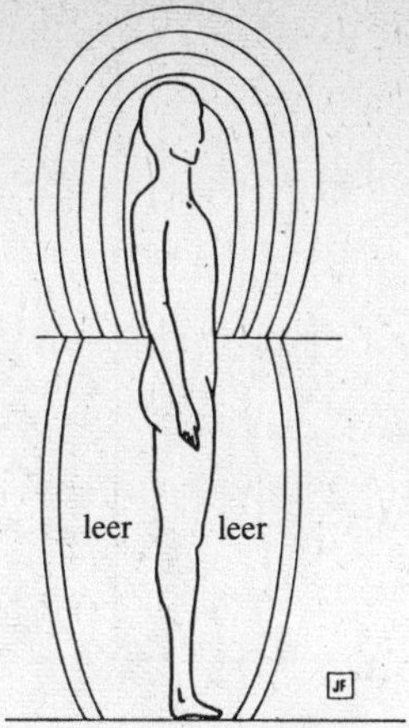

Abb. 2: Horizontaler Schnitt

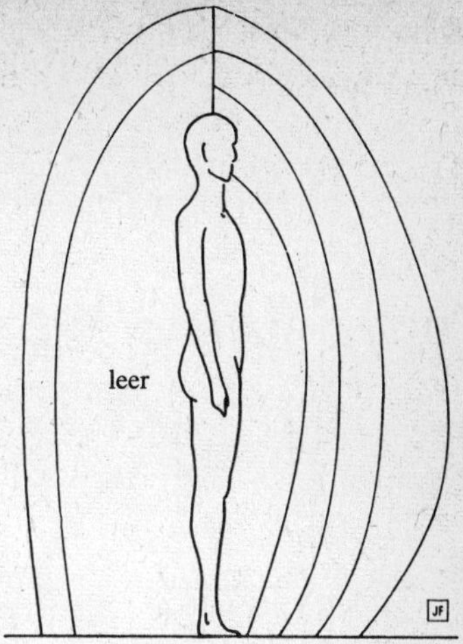

Abb. 3

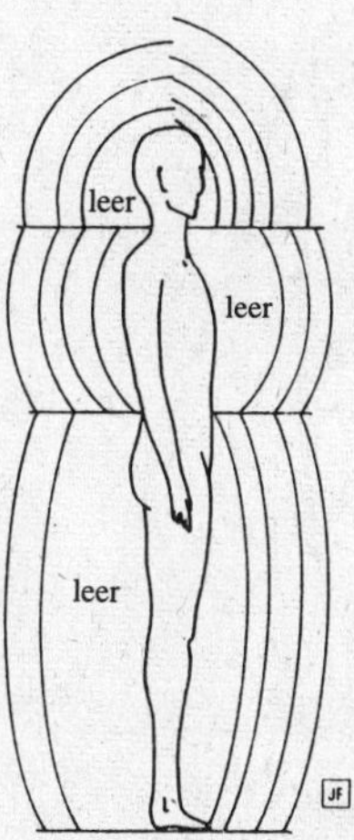

Abb. 4

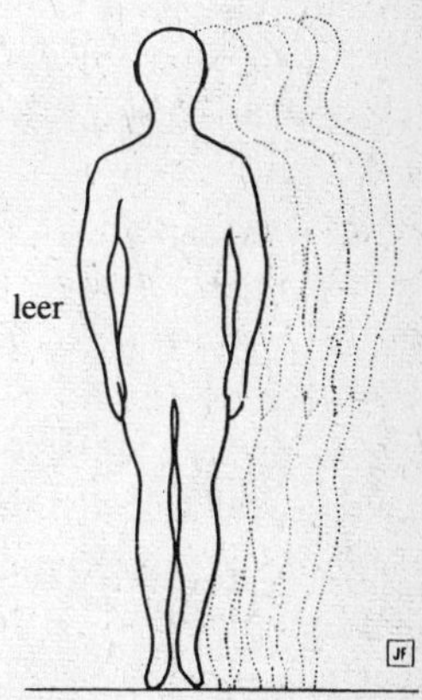

Abb. 5: Seitliche Verschiebung des Energiekörpers

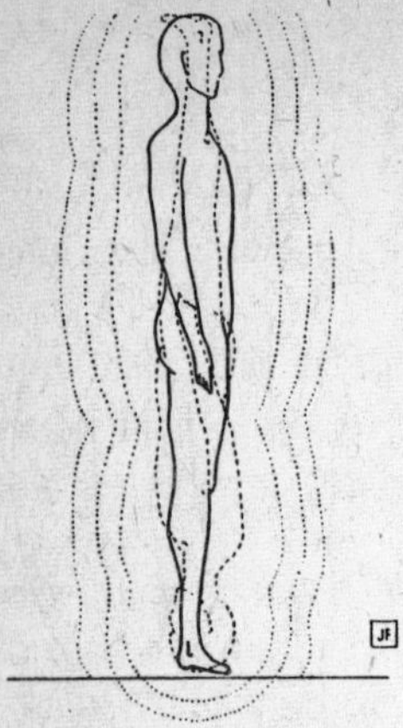

Abb. 6: Der Energiekörper steht Kopf

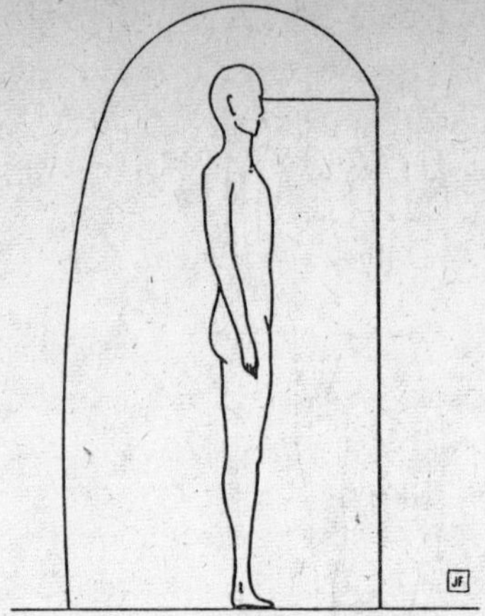

Abb. 7: Die Energie-»Blase« ist in Augenhöhe fixiert

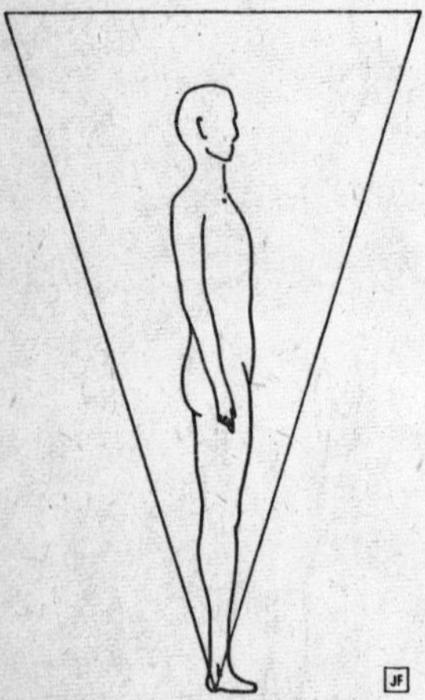

Abb. 7a: Die Blase hat die Form einer umgekehrten Pyramide; Fixierung in Höhe der Füße

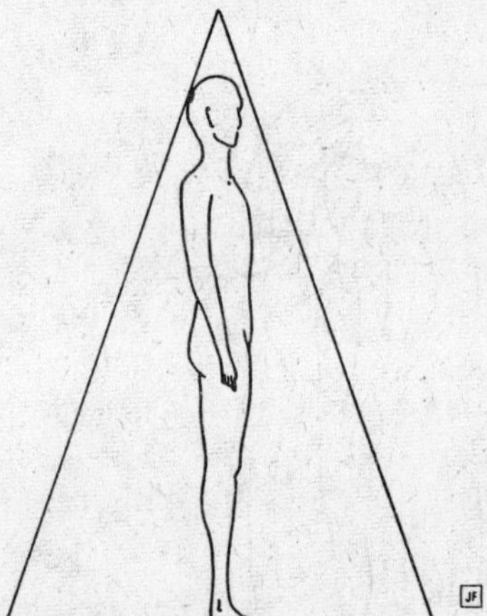

Abb. 7b: Die Pyramide ist im Kopfbereich am physischen Körper fixiert; dies ist häufig bei Gehirntumoren der Fall

Auch das Phänomen der »Blase« habe ich beobachtet. Der Energiekörper ist irgendwie zu einer Blase zusammengedrängt, die vom physischen Körper abgelöst ist. Die Entfernung kann dabei bis zu einem Meter betragen. Man beachte die Region, in der noch eine Verankerung besteht *(Abb. 7, 7a, 7b)!* Wenn es sich um die Augenregion handelt, steht man vor Krankheiten, die die klassische Augenheilkunde nicht heilen kann. Wenn man jedoch Energiekörper und physischen Körper wieder zusammenbringt, bevor der Schaden irreversibel ist, kann man eindrucksvolle Heilungen erleben. Ist die Arbeit zu Ende, wenn man den Energiekörper und den physischen Körper wieder zusammengefügt hat? Nein, jetzt muß man die Farben des Lichts regulieren.
Bei der Durchsicht okkultistischer Bücher, die mir von Lesern zugeschickt wurden, stelle ich fest, daß das, was man als »Aura« beschreibt, eine Anzahl von Farben ist, die mediale Menschen sehen können. Diese Farben muß man wieder in die richtige Ordnung bringen. Ich persönlich gehe nicht visuell, sondern eher taktil und symbolisch vor.
Es hat den Anschein, als gehörte jede Farbe (jedes Schwingungsniveau) hauptsächlich zu einer besonderen Region des Körpers: die Farbe Nr. 1 erstreckt sich über die Gegend der Wangenknochen, die Farbe Nr. 2 über die Stirn, die Farbe Nr. 3 über den Rumpf usw. *(Abb. 8).* Dieses Licht-Puzzle muß man wieder zusammenfügen.
Außerdem entspricht jede Farbe einer besonderen Funktion. Diese Vorstellung ist nicht neu, da schon die alten Chinesen wußten, daß ihre Akupunkturmeridiane mehr der Funktion als dem Organ entsprechen. Sie waren über die anatomische Auffassung des Körpers und über die analytische Medizin hinausgegangen und sahen den Menschen als ein Ganzes.
Da der physische Körper mit dem Energiekörper verbunden ist, muß man diesen, den wirklichen Lichtkörper, in sich reorganisieren, und zwar zunächst in bezug auf die sieben Farben, und dann in bezug auf die Jahreszeiten, d. h. man muß ihn in eine harmonische Übereinstimmung mit dem Lauf der Zeit bringen – mit den fünf chinesischen Jahreszeiten.

Diese Vorgehensweise schien mir logisch zu sein. Vielleicht zeugte sie aber nur von einer persönlichen Übereinkunft zwischen dem Unsichtbaren und mir? Als ich jedoch die tibetischen Klöster besichtigte, habe ich zu meiner Freude festgestellt, daß sie stets fünfstöckig gebaut waren und daß die Künstler ihre Reproduktionen mit einem siebenfarbigen Regenbogen umgaben. Außerdem bringen die Lama-Ärzte auf dem Hausdach eines Kranken unterschiedlich geformte, antennenähnliche Gegenstände an, die mit Hilfe eines dreieckigen, viereckigen oder fünfeckigen Gerüstes konstruiert sind. Auf diesem Gerüst sind Fäden in den sieben Farben des Regenbogens angeordnet. Es ist offensichtlich, daß sie auf diese Weise das Energiefeld des betreffenden Ortes verändern wollen.

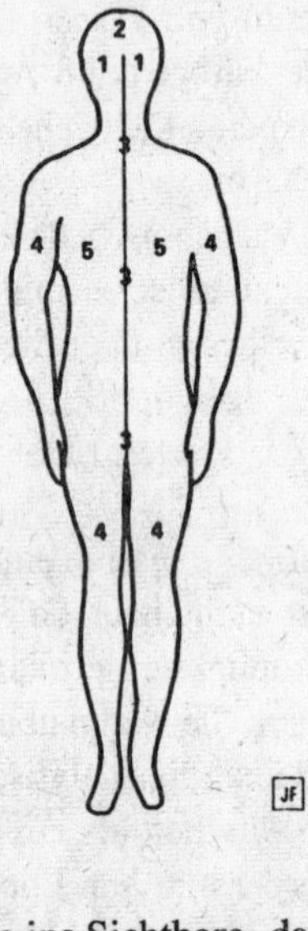

Abb. 8: Jeweils eine Regenbogenfarbe erstreckt sich über eine bestimmte Körperzone

Sie bauen das Unsichtbare ins Sichtbare, das Immaterielle in die Welt der Materie ein, und sie richten sich dabei nach Prinzipien, die den von mir gewählten analog sind. Dabei habe ich sie nie kennengelernt und lebe Tausende von Kilometern von ihrer Kultur entfernt. Das Unsichtbare kann für verschiedene Men-

schen identisch sein, auch wenn sich deren Wege in ihrem jetzigen Leben noch nie gekreuzt haben.
Die nächste Etappe meiner ärztlichen Entwicklung hängt mit dem Zustand der »Transparenz« zusammen, in dem man bei sich selber die Empfindungen des Patienten wahrnehmen und willentlich oder – leider! – allzu oft auch unwillkürlich an seinen Störungen teilhaben kann. Dieser Zustand unterscheidet sich von dem *Feeling,* das man in den Händen hat.
Vergegenwärtigen wir uns, daß der Energiekörper elektromagnetischer Natur und dem Einfluß der Planeten unterworfen zu sein scheint. Die Umrisse des elektromagnetischen Körpers sind aus dem Geburtshoroskop zu ersehen. Dieses vibratorische Skelett wird von den Planeten-Transiten beeinflußt; von besonderer Bedeutung ist dabei der Transit über die Planetenstellung zum Zeitpunkt der Geburt.
Rufen wir uns auch ins Gedächtnis, daß der Heiler für Agpaoa ein Mittler zwischen Himmel und Erde und ein Überträger von Energie ist. Er ist das Band, das das oberste Stockwerk des tibetischen Tempels mit dem untersten verbindet, nachdem er jede der fünf Ebenen durchschritten hat.
Um in meiner Suche weiterzukommen, mußte ich die falsche Scham einer Ärztin ablegen, die als Heilerin arbeitet und dazu stehen, daß ich den Raum um den Körper des Patienten »von Hand« reinige. So entdecke ich den Energiekörper und erlebe erstaunliche Augenblicke.
Eine meiner ersten Erfahrungen auf diesem Gebiet machte ich mit einer jungen Lehrerin von 26 Jahren. Sie ist seit zwei Jahren depressiv und leidet unter verschiedenen Beschwerden, die oft während der depressiven Zustände auftreten: Schwindelgefühle, Beklemmung, Übelkeit, Herzschmerzen, Entzündung des Dünn- und Dickdarms, Wirbelschmerzen, starke Müdigkeit, unendliche Traurigkeit, Konzentrationsstörungen usw.
Bei der Untersuchung sind die energetischen Konstanten, die ich berücksichtige, völlig in Unordnung. Die Zerbrechlichkeit dieser jungen Frau veranlaßt mich, ihr einfach nur das Ohr zu

massieren und eine einzige Nadel zu setzen. Da bemerke ich, daß sich bei mir etwas Ungewöhnliches tut. Alle meine Kräfte geraten miteinander in Widerstreit. Ich entferne die Nadel, berühre die Fau an den Händen, massiere ihr Sonnengeflecht. In diesem Augenblick überkommt mich ein seltsames Schweregefühl, meine Hände sind über ihrem Sonnengeflecht wie festgewachsen, und meine Füße stehen auf dem Boden, als hätte ich bleierne Sohlen. Gleichzeitig gibt mir die Patientin mühsam zu verstehen, sie könne kaum reden, fühle sich auf einmal so schwer und wie auf der Untersuchungsliege festgewachsen und könne sogar die Arme nicht mehr heben!

Da wir alle beide durch die Gewalt dieser Erscheinung und durch den äußerst ungewöhnlichen Charakter des Phänomens »mundtot« sind, tauschen wir unsere Eindrücke durch Satzfragmente aus. Meine Patientin erholt sich Stück für Stück, Segment um Segment, und ihr normales Gewicht stellt sich wieder ein. Gleichzeitig nehme ich ihre Empfindungen an mir selbst wahr. Als sie wieder ganz sie selbst ist, kann auch ich meine Füße endlich wieder heben. Sie fühlt sich frei, glücklich und von ihren Ängsten befreit.

Tief beeindruckt von diesem Vorgang (ich hatte noch keine Erfahrung mit medialen Phänomenen) habe ich lange Zeit versucht, das was passiert war zu verstehen. Wahrscheinlich habe ich an einer brüsken Wiederherstellung ihres Energiekörpers durch ihren physischen Körper teilgenommen, denn die Kranken geben oft ein Gefühl der Schwere an, die im Verlauf der Behandlung vorübergehend auftritt.

Dieser Beanspruchung der Energien liegt wahrscheinlich mein persönlicher Magnetismus zugrunde. Ich stelle mir vor, daß eine Art »Energie-Haube«, die über uns hängt, plötzlich auf uns niederstürzt und uns so dieses Gefühl einer seltsamen Schwere gibt.

Um all das besser zu verstehen, warte ich, bis sich die Phänomene wiederholen und ich sie dann analysieren und erklären kann; ich weigere mich nämlich, die esoterische Literatur zu studieren, weil ich die Dinge ganz unvoreingenommen angehen

will. Die Erfahrung wird mein einziger Führer. Alles, was über diese Dinge in den Büchern steht, scheint mir verdächtig.
Da lerne ich einen zehnjährigen Jungen kennen, der immer wieder den Kopf an die Wand schlägt und sich töten will, weil er sich so sehr vor den gräßlichen Fratzen fürchtet, die vor seinen Augen auftauchen. Diese Begegnung zwingt mich, an das zu denken, was ich damals noch als langweilige Geschichten ansehe – an die niederen Astralwelten, in denen die unentwickelten Seelen herumkriechen sollen.
Dieses Kind hält sich selbst vom Einschlafen ab, denn die gräßlichen und unförmigen Fratzen tauchen vorwiegend abends beim Einschlafen, manchmal auch tagsüber auf. Bisher hat keine Therapie angeschlagen. Damals weiß ich schon, daß es eine Wiedergeburt gibt, daß wir nicht von den Affen abstammen, sondern vom Himmel kommen. Vielleicht ist der feinstoffliche Körper dieses Kindes noch nicht vollständig auf der Erde angekommen, vielleicht hält er sich noch in der niederen Astralwelt auf. Beim Versuch, seinen Energiekörper wahrzunehmen, finde ich ihn sehr hoch über dem Körper; meine Hände können ihn bei ausgestreckten Armen gerade noch erreichen. Da dieses arme Kind sowieso nichts zu verlieren hat, ergreife ich, was ich spüren, aber nicht sehen kann und hoffe, es bis zum physischen Körper herabbewegen zu können *(Abb. 9)*. Als ich fühle, daß der Energiekörper herabgekommen ist, setze ich zwei Nadeln und warte.
Während die verschiedenen psychiatrischen Behandlungen oder

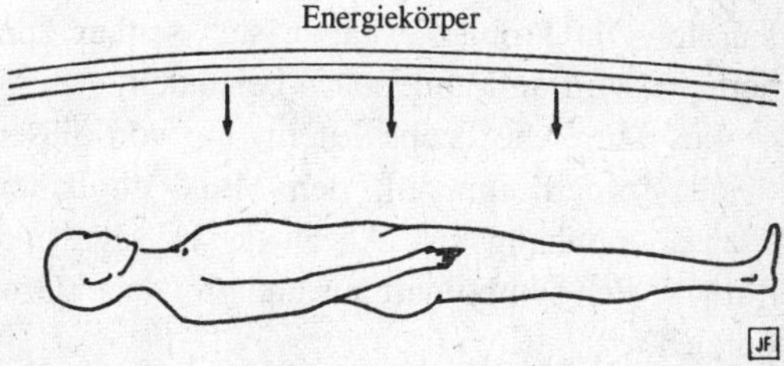

Abb. 9: Lage und Gestalt des abzusenkenden Energiekörpers

die Psychotherapie ohne Wirkung geblieben waren, stelle ich nach einer Woche fest, daß alles in Ordnung ist. Die Halluzinationen sind verschwunden. Der Energiekörper dieses Jungen war nie wirklich herabgekommen; er war in der Zweiten Welt geblieben, in der das Symbolische herrscht.
Diese Beobachtung stärkt mich in meiner Vorstellung, daß der feinstoffliche Körper ein echtes Eigenleben führt. Er ist beweglich, und die Hand des Heilers kann ihn verändern (ich akzeptiere vorläufig, daß ich eine Heilerin bin); diese Tatsache gibt unserer Therapie eine unerwartete Leichtigkeit.
Die Probleme dieses Jungen gehen ganz sicher auf seine früheste Kindheit zurück. Vielleicht hat er seine Inkarnation noch nicht abgeschlossen? Man kann sich auch vorstellen, daß im Verlauf fötaler Leiden der Inkarnationsprozeß abbricht und sich ein Desinkarnationsvorgang abzeichnet. Dies erklärt die Genesungsschwierigkeiten, die solche Kinder haben, die weder ganz tot noch ganz lebendig sind. Ich untersuche einige Kinder daraufhin und stelle fest, daß sich in ihrem Geburtshoroskop stets ein destruktiver Aspekt findet, der das 1. Haus trifft, das Symbol für den physischen Körper.
Meine Vermutungen und Arbeitshypothesen scheinen mir in den Bereich der kühnsten Phantasien zu gehören – aber wenn hier die Erklärung für das Unerklärliche läge?
Bald darauf schickt man mir einen jungen Mann von 28 Jahren, mit offenstehendem Mund, heraushängender Zunge, unfähig, alleine aus dem Haus zu gehen oder irgendeine Beschäftigung aufzunehmen. Seiner Vorgeschichte entnehme ich, daß er als Gymnasiast bei einem Salto aufgrund mangelhafter Hilfeleistung schwer stürzte. Die Probleme haben sich seither zunehmend manifestiert. Er wird anti-epileptisch behandelt.
Er redet, alles Mögliche; seine Eltern, die von diesen Reden verwirrt sind, fordern ihn auf, den Mund zu halten. Alles erscheint zusammenhangslos. Aber was er sagt, interessiert mich. Er drückt sich symbolhaft aus und gibt dabei Grundwahrheiten von sich.
Er redet nicht im Delirium, vielmehr befindet er sich in meiner

zweiten Welt, gefangen von der Macht des Symbols. Der Sturz hat seinen feinstofflichen Körper in Höhe des Kopfes abgelöst, und nun entfernt er sich zunehmend, was auch das Abtasten zeigt. Sieben Jahre entfernt er sich nun schon immer mehr von sich. Man muß ihn zu sich selbst zurückbringen.

Ich gebe den Eltern Hoffnung und behandle ihn während zwei oder drei Monaten einmal pro Woche, dann sehr unregelmäßig. In weniger als einem Jahr ist er so weit, daß er das Haus allein verlassen, einkaufen und sich das Essen zubereiten kann. Er hilft sogar Behinderten und will die Aufnahmeprüfung an einer Krankengymnastik-Schule machen. Die besteht er zwar nicht, da er aber nach wie vor an Körperübungen Freude hat, denkt er daran, Yoga-Lehrer und Masseur zu werden! Ich bin die erste, die darüber staunt, daß sich meine Arbeitshypothesen als so fruchtbar erweisen. Zum Glück arbeite ich für mich allein, muß niemandem Rechenschaft abgeben, und keiner kann meine Forschungen blockieren, indem er mir sagt, meine Hypothesen seien verrückt. Manchmal sage ich mir, daß sie zwar eigentümlich sind, aber durch die lebendige Erfahrung bestätigt – und fahre fort, diese zweite Welt zu erkunden.

Aber welche Rolle spiele *ich* eigentlich? Bin ich wirklich eine Heilerin, wie Tony Agpaoa mir nachdrücklich bestätigt? Der Himmel schickt mir die Antwort.

Während der drei Sommermonate im Jahr 1981 verlasse ich Paris, halte mich aber zwischen zwei Reisen im August kurz zu Hause auf und werde ausgerechnet da von einer jungen Anästhesistin um Hilfe gebeten, die von mir bereits wegen eines Phäochromozytoms (Hypertonie bewirkender Tumor des Nebennierenmarks) behandelt worden war. Sie erzählt mir von ihrer Angst und inneren Unruhe. Noch nie hatte sie derartige Beschwerden: eine unendliche Müdigkeit bei gleichzeitiger seltsamer violetter Verfärbung und Schmerzen in den Füßen. All das unterscheidet sich sehr von den früheren Beschwerden, die mit dem Phäochromozytom zusammenhingen und die gelindert werden konnten[21]. Als ich sie im Stehen untersuche, kann ich nicht fühlen, an welcher Stelle ihr Energiekörper, der etwa einen Meter von ihrem physischen Körper entfernt ist, an diesen angeheftet ist. Als sie liegt, entdecke ich, daß sich die Verankerung genau in Höhe der Füße befindet, und zwar exakt an der Stelle, an der sie eine Einschnürung wahrnimmt und die Schwellung des Vorderfußes beginnt. Auf den Zehenspitzen stehend und mit ausgestreckten Armen fasse ich, was ich fühle und ziehe es vorsichtig herab. Sie fühlt sich im Nu besser, von Wärme durchströmt, seufzt erleichtert und meint, sie habe einen metallischen Geschmack im Mund.

Als ich mich von ihr entferne, um ihr Horoskop anzusehen, und sie dabei frage, ob sie das Metall bestimmen könne, das sie schmeckt, höre ich sie sagen: »Gehen Sie nicht weg! Der Geschmack verschwindet!« Noch einmal lege ich ihr die Hände auf, der Geschmack kehrt wieder, und sie sagt: »Es ist Kupfer.« Ihr Horoskop zeigt einen Waage-Aszendenten; der Planet Venus regiert die Waage, und das venusische Metall ist das Kupfer...

Es lief also alles so ab, als hätte das Auflegen der Hände die Kranke wieder mit ihrem dominanten Planeten, der Venus, verbunden, von dem sie abgeschnitten war. In ihrem Horoskop steht die Geburts-Venus im Quadrat zum Aszendeten, der seinerseits am Behandlungstag einen Venus-Transit aufweist; somit steht die Venus im Quadrat zu ihrer Geburtsstellung im Krebs. Die Venus aktualisiert also an diesem Tag ihr Geburtsquadrat.

In meinem eigenen Geburtshoroskop ist dieser Planet nicht besonders aspektiert. Auf diese Weise habe ich als Vermittlerin zwischen den Schwingungen, die die Venus an diesem Augusthimmel aussendete, und dem physischen und energetischen Körper dieser Kollegin gedient *(Abb. 10)*. Ich habe für die elektromagnetischen Schwingungen ihres dominanten Planeten als Relais fungiert. Diese Vibrationen fehlten der Patientin; sie hat sie nicht empfangen und fühlte sich daher schwer krank. Indem ich so auf Tony Agpaoas Definition des Heilers – »Vermittler zwischen Himmel und Erde« reagiert habe, habe ich viereinhalb Jahre nach seiner Äußerung mir gegenüber den Gedanken akzeptiert, daß ich eine Heilerin bin.

Es gibt auch andere Arten der Kommunikation von Aura zu Aura, die jedoch viel gefährlicher sind als die soeben geschilderte, weil es sich dabei um eine Art Aussaugung handelt. Folgendes Erlebnis hinterläßt bei mir düstere Erinnerungen. Einer meiner Freunde bittet mich, seine Schwester zu behandeln, die geistig zurückgeblieben ist und soeben aus einer psychiatrischen Anstalt entlassen wurde. Er unternimmt eine große Reise, um sie zu mir zu bringen und mir vorzustellen. Vor der Behandlung sehe ich mir ihr Horoskop an und bin plötzlich sehr beunruhigt: Ihre konfliktträchtigen Planeten aspektieren mit meinen, die sich in der Jungfrau und in den Fischen häufen. Aber dort, wo meine Planeten stark sind, sind ihre schwach, also gegensätzlich zu den meinen. Und wo mir die Leichtigkeit des Zwillingsaszendenten erlaubt, zwanglos von der Rationalität der Jungfrau zur Medialität der Fische überzuwechseln, sind ihre Zwillinge voll von »schweren« Planeten. Das Risiko ist erheblich: ich werde ihre anomalen Schwingungen mit voller Wucht empfangen.

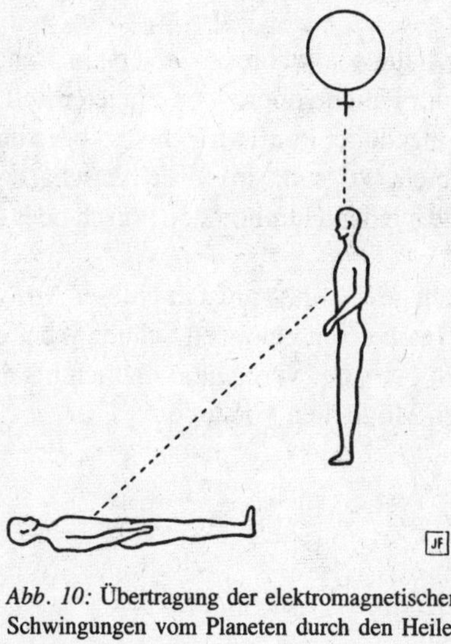

Abb. 10: Übertragung der elektromagnetischen Schwingungen vom Planeten durch den Heiler auf den Patienten

Ich zögere ... aber die Umstände sprechen gegen eine Ablehnung der Patientin; schließlich glaube ich ein gewisses Risiko eingehen zu können – ich bin gerade von den Philippinen zurückgekommen und gut in Form. Aber nur eine oberflächliche Regulierung werde ich vornehmen.

Alles läßt sich gut an, die Spektralfarben sind korrigiert ... ich mache unvorsichtigerweise weiter ... als plötzlich ein Wirbel um mich herum entsteht; etwas packt mich, bohrt in mir, zieht mich aus mir heraus; ich bemerke etwas Ungesundes, Staubiges, Unglückliches, ja sogar Übelriechendes.

Das alles geht sehr schnell, ich entferne blitzartig die Akupunkturnadeln, fordere die Patientin auf, sich zu entfernen, und versuche sofort, meine Kräfte wieder zu ordnen. Aber es ist zu spät, ich kann nichts zurücknehmen. Während sie ans Klavier geht, um ein wenig zu spielen, stürze ich ins Nebenzimmer, wo sich meine Freunde aufhalten. Ich bin voller Angst und Entsetzen, wie ein krankes Tier, und sage zu ihnen: »Ich bin nicht mehr ich selbst!« Man gibt mir Wasser zu trinken, reibt mich ab, liebkost mich. Um wieder ich selbst zu werden, brauche ich eine halbe Stunde.

Seit diesem Tag halte ich während der ersten Behandlung Distanz, wenn ich im Patientenhoroskop Planetenstellungen sehe, die den meinen gegenüber konfliktreich sind oder ihnen zu nahe kommen. Um nicht zu sehr in Mitleidenschaft gezogen zu werden, behandle ich dann nur homöopathisch oder mit pflanzlichen Heilmitteln.

Die Heiler arbeiten gewöhnlich nicht mit dieser Art von Umsicht, sie finden ja im Team einen gewissen Schutz. Aber die Nachforschungen, die ich betreibe, verlangen, daß ich bis an die äußersten Grenzen des Möglichen vorstoße.

12 Verdrängung, Unbewußtes, Medialität

Da ich weder Psychiaterin, noch Psychonalytikerin, noch Philosophin bin, sondern nur ein Lebewesen, das sich selbst und die Welt um sich herum beobachten kann, ist mir klar geworden, daß eine Reihe von natürlichen Erscheinungen psychiatrisiert oder von der Religion vereinnahmt und unter dem Begriff »Sünde« absorbiert worden ist. Es hat Jahre gebraucht, bis ich mich von dem Gift meiner Erziehung befreien und Phänomene, die so alt sind wie die Welt, mit neuen Augen sehen konnte. Mir scheint es sinnvoll, einige Wegweiser auf diesem Weg aufzustellen, der von der alltäglichen in die nicht-alltägliche Welt und darüber hinaus führt, d. h. vom sichtbaren zum unsichtbaren Körper, der durch ganz feine Bindungen in die kosmische Welt reicht.

Das Unbewußte setzt sich für Freud aus psychischen Elementen zusammen, die infantilen Tendenzen entstammen. Diese sind mit dem Bewußtsein unvereinbar. Mit einem Wort, das Unbewußte könnte auf Bestandteilen der Persönlichkeit aufbauen, die aus dem Bewußtsein verbannt sind, weil sie durch die Erziehung verdrängt und unterdrückt werden. Sie wirken als Störfaktoren, und die Psychoanalyse, die ihnen ermöglicht, wieder an die Oberfläche, d. h. ins Bewußtsein, zu gelangen, übernimmt die Aufgabe, sie freizusetzen.

Für Jung ist das Bewußtsein mit dem Ich verknüpft und hat in einem persönlichen Unbewußten, das sich aus Komplexen (vom Bewußtsein verdrängte Elemente) zusammensetzt, sein Gegenstück. Das persönliche Unbewußte ist eingebettet in ein kollektives Unbewußtes, das aus Archetypen besteht, die der ganzen Menschheit gemeinsam sind, und von denen die großen mythischen Bilderwelten herrühren.

Das Unbewußte ist von solcher Schönheit und Kraft, daß es Gefahr läuft, mit dem einen oder anderen wesentlichen Aspekt

des Lebens identifiziert zu werden: durch Freud mit der Sexualität, durch Adler mit dem Willen zur Macht, durch andere mit dem kulturellen oder mythischen Leben usw. Ich gehe freiwillig in diese Falle und mache aus dem sogenannten »Unbewußten« das, was ich darunter verstehe: nämlich einen zweiten Körper, der ein energetisches Potential elektromagnetischen Ursprungs hat.
Sein Skelett wird durch die Position der Sterne beim ersten Schrei des Neugeborenen geformt. Es ist der Träger aller symbolischen Macht der Planeten. Sein Aufbau folgt recht genauen Gesetzmäßigkeiten, und er steht mit dem Kosmos in Verbindung.
Die Alten und die sogenannten primitiven Völker kannten und lebten diese Verbundenheit, die wir verloren haben. Unsere einzige Zugangsmöglichkeit besteht darin, natürliche Phänomene mit dem Verstand zu erfassen, zu psychiatrisieren und zu benennen, indem wir ihnen eine künstliche, von außen aufgesetzte Logik und Zielgerichtetheit unterschieben.
In Nordafrika gibt es eine Sitte, die die geheimnisvolle, weil den Augen der gewöhnlichen Sterblichen unsichtbare, Anatomie des menschlichen Körpers in eine einfache Sprache übersetzt:[22]

In den bescheidensten Hütten der nordafrikanischen Berge besitzt die Hausfrau einen Webstuhl: zwei hölzerne Weberbäume, die von zwei Ständern gestützt werden, ein einfacher Rahmen, der von einem Handwerker aus den in der Nähe befindlichen Eschen schnell geschnitzt wird. Der obere Weberbaum heißt Himmelsbaum, der untere stellt die Erde dar. Diese vier Hölzer symbolisieren bereits das ganze Weltall.
Wenn die Bäuerinnen den Webstuhl aufstellen, bieten sie ihren Nachbarinnen, die gekommen sind, um zu helfen, und den Vorübergehenden getrocknete Früchte an: Feigen, Datteln, Mandeln. Dieselbe Gabe reicht man vor und während der Hochzeit – und auch hier findet eine Hochzeit statt: die Vermählung der beiden Weberbäume, als Bild für die Vermählung von Himmel und Erde.
Das Kettgarn bildet zwei Fadenflächen, die sich an sechs Punkten kreuzen: An jeder Kreuzung wird ein Stück Rohr befestigt, das die Fäden in ihrer Stellung hält; das siebte Rohr dient als Brustbaum. Die Kreuzungen der beiden Kettgarnflächen sind die Seelen des Gewebes, und die Schilfrohre bringen sie in Erscheinung.
Die Weberei ist eine schöpferische Arbeit, ein Geburtsakt. Wenn ein Webstück fertig ist, schneidet die Weberin die Fäden ab, die es am

Webstuhl festhalten, und spricht dabei die Segensformel, die die Hebamme sagt, wenn sie die Nabelschnur des Neugeborenen durchtrennt.
Wenn Frauen einen Eid leisten, sagen sie: »Bei diesem Webstuhl mit sieben Seelen!«
Alles verläuft so, als übersetzte die Weberei eine geheimnisvolle Anatomie des Menschen in eine einfache Sprache.

Für mich ist offensichtlich, daß diese Völker mit ihrem »persönlichen Unbewußten« und mit ihrem »kollektiven Unbewußten« eine gesündere Verbindung pflegen als dies bei uns der Fall ist. Die Gefahr der Erzeugung von Schuldgefühlen und der zwanghaften Abkoppelung vom umgebenden Schwingungsfeld ist bei ihnen äußerst gering. Die klinische Erfahrung zeigt, daß wir unser persönliches Unbewußtes wie einen furchtbaren und gefürchteten »Fremdkörper« erleben, dessen Gestalt und Funktion wir nicht kennen und dessen wir im Bereich der Schulmedizin nicht habhaft werden können. In Wirklichkeit scheint dieser Körper sehr wohl eine Anatomie, eine Physiologie und Pathophysiologie aufzuweisen und sogar einer Therapie zugänglich zu sein, die man nach gewissen Prinzipien aufbauen kann. Auch seine Beziehungen zum Kosmos und die von Jung so bezeichnete Welt der Archetypen lassen sich erfassen. Man kann einige Grundgesetze entdecken, die diese Phänomene in ihrer Gesamtheit steuern.
Meine Entdeckungsreise zu diesem Körper, in deren Verlauf die schulmedizinische Pathologie mir fragwürdig wird, wurde geprägt durch ein klassisches Medizinstudium, das mich beobachten und analysieren gelehrt hat. Diesen analytischen Blick habe ich auf die subtilen Wahrnehmungen gerichtet, die mein Meister Antonio Agpaoa bei mir zur Entfaltung gebracht hat. Eine solche Erfahrung hängt von einem besonderen Kontext ab, denn sie kommt entweder im Rahmen von Baguio zustande oder bei mir zu Hause, wo ich nur eine begrenzte Zahl von Patienten empfange, Menschen, die auf der Suche nach sich selbst sind. Sie haben alle ihre feinsinnliche Wahrnehmungsfähigkeit entwickelt – was aber auch zum Nachteil gereichen kann.

Man kann den feinstofflichen Körper sowohl der Gestalt nach als auch in seiner Symbolhaftigkeit erkennen. Er ist aus unsichtbaren Fäden geflochten, hauchdünnen Fäden aus den Strahlen des Regenbogens, die sich unter dem regulierenden Einfluß der fünf Elemente wie Kettgarn zwischen Himmel und Erde kreuzen. Der Entwurf, nach dem sich ihr Muster formt, entsteht aus dem Abdruck, den die Planetenkonstellationen zum Zeitpunkt der Geburt hinterlassen. Je reicher das Innenleben des Menschen, desto reicher die Ausschmückung des »Gewebes«. Hält man sich an die Theorie von Bewußtsein, persönlichem und archaischem Unbewußten, muß man diese Instanzen bei der therapeutischen Arbeit als solche erhalten können, damit sich die Integration des Unbewußten ins Bewußtsein nach einer gewissen Ordnung und Hierarchie vollzieht. Die Symbolhaftigkeit des Webstuhls, wie sie von dem beschriebenen afrikanischen Stamm ununterbrochen erlebt wird, hat auf der geistigen Ebene zweifellos eine ordnende Funktion.

Unsere Not rührt daher, daß wir diese natürliche kosmische Ordnung verkennen und allzu oft das energetische Potential vergessen, das das Unbewußte trägt und mit fernen Sphären in Verbindung steht, in denen unsere Begriffe von Zeit und Entfernung nicht mehr gelten.

So kommt es, daß sich eine sechzigjährige Dame bei mir bedankt, weil ich es gewagt habe, mein Buch »Médecin des Trois Coprs« zu schreiben; seit dieser Lektüre fühlt sie sich normal und endlich frei von Schuldgefühlen! Als sie ein Kind von vier oder fünf Jahren war, fiel der Mutter auf, daß ihre Tochter seltsame Wahrnehmungen hatte, die Welt anders als die anderen Kinder sah und Dinge wußte, die man ihr nicht gesagt hatte. Sie brachte sie zu einer Heilerin, die ihr eröffnete, daß das Kind medial begabt und hellsichtig sei. Aber bald darauf geht das Kind zur Schule, in den Religionsunterricht, und der Herr Pfarrer bringt ihm bei, daß es ein Instrument des Teufels ist. Es muß sich alle möglichen Strafen auferlegen, um den Dämon auszutreiben, der in ihm haust. Aber leider ist sie trotz aller Gebete, Opfer, Wallfahrten und Exerzitien immer noch die gleiche – ein Medium!

Wer aber keine Schuldgefühle kennt und sein Unbewußtes auf natürliche Weise integriert hat, erlebt all das mit einer großen Schlichtheit und weiß oft gar nicht, daß es auch anders sein könnte.

Manchmal ist das Phänomen der medialen Schau sehr ausgeprägt. Eine sehr ungezwungene Patientin erzählte mir zum Beispiel, daß sie sieht, wie die Wahrheit aus den Köpfen von Leuten entweicht, die lügen oder die Wahrheit verfälschen! Sie hatte daher Schwierigkeiten, im Gespräch den rechten Weg zu finden, denn sie brachte die Antworten auf die Wahrheit und die auf die Unwahrheit durcheinander oder beging Indiskretionen, weil sie die geheimsten Gedanken ihrer Gesprächspartner kannte. All diese Dinge bedrohen den Geisteszustand derer, die solche Erfahrungen machen. Sie müssen ihre Wahrnehmungen verhehlen, die visuellen, auditiven oder kinästhetischen Ursprungs sein können.

Da die Arbeit bei Agpaoa meine »taktile« Feinfühligkeit geschult hat, war es selbstverständlich, daß ich dazu überging, diese Hülle, die uns stets begleitet, als etwas »Körperliches« zu begreifen, und als Ärztin, die für den materiellen Körper zuständig ist, diesen Wahrnehmungen eine geradezu materielle Qualität beizumessen. So kommt es, daß ich im Unbewußten – und dabei löse ich mich von der Jungschen Anschauung, die das Unbewußte einer geistigen Energie gleichstellt – einen echten Körper sehe, einen Doppelgänger des grobstofflichen Körpers, der auf der feinstofflichen Ebene dieselben Sinnesqualitäten besitzt wie dieser. So kann der zweite Körper sehen, hören, Gerüche, Geschmacksqualitäten und Bewegungen wahrnehmen. Dank seiner Beweglichkeit und Feinstofflichkeit kann er sich sowohl mit dem physischen Körper als auch mit der näheren oder ferneren Umgebung in Beziehung setzen. Die Nahbeziehungen entsprächen dem Jungschen Unbewußten, und die Fernbeziehungen kämen durch das vibratorische Echo zustande, für das er empfänglich ist.

Diese Dimension des zweiten Körpers läßt sich vielleicht auf einer bestimmten Ebene mit den Jungschen Archetypen vergleichen. Doch nun werde ich die großartigen Ideen Jungs, die für den Psychoanalytiker sehr nützlich sind, nicht noch einmal anzweifeln, sondern mich von ihnen entfernen, um über konkrete Dinge zu reden. Für mich ist all das nämlich sehr konkret geworden!

Es ist logisch, zunächst einige Erscheinungsweisen dieses zweiten Körpers zu untersuchen, dann richtet man sein Augenmerk auf die Physiologie, d. h. die normale Funktionsweie, anschließend auf die Pathophysiologie oder anders ausgedrückt die anomalen Vorkommnisse und schließlich auf die Therapie. Der zweite Körper tritt vor allem bei medial veranlagten Menschen in Erscheinung.

Unter diesem Blickwinkel ist das folgende Erlebnis völlig einleuchtend. Eine ehemalige Kollegin, die ich seit meinem Abschied vom Hôpital Broussais nicht mehr gesehen hatte, ruft mich eines Tages an und sagt mir, sie habe »Médecin des Trois Corps« gelesen, und ich hätte den Schlüssel zu ihrem Problem in der Hand. Nachdem sie durch eine Reihe unglücklicher Zufälle ins Gefängnis gekommen ist, wird sie mehrere Monate dort festgehalten. Sie stellt fest, daß sich ihre körperliche Verfassung erstaunlich bessert, trotz der zahlreichen Unannehmlichkeiten der Haft – sie war noch nie so sehr sie selbst. Als sie aus dem Gefängnis kommt, verschwindet dieses Gefühl; sie wird erneut inhaftiert und fühlt sich trotz der täglichen Schikanen besser. Diese lebhafte Frau, die sich riesig freut, weil ich mich an sie erinnere, sagt zu mir: »Meine Freunde halten mich für verrückt, wenn ich ihnen sage, daß es mir im Gefängnis gut gegangen ist – und trotzdem ist es die Wahrheit! Aber ich verstehe nicht, warum das so ist.« Ich erinnere mich, wo sie bei den regelmäßigen Zusammenkünftten des kardiologischen Anästhesieteams immer saß, und stelle die Hypothese auf, daß sie gleichzeitig Medium und Heilerin ist. In ihrem Horoskop sehe ich, daß sie in der Tat ein Medium ist – und das erklärt alles. Da sie in Paris und mit einem kranken Ehemann lebt und auch noch von Patienten umgeben ist, gibt sie ihre Kräfte her, ohne sie ausreichend wiederzubekommen. Eine Pariser Wohnung ist kein guter Ort, um sich wieder »aufzuladen«! Aber in der Einsamkeit ihrer Zelle entwickelt sich trotz mangelndem Komfort und Schikanen in ihr ein Gefühl des Glücks: die Einsamkeit verhindert, daß die Menschen ihrer Umgebung sie ihrer Energie berauben. Der Aspekt des Heilens in ihrem Horoskop begünstigt die Tendenz, die eigene Energie auf andere zu übertragen.

Mediale Menschen brauchen das Alleinsein, damit sie wieder zu sich selbst kommen und ihren Kräftehaushalt, ihren zweiten Körper, in Augenschein nehmen können. Das Leben in der Gruppe verändert diesen zweiten Körper: je nach den Eigenschaften der Anwesenden wird er geschwächt oder gestärkt. Meine Energie nimmt durch den Kontakt mit Agpaoa zu, im Kontakt mit Kranken wird sie mir entzogen. Wenn das Medium in der Einsamkeit wieder zu sich gefunden hat, fällt es ihm leichter zu unterscheiden, was ihm angemessen ist und was den anderen zukommt.

Die Störungen können der unmittelbaren Umgebung entstammen, sie können aber auch aus der Natur kommen. Ein bevorstehendes oder sich gerade ereignendes Erdbeben stimmt mich düster, auch wenn es in großer Entfernung von meinem Wohnort stattfindet. Schlagartig und ohne jeden triftigen Grund werde ich ungeheuer müde und muß unbedingt woanders hingehen. Ich renne plötzlich von einem Zimmer ins andere, setze mich da und dort nieder, ohne den rechten Ort zu finden, und habe tief in mir ein unangenehmes Gefühl, das mir fremd ist. Erleben die Tiere nicht dasselbe, wenn sie den Ort verlassen, an dem sich das Erdbeben ereignen wird?

Dieser vibratorische Reflex, der woanders herkommt, kann in einem ungewöhnlichen Erlebnis zutage treten. Eines Abends bin ich von meinen eigenen Geräuschen aufgewacht. Ich stöhne, seufze unablässig und höre heftige Schläge gegen eine Tür – als wollte man sie einschlagen. Mir ist, als sähe ich, wie ein Gewehrkolben ihre obere Hälfte zerfetzt und durchstößt. Rings um mich höre ich Weinen und Schreie, als wären mehrere Leute an diesem Vorgang beteiligt und würden ihre Angst lautstark äußern. Dann habe ich das Gefühl, daß jemand mich schlägt, aber ich empfinde die Schläge nur abgeschwächt, und es ist, als würde ein Luftkissen, ein Wattepolster mich schützen. Mit geschlossenen Augen sehe ich, wie Soldaten den Ort überfallen, an dem ich mich anscheinend befinde, und wie sie überall Chaos verbreiten. Ich versuche, sie an ihren Uniformen zu erkennen. Am nächsten Morgen erfahre ich in den Nachrichten, daß sich in Polen ein Aufstand jährt. Eine gewaltsame Aktion der Staatsmacht hat stattgefunden, es gab zahlreiche Todesopfer und politisch motivierte Inhaftierungen.

Zweifellos habe ich in jener Nacht in medialer Weise miterlebt, was einer polnischen Frau zugestoßen war, deren Schwingungen den meinen verwandt waren. Tags zuvor hatte ich mit einer Freundin zu Mittag gegessen, deren Mutter Polin ist; wir hatten jedoch dieses Problem in keiner Weise berührt. Vielleicht war aber über diesen Kanal meine feinstoffliche Verbindung zum polnischen Volk hergestellt worden!

Es war eine merkwürdige und schmerzhafte Erfahrung. Obwohl ich wußte, daß nicht ich es war, die diese grausame Behandlung erleiden mußte, habe ich sie doch an mir selbst erfahren. Ich war aufgewacht, sah mit geschlossenen Augen, was geschah, hörte und durchlebte physisch, was sich da am Schwingungsleib meines physischen Körpers, an seinem vibratorischen Doppelgänger, abspielte, der die Erlebnisse eines anderen Körpers auf sich nahm.

Wir wollen nicht unerwähnt lassen, daß sich solche Dinge beim Einschlafen oder beim Aufwachen ereignen – mit Ausnahme der Erdbeben, die sich jederzeit ankündigen können.

Diese außergewöhnlichen Momente gehen wahrscheinlich mit einer Labilität des zweiten Körpers einher, der sich dann mit den vorherrschenden Schwingungen der Umgebung in Einklang bringen kann. Glücklicherweise treten solche Phänomene nicht alle Tage, sondern phasenweise auf; diese sensiblen Phasen werden durch eine besondere elektromagnetische Resonanz meines zweiten Körpers gesteuert.

Weit verbreitet ist das »Zeichen am Morgen«, ein Phänomen, das man ohne weiteres erleben kann. Dieses Zeichen kann ein Gefühl sein: Die Eigenart des bevorstehenden Tages wird in ihren Umrissen als Gefühl der Freude, als unbestimmte Traurigkeit oder als flüchtiger Kopfschmerz erkennbar, der andeutet, daß man sich an diesem Tag übernehmen wird. Das »Zeichen am Morgen« kann auch eine Gehörswahrnehmung sein: Man hört ein Wort, eine Gruppe von Wörtern oder einen Satz, die das Wesentliche des kommenden Tages ausdrücken. Es kann sich dabei um ein sinngemäßes Wort handeln; manchmal taucht aber auch ein Symbol der anstehenden Ereignisse auf (stoßen wir wieder auf die Welt der Archetypen?). Einer meiner Freunde hat die Angewohnheit, in glücklichen Momenten zu sagen: »Heute ist für mich Weihnachten!« Und eines Morgens höre ich: »Das Christkind ist gekommen!« Weihnachten ist noch weit weg, und ich frage mich, was dieser Satz wohl bedeuten soll. Ich finde keinen Sinn in ihm! . . . bis mich plötzlich jener Freund anruft, der von einer Auslandsreise zurückgekehrt ist. Weihnachten ist ja der Tag, an dem das Christkind kommt!

Das »Zeichen am Morgen« kann ein visueller Eindruck sein, ein inneres Bild: Vor meinen geschlossenen Augen zeichnen sich Buchstaben ab, wenn ich kurz vor dem Aufwachen bin. Zuerst erscheint nur ein einzelner Buchstabe. An den ersten Tagen kann ich ihn kaum erkennen, aber dann wird er zunehmend deutlicher. Dann erscheinen einfache Silben, und schließlich kommt der Tag, an dem ich voller Entzücken gegen einen leuchtenden Hintergrund die Worte »entrée« (Eingang) und »sortie« (Ausgang) lese – in zwei verschiedenen Farben! Aber die Entwicklung geht weiter, und ich sehe Spruchbänder, die im Wind flattern. Sie sind beschriftet, aber ich kann sie nicht lesen, weil ich keine optimale Stellung einnehmen kann. Ich deute dies als Vorzeichen: Es wird mir bald möglich sein, bestimmte Sätze zu lesen.

Eines Tages, auf der Durchreise in Sikkim, nahe dem Himalaya, sehe ich an Klosteranlagen im Winde flatternde große Spruchbänder. Sie sind an hohen Masten befestigt und mit Gebeten in einer mir unbekannten Sprache beschrieben. Sie sollen diese Gebete in die Umgebung weiterleiten. Einiges kommt mir bekannt vor!

Aber die Entwicklung geht noch weiter, und ich kann ganze Sätze und sogar Seiten lesen. Aber so sehr ich mich auch bemühe, zu lesen und das Gelesene im Gedächtnis zu behalten, das Erwachen löscht alles aus.
Manchmal kann die Botschaft zu einem beliebigen Zeitpunkt des Schlafes übermittelt werden – sofern sie von einem lebenden und mit besonderen Gaben ausgestatteten Menschen ausgeht. So hat sich Agpaoa manchmal in mein Leben eingeschaltet. GNOMA (offizielle Vereinigung von Heilern, siehe auch S. 225) hatte in Bordeaux meinen ersten Vortrag organisiert, nachdem mein Buch erschienen war. Ich wollte das Flugzeug nehmen und mich nicht mit Gepäck überladen; ein praktisches Reisekleid wollte ich anziehen und in einer Reisetasche ein Kleid zum Wechseln mitnehmen. In der Nacht vor der Abreise wurde ich jedoch auf seltsame Weise geweckt. Eine Hand schüttelte mich heftig an der Schulter – eine Hand, deren Berührung ich nicht wirklich spürte, die mich aber dennoch schüttelte. Gleichzeitig hörte ich: *»You have to be proud and circumspect.«* Es war die Stimme Agpaoas, der mich auf Englisch anredete. Sofort verstand ich, daß es sich um einen Ratschlag bezüglich meines Vortrags handelte. *»Circumspect«* ließ sich leicht übersetzen. Im Wörterbuch heißt es: »Mit Bedacht reden und handeln«, aber *proud* ist schwieriger zu verstehen – zunächst bedeutet es: stolz. Agpaoa hatte mich nie auf diese Fährte gesetzt. Alle möglichen Bedeutungen sehe ich mir in den Wörterbüchern an. *»Proud«* kann auch heißen: vornehm. Vielleicht muß ich auf korrekte Kleidung achten? Also packe ich meine Sachen mit etwas mehr Sorgfalt. Bei meiner Ankunft merke ich, daß der Ratschlag gut war, denn es sind einige Empfänge vorgesehen, und ein nachlässiges Äußeres wäre geschmacklos gewesen.
Die Botschaft von Medium zu Medium kann auch über eine zwischengeschaltete Person laufen. Im Oktober 1981 saß ich eines Tages allein in meinem Zimmer und wollte meine Korrespondenz etwas in Ordnung bringen; da überkam mich plötzlich eine tiefe Ratlosigkeit. Wie wollte ich den Winter verbringen? Wie war meine Reise auf die Philippinen unterzubringen, wenn

ich auch Wintersport treiben und Vorträge halten wollte? Für welche Vorträge soll ich zusagen? Selbstverständlich gebe ich Baguio den Vorrang, aber wann kann ich die Reise planen? Die Post braucht zwei Monate. Wie kann ich also mein Vortragsprogramm organisieren? Ich tue etwas, was mir bisher noch nie eingefallen ist – ich konzentriere mich und bitte Agpaoa laut und entschieden, mich zu hören und mir ein Zeichen zu geben, im Traum vielleicht, damit ich bei meiner Organisation Hilfe finde. Aber da klingelt das Telefon und reißt mich aus meiner Konzentration heraus. Nicht gerade freundlich, antworte ich dem Anrufer. Es ist Bruno, ein junger Akupunkteur aus Grenoble, den ich nach einem Vortrag kennengelernt habe. Er ist mit Joséphine befreundet und teilt mir mit, daß er eine Informationsreise nach Guadelupe organisiert. Sie ist schon seit Monaten vorgesehen und nun ausgebucht, aber er sagt es mir trotzdem. Ich antworte ihm, auch wenn ich es eher gewußt hätte, wäre ich da nicht mitgefahren, denn ich bin eine Schülerin von Agpaoa; außerdem fahre ich auf jeden Fall immer allein nach Baguio, damit ich mich vom europäischen Einfluß besser abschirmen kann. Dazu kommt noch, daß ich zwei Vorträge – einen in Nizza und einen in Italien – halten muß, die sich mit seiner Reisezeit überschneiden. Er gibt mir trotzdem seine Telefonnummer.
Ich nehme meine unterbrochene Arbeit wieder auf... Wo war ich stehengeblieben?... Aber ich habe doch im Geiste Agpaoa angerufen und ihn um ein Zeichen gebeten! Da ist die Antwort!
Sofort rufe ich Bruno an und frage ihn nach Einzelheiten: die Reise dauert drei Wochen, acht Tage stehen zur freien Verfügung; ich könnte Agpaoa während dieser freien Zeit aufsuchen. So sage ich meine Vorträge und diversen Aktivitäten ab und schreibe Tony. Ich bitte ihn um Erlaubnis, zu Joséphine zu fahren; außerdem frage ich nach, ob er anzutreffen oder auf Reisen sein wird.
Hier ist seine Antwort. Mitte Dezember 1981 verabschiede ich mich von ihm; er verläßt diese Welt Mitte Januar 1982.

5. November 1981

Liebe Schwester Janine,
ich bin sehr glücklich, von Ihnen zu hören und hoffe, daß Sie in bester spiritueller Verfassung sind, wenn sie diesen Brief erhalten.
Wir haben hier wirklich sehr viel zu tun. Wir erwarten so viele Gäste, insbesondere in diesem Monat November, daß wir größte Mühe haben, Zeit für uns selbst zu finden.
Schwester Janine, ich weiß, wie sehr Sie von Gott begnadet sind. Ich bin so glücklich über Ihr zweites Buch; es wird für viele Menschen dieser Erde eine Wohltat sein, dessen bin ich mir gewiß. Machen Sie weiter.
Meine Mitarbeiter und ich werden glücklich sein, Sie wiederzusehen!
Ich sehe Sie also am 26. November. Wenn Sie eine Weile bei unserem Bruder Ice Florès und bei Schwester Joséphine bleiben wollen, ist das völlig in Ordnung. All das hängt von Ihnen ab, liebe Schwester. Ich würde mich sehr freuen, wenn Sie dadurch eine noch größere Perspektive und eine noch intensivere Erfahrung unserer spirituellen Heilweise gewinnen könnten.
Bitte, geben Sie gut auf sich acht. Gott stehe Ihnen bei! In diesem Geiste bin ich der Ihre.

Révérend Antonio Agpaoa

Diese Erfahrungen zeigen die Macht des Denkens ganz deutlich. Gedanken sind gelenkte Energie. Die Eigenschaften einer solchen Gedankenübertragung hängen vom energetischen Niveau des Senders, vom Grad seiner Konzentration, aber auch von der Empfänglichkeit des Empfängers ab. Diese Energie kann sich in einen elektrischen Strom umwandeln, der am Elektroenzephalogramm des Empfängers ablesbar ist.[23] Die Erklärung, die Michaël Aïvanhof gibt, scheint mir aber ebenfalls interessant zu sein[24]:

Die Leute, die an die Macht der Gedanken glauben, wissen im allgemeinen nicht, worin diese Macht besteht.
Man muß verstehen, daß die Gedanken, die wir aussenden, in der höheren Welt bleiben. Daher warten wir manchmal so lange, bis sie in der stofflichen Welt Wirklichkeit werden. Das kann sogar Jahre oder Jahrhunderte dauern. Bestimmte Leute haben daraus geschlossen, daß die initiatische Wissenschaft ein Betrug ist; sie haben nämlich jahrelang Gedanken ausgesandt, ohne je ein Ergebnis zu sehen. Was ist denn dann die Wahrheit?
Die Gedanken haben in ihrem ureigenen Bereich, d. h. auf der geistigen

Ebene, eine große Macht. Damit sie auf der physischen Ebene ebenso machtvoll sind, damit sie auf die physische Ebene herabsteigen und sich kristallisieren, muß viel Zeit vergehen, denn sie müssen die verschiedenen Schichten durchqueren, die die geistige Ebene von der physischen trennen.

Was ist also zu tun, damit sie sich auf der Stelle verwirklichen? Man muß diesen Gedanken entsprechend fühlen und handeln. Betrachten Sie, was in der Materie geschieht: Die Sonne wirkt auf die Luft ein, die Luft auf das Wasser (die Ozeane), das Wasser auf die Erde (die Felsen).

Nach dem Gesetz der Entsprechungen repräsentiert das Wasser das Gefühl, das auf die Materie, den physischen Körper, einwirkt. Aber nur die sehr großen Meister können ihre Gedanken unmittelbar auf der physischen Ebene materialisieren. Die meisten Menschen jedoch, jene nämlich, die sich mit Denken und Wünschen zufriedengeben, ohne zu handeln, werden Jahrhunderte auf die Verwirklichung ihrer Projekte warten.

13 Das Auseinanderbrechen der Körper

Wir haben bereits von der Möglichkeit eines Bruches zwischen dem physischen Körper und dem Energiekörper gesprochen (siehe Kapitel 11); diese Phänomene sollen nun etwas genauer analysiert werden. Eine derartige Pathologie ist meines Wissens noch nicht geschrieben worden, aber dem, der davon etwas mitbekommen hat, wird sie ohne weiteres einleuchten.
Als Konsequenz wird die Medizin, so wie sie aufgefaßt und gelehrt wird, unweigerlich in Frage gestellt. Die Therapie und mehr noch die vorbeugende Medizin sieht sich erschüttert. Die philosophische Tragweite einer solchen Wirklichkeit ist nicht zu leugnen. In praktischer Hinsicht kann man sich vorstellen, daß das Aufspüren dieser Phänomene denen vorbehalten ist, die ihren Tastsinn aufs äußerste verfeinert haben. Sie sind viel zahlreicher als man annehmen möchte, denn sobald man anfängt, sich für diese Dinge zu interessieren, entwickelt sich diese Fähigkeit – das beobachten auch Mediziner, die bislang keine Ahnung davon hatten.
Beim Fühlen des Nogierschen Pulses habe ich beobachtet, daß man den Energieleib anhand des Rebound-Phänomens abgrenzen kann. Natürlich erhält man kein so genaues und umfassendes Bild wie es das *Feeling* liefert, aber man kann ein korrektes »Scanning« durchführen. »Scanning« ist der Ausdruck, den die Heiler benutzen, wenn sie mit der Hand über dem Körper entlangstreichen, um den Zustand der feinstofflichen Kräfte einschätzen zu können. Diese Art von Scanning ist weniger kostspielig als das mit Hilfe der schulmedizinischen Scanner-Geräte durchgeführte.[25]
Und es liefert uns viele Überraschungen. Als ehemalige Kardiologin konnte ich die Pathophysiologie des Bluthochdrucks überdenken (ich meine die Form, die noch nicht ins irreversible

Stadium, in die sogenannte essentielle Hypertonie übergegangen ist). Zur Diagnose der Hypertonie ist es üblich, die Blutdruckwerte an beiden Armen zu ermitteln. Man beobachtet dabei oft eine Ungleichheit und gibt dafür verschiedene Ursachen an: Verkalkung, zusätzliche Rippe usw. Meistens fehlt jedoch eine überzeugende Ätiologie. Wenn ich einen Patienten zum ersten Mal sehe, messe ich den Blutdruck besonders sorgfältig, unter meiner Behandlung kann es nämlich zu einem schlagartigen Abfallen kommen.

Eines Tages passierte es mir nun, daß ich vorsichtshalber den Druck noch einmal messen wollte, denn ich hatte erst eine Seite behandelt. Ehe ich also die noch unbehandelte Seite angehe, messe ich den Blutdruck und stelle mit Erstaunen fest, daß die behandelte Seite fast normale Druckwerte, die andere hingegen noch die Ausgangswerte aufweist! Ich behandle die andere Körperhälfte, messe fieberhaft den Blutdruck . . . auch hier hat er sich erniedrigt! Es sieht so aus, als ob die linken und rechten Drücke unabhängig voneinander wären und nur von der Regulierung des feinstofflichen, nicht aber vom Zustand des physischen Körpers abhingen. Für eine ehemalige Kardiologin ist das eine verblüffende Feststellung!

Einige Zeit später stehe ich erneut vor einer asymmetrischen Hypertonie, bei der die Werte des Blutdrucks an beiden Armen voneinander verschieden sind. Zwar weiß ich schon mehr über das Auseinanderbrechen der Körper, aber zur Erklärung dieses Zustandes reicht es noch nicht. Bei einer gründlichen Untersuchung des Patienten stelle ich fest, daß die Blutdruckasymmetrie mit einer Asymmetrie der rechten und linken Seite des Energiekörpers einhergeht. Nachdem ich die dreißig Zentimeter weit abgerückte Seite »angepaßt« habe, messe ich den Blutdruck noch einmal und stelle befriedigt fest, daß die Werte nun gleich sind – und dies allein durch die Korrektur einer Körperhälfte! Dies beweist, so denke ich, daß die Ursache eines labilen Hypertonus von einer Abkoppelung, einer Asymmetrie der beiden Hälften des feinstofflichen Körpers abhängen kann. Aber leider begegnet mir etwas später ein identischer Fall, bei dem die Korrektur der

»abgelösten« Seite keine Regulierung dieser Seite bewirkt. Ich verstehe nichs mehr und gebe es auf ...

An jenem Morgen muß ich etwas müde gewesen sein, denn ich hatte nur die behandelte Seite überprüft und vergessen, die unbehandelte zu messen. Nach weiteren Fortschritten in der Beobachtung und in der Korrektur der Asymmetrie-Probleme des Körpers und der Körperseiten-Störungen verstehe ich endlich, was passiert ist.

Eine kranke Frau mit asymmetrischer Hypertonie sucht mich auf *(Abb. 11)*. Die »abgelöste« Seite wird versorgt. Bei der Blutdruckmessung während der Behandlung stelle ich fest, daß der Druck auf der *unbehandelten* Seite *(Abb. 12)* abgesunken ist und die behandelte Seite die Druckwerte der unbehandelten aufweist. Es ist eine Wippschaukel!

Offensichtlich sind hier die Weichen falsch gestellt, was auf eine Leitungsstörung zwischen Gehirn und Körper, auf eine Körperseiten-Problematik hinweist.[26] Bestärkt durch diese Einsicht korrigiere ich die Seitenstörung *(Abb. 13)*, ohne gleichermaßen die bislang unversorgte Seite zu behandeln. Nachdem ich die Seitenstörung behandelt habe, messe ich noch einmal den Blutdruck: Die behandelte Seite ist jetzt bei Normalwerten angelangt *(Abb. 14)*, die unbehandelte ist erneut hypertonisch. So können die Blutdruckwerte nicht nur in Abhängigkeit von der Ablösung einer Hälfte des feinstofflichen Körpers, sondern auch von Körperseiten-Störungen überhaupt variieren – ein erstaunliches Phänomen für eine schulmedizinisch ausgebildete Kardiologin! Es stellt alle bisherigen Vorstellungen von der Hypertonie in Frage, und man wird ein Kapitel der Medizin revidieren müssen!

Das Auseinanderbrechen der Körper in Form einer Halbseiten-Ablösung kann noch andere Beschwerden verursachen. Der steife Hals und der »Ischias« haben selten eine organische Ursache.

Ort und Ausmaß des Bruchs bestimmen, an welcher Stelle Schmerzen auftreten und wie erheblich die Störungen sind.

Die Wiederherstellung des Gleichgewichtes beider Körperseiten – mit dem Ziel einer harmonischen Einheit – und die »Auffri-

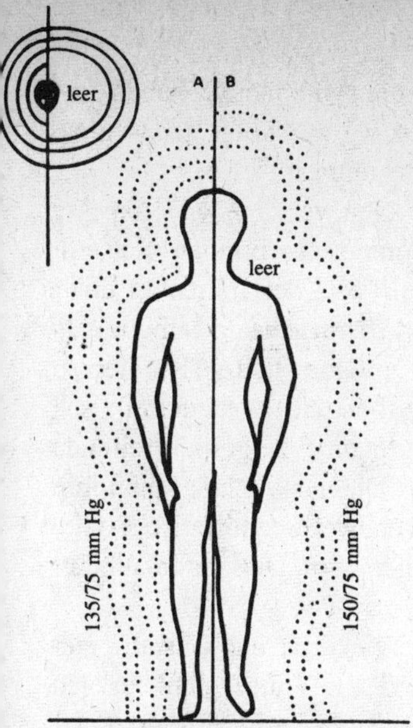

Abb. 11: Erhöhter Blutdruck der abgerückten Körperhälfte

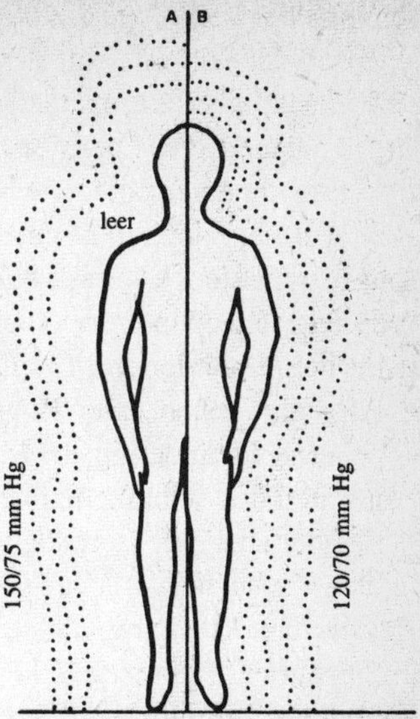

Abb. 12: Nach der Behandlung von A sinkt der Blutdruck auf der B-Seite; A übernimmt die Werte von B

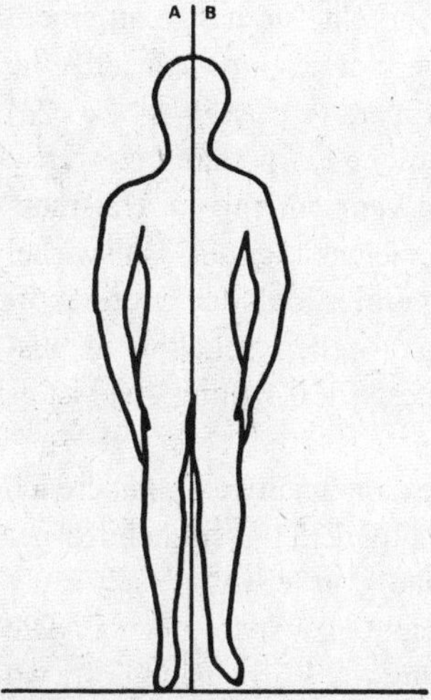

Abb. 13: Regulierung der Körperseiten

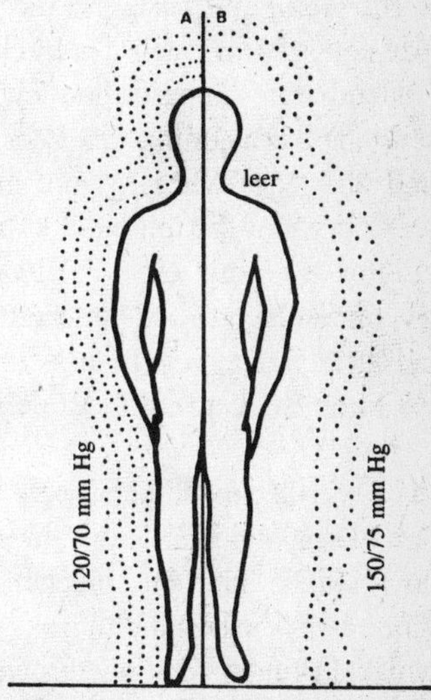

Abb. 14: Die A-Seite normalisiert sich; B kehrt zum ursprünglichen Wert zurück

schung« der Farbe, die die Wirbelsäure symbolisiert, haben eine beträchtliche und oft sofortige Wirkung zur Folge, auch ohne eine zusätzliche osteopathische Behandlung.

Die Ablösung des Energiekörpers kann verschiedene Aspekte aufweisen und verschiedene Symptome hervorbringen. So stellt sich z. B. ein junger Mann bei mir vor, der mitten in einer Katastrophe steckt, schwer belastende berufliche und emotionale Probleme und obendrein seit bald neun Jahren heftige Schmerzen am dritten und vierten Mittelfußknochen hat. Er kann praktisch nicht mehr gehen. Die Röntgenaufnahme zeigt tiefgreifende knöcherne Veränderungen. Mangels Diagnose schlägt man ihm von seiten der Schulmedizin eine probeweise zytostatische Therapie oder aber eine Cortisonbehandlung vor. Dies veranlaßt ihn, mich aufzusuchen.

Bei der Untersuchung läßt sein Energiekörper die Gestalt einer umgekehrten Pyramide erkennen, deren Spitze sich bei den erkrankten Mittelfußknochen befindet (vgl. *Abb. 7b*, S. 124). Das Fortschreiten der Krankheit findet durch eine Neuordnung seines Energiekörpers bei gleichzeitiger homöopathischer Behandlung sein Ende.

Nicht weniger traurig ist die Lage jener jungen Frau, deren Bewegungen mir den Eindruck vermitteln, sie hänge an einem unsichtbaren siamesischen Zwilling. Sofort tippe ich auf eine seitliche Verlagerung des Energiekörpers (vgl. *Abb. 5*, S. 123) und überlege, wie ich wohl mit dieser »Körperhaltung« fertig werden kann, die mit einer enormen Verspannung der Halsmuskulatur und mit einer Seitwärtsverschiebung der Halswirbel zusammenhängt. Die Untersuchung ergibt, daß der Energiekörper tatsächlich seitlich aus seinem physischen Behältnis herausgeglitten ist. Und fertig ist der siamesische Zwilling – sie ist es selbst!

Da diese Gegend äußerst viele Reflexzonen aufweist, nähere ich den »Doppelgänger« nur sehr vorsichtig dem physischen Körper an, schiebe hier ein bißchen, ziehe dort etwas. Nach einer einmonatigen Behandlung ist die Haltung wieder normal. Die Muskeln fühlen sich wieder weich an, die Wirbel sind dort, wo sie hingehören. Aber die Antagonisten krampfen vorübergehend. Wir finden den Anlaß dieser Verschiebung heraus: einen Wunsch, die Lebensumstände zu verändern, das Milieu zu wechseln. Der Energiekörper hatte die Ortsverlagerung angebahnt und der physische Körper hatte nicht folgen können.

Der Energiekörper kann auch auf dem Kopf stehen (vgl. *Abb. 6*, S. 124). Lebendes Beispiel ist eine junge Frau, die einen Autounfall hatte. Sie wurde dabei bewußtlos, später stellten sich quälende Schwindelattacken und andere Beschwerden ein, so daß sie sich nicht in der Lage fühlte, ihre Arbeit als Vertreterin zu bewerkstelligen. Das Krankenhaus verweigert ihr eine Arbeitsunfähigkeitsbescheinigung, weil alles »normal« ist. Sie konsultiert mich in der Hoffnung, den Grund ihrer Störungen zu verstehen, die die Ärzte für unmöglich halten. Bei einer oberflächlichen Untersuchung ist der Energiekörper dem physischen Körper ganz nahe, aber bei der eingehenderen Prüfung wird etwas Seltsames deutlich: Die Energie der Füße findet sich am Kopf und die des Kopfes an den Füßen! Als ich ihr das sage, müssen wir beide lachen.

Meine Behandlung ist ein heikles Unterfangen, das uns an die Pforten des symbolischen Todes führt. Hinterher steht sie jedoch verwandelt wieder auf. Der Schwindel ist verschwunden, sie fühlt sich fest auf den Beinen.

Eine Woche später kommt sie zu einer Kontrolluntersuchung. Es geht ihr gut, und sie erzählt mir eine Einzelheit, die ihr wieder eingefallen ist. »Nach dem Unfall war ich bewußtlos. Nachdem ich wieder zu mir gekommen war und auf den Rettungswagen wartete, bin ich ins Auto eingestiegen, aber ich wollte den Kopf nach unten und die Füße auf die Kopfstützen legen! Die Leute wollten mich unbedingt richtig herum haben, aber ich habe mich geweigert, ich wollte so bleiben, wie ich war. Schließlich behielten sie die Oberhand!« Ich gestatte mir zu glauben, daß ihr Erlebnis die Ergebnisse meiner Untersuchung bestätigt. Ihr Energiekörper hat unmittelbar nach dem Unfall die Lage beherrscht, und ihr physischer Körper

suchte natürlicherweise nach einer angemessenen Reintegration. Mir fällt ein, daß ich selbst nach einem Unfall das Gefühl hatte, von mir abgerückt zu sein.
Schon manchmal habe ich mich gefragt, wie ein plötzlicher Tod durch Ertrinken zustande kommt. Tritt er nicht bei Menschen auf, deren feinstofflicher Körper nur lose am sichtbaren Körper »festgemacht« ist? Wenn man die Rolle des Wassers, des Ätherleibes der Erde, kennt, lassen sich dann nicht Überschneidungen zwischen dem Ätherleib des Menschen und dem Wasser vermuten?
Es gibt tatsächlich Fälle mit labilem Energiekörper. Ich selbst habe einen solchen Zustand mehr oder weniger deutlich ausgeprägt erlebt, und es ist eine sehr unangenehme Empfindung, sich »dahinschwinden« zu fühlen, seine Kräfte, seine Widerstandskraft zu verlieren. Diese Erscheinung kann zu Krankheitsbildern führen, die auf ihrem Höhepunkt einer echten Verkrüppelung gleichkommen.
So fällt angeblich bei einem sechzehnjährigen Mädchen mehrmals täglich der Blutdruck steil ab, und es wird ohnmächtig. Die verschiedenen Nachforschungen haben keine nachweisbare somatische Ursache ergeben, und die verschiedenen Behandlungen sind wirkungslos geblieben.
Bei der Untersuchung finde ich eine extreme Labilität des Energiekörpers. Er ist vom physischen Körper abgerückt, entfernt sich, nähert sich ihm wieder – ein wahrer Tanz!
Das Horoskop erklärt diese Unstimmigkeiten. Es ist unmöglich, dieses Mädchen ganz zu heilen, aber es ist möglich, die Auswirkungen der abgelaufenen störenden Transite zu beseitigen und die beiden Körper mit Hilfe verschiedener Tricks aneinander zu »befestigen«. Als ich das Mädchen sechs Wochen nach der ersten Behandlung wiedersehe, stelle ich fest, daß eine einzige Sitzung seine Beschwerden beseitigt hat. Es hat lediglich vorübergehende Müdigkeitserscheinungen, aber keinerlei Ohnmachten gehabt.
Ein 40jähriger Mann schildert mir den schrecklichen Unfall, der ihm vor acht Jahren einen großen Schrecken eingejagt hatte.

Während der Arbeit überfällt ihn plötzlich eine Lähmung, die Gliedmaßen erstarren, er kann nicht mehr sprechen, der Puls schnellt hoch auf 200 Schläge pro Minute. Man bringt ihn ins Krankenhaus, wo die Symptome von selbst zurückgehen, ohne daß man ihre Ursache finden könnte.
Bei der Untersuchung entdecke ich wie im vorigen Fall, daß die Lage des Energiekörpers unbeständig ist. In Höhe des Nabelbereichs ist zusätzlich noch ein Bruch zwischen den beiden Körpern vorhanden. Der Bruch ist genau an der Stelle, wo der Silberfaden der Okkultisten angeheftet ist. Das feinstoffliche Segment, das dem Nabel entspricht, ist an dieser Stelle 75 Zentimeter weit abgerückt.
Die Überprüfung des Horoskops zur Zeit des Unfalls ergibt eine Aspektierung, die einer Ausstoßung des Energiekörpers aus dem physischen Körper entspricht. Man kann die Hypothese aufstellen, daß die »Energie-Haube« heimlich abgehoben hat.[27]
Die Labilität des Energiekörpers kann sich sehr merkwürdig äußern. Die sorgfältige Untersuchung ermöglicht es nicht nur, diese Labilität festzustellen, man kann sogar dem Rhythmus nachspüren, in dem sich der Energiekörper annähert und entfernt, als sei er an einem Gummiband befestigt, das sich dehnt und wieder zu seiner ursprünglichen Form zurückkehrt.
So erlebt dann z. B. eine junge Frau, die ständig friert, Zeiten, in denen ihre Muskeln angespannt, die Zähne zusammengebissen und die Finger eingeschlafen sind; gleichzeitig leidet sie an einer generalisierten Rigidität, kann die Leute, die ihr gegenüber sind, schlecht sehen – sie erscheinen wie in einem grellen Licht, als schiene ihr die Sonne ins Gesicht. Man hat an eine Tetanie (schmerzhafter Muskelkrampf) gedacht, wiederholte Behandlungen mit Magnesium und Kalzium waren völlig ergebnislos.
Bei der Untersuchung spüre ich, wie sich der Energiekörper annähert und entfernt. Innerhalb von etwa zwei Minuten rückt er zwei Meter ab und kommt ebensoviel wieder näher. Zwei Silberfäden verankern ihn an den Hüften, sie sind wie Gummibänder. Man muß den Energiekörper wieder in den Griff bekommen, reorganisieren und fixieren. Zunächst reguliere ich ihn lediglich;

er »hält« etwa eine Woche hervorragend. Dann fängt zu unserer großen Überraschung alles wieder von vorne an. Nun fixiere ich den Energiekörper mit einer Nogierschen magnetischen Nadel. Bei dieser Art von Störung kann es auch nützlich sein, einige Minuten täglich ein magnetisches Halsband zu tragen.

In diesem Zusammenhang ist auf die Arbeiten von Georges Lakhovsky zu verweisen, und auf seine Theorie der zellulären Oszillation.[28] Sie besagt, daß jede lebende Zelle sich wie ein Mikro-Oszillator, d. h. ein kleiner Sender und Empfänger elektromagnetischer Strahlung, verhält. Das Leben entsteht und erhält sich für ihn durch Strahlung und wird durch jede Art von Schwingungs-Ungleichgewichten zerstört.

So kam er auf die Idee, äußerst einfache Schwingkreise zu bauen, die unter dem Einfluß der Wellenfelder beliebiger Frequenz, die ständig die Atmosphäre durchziehen und deren wichtigste Quelle die Sonne ist, mitschwingen. Die meisten irdischen Erscheinungen kommen durch Sonneneinwirkungen zustande, durch Wärmestrahlung, Lichtstrahlen, ultraviolette Strahlen, ... kosmische, solare Strahlung (1942 entdeckt!). So ist die Erde dem elektromagnetischen Feld der Sonne unterworfen, das seinerseits dem kosmischen Magnetismus unterliegt.

Elektromagnetische Felder beeinflussen eine Reihe physikalischer und chemischer Prozesse,[29] die Lakhovskys Vorstellungen in bezug auf die zelluläre Oszillation zu bestätigen scheinen. Für ihn sind alle Lebewesen Sender und Empfänger von Wellen. Der Organismus ist ein Verband, dessen Zellen schwingen, Krankheit ist Ausdruck eines Ungleichgewichts der zellulären Schwingungen.

Eines Tages lädt der Sohn von Georges Lakhovsky mich ein, das von seinem Vater hinterlassene Material zu sichten. Da mich die Geräte aus persönlichen ethischen Gründen nicht interessieren, wende ich meine Aufmerksamkeit dem einfachsten Ausdruck der Ideen von Lakhovsky zu: dem sogenannten Lakhovskyschen Halsband, das aus einer »offenen Spirale« aus mehreren Metallen besteht. Man trägt es um den Hals, und seine therapeutischen Wirkungen sollen beachtlich sein. Also lege ich das Halsband um, versetze mich in den Zustand der Transparenz, um sein magnetisches Feld wahrzunehmen – und empfinde nichts Angenehmes. Enttäuscht nehme ich es ab . . . und enttäusche damit Serge Lakhovsky. Vorsichtig erkläre ich ihm, daß ich den von ihm erwarteten Schlußfolgerungen nicht beipflichte. Dabei verbiege ich das Halsband ohne bestimmte Absicht: es nimmt unter meinen Händen die Form einer 8 an! Die 8 ist das Zeichen des Unendlichen. Das Unendliche ist für mich eine neptunische Schwingung, Neptun symbolisiert die Fische. In der Astrologie entsprechen die Fische den Füßen. Also stecke ich die Füße in die 8, in jeden Kreis einen, und warte. Und ich empfinde ein angenehmes Gefühl des Gleichgewichts, fühle mich in den Füßen wohl zentriert. So muß man das »Halsband« tragen, als 8 an den Füßen! Das schließt natürlich aus, daß man es, wie vorgesehen, den ganzen Tag trägt. Ist das ein Nachteil? Wohl kaum, denn bei der Untersuchung einiger Leute, die es tragen, stelle ich fest, daß es den Energiekreislauf am Hals blockiert; wenn man es hingegen einige Augenblicke an den Füßen trägt, bringt es einen wieder ins Gleichgewicht.

An den wenigen meiner Patienten, deren Energiekörper sich vom physischen Körper entfernt hat, kann ich das Band in der Form einer 8 problemlos erproben. Wenn man es so an die Füße steckt, daß die freien Enden in der Mitte sind, bewirkt es eine Annäherung des energetischen Körpers an den physischen. Es induziert einen neuen Schwingungsrhythmus, aber der Effekt ist schwach; nach wenigen Minuten ist seine Wirkung von den Eigenschwingungen des Kranken aufgesogen. Trotzdem ist es für eine Art Dauertherapie geeignet; man trägt es täglich ein paar Minuten lang.

Einige Zeit später schlägt mir ein Freund von Serge Lakhovsky, der bei meinem Experiment mit der 8 dabei war, vor, mich in eine große 8 zu stellen, die aus zwei Faßreifen gemacht ist; allerdings ist die Öffnung der 8 nicht wie damals in der Mitte, sondern am Rand. Der Schwingkreis hat dementsprechend statt einer zentralen zwei »periphere« Öffnungen. Ich stelle mich in die am Boden liegende 8. Kaum bin ich drin, steige ich erschreckt wieder »aus«

und lehne das Experiment für mich ab, da ich das Gefühl habe, mich aufzulösen.
Als man den Kreis wieder in der von mir das erste Mal erprobten Richtung anlegt, habe ich erneut die sehr angenehme Empfindung, mich zu sammeln und mit der linken und rechten Seite meines Schwingungsfeldes ins Gleichgewicht zu kommen.
Nun erfahre ich, daß meine Reaktion ein Experiment der U.S.-Navy bestätigt, das den Namen Philadelphia-Experiment trägt. Es beruht auf den Eigenschaften des Moebius-Bandes. Sein Ziel war, einen dreidimensionalen Körper, also z.B. ein Kriegsschiff, unsichtbar werden zu lassen. Es soll dies die einzige bekanntgewordene praktische Anwendung eines physikalischen Feldes – im vorliegenden Fall elektromagnetischer Natur – gewesen sein; theoretisch war das Phänomen den Mathematikern bereits vertraut gewesen. Man hat das Experiment nicht wiederholt, weil die an Bord des Versuchsschiffes befindlichen Seeleute schwere Schäden davontrugen; einige von ihnen mußten längere Zeit in psychiatrischen Krankenhäusern bleiben.
Meine Erfahrung in der 8 mit den beiden »peripheren« Öffnungen scheint mir dadurch zustande gekommen zu sein, daß die beiden Körper sich trennten, der Energiekörper entfernte sich und es erfolgte eine Bilokation. Das gab mir das Gefühl, mich »aufzulösen«.
Diese Energie-Haube kann sich als ganze emporheben, was an sich nicht normal ist; sie kann aber auch an einer krankhaften Region übermäßig festhaften. So leidet z. B. eine Dame, die sich mehrere Monate vor der Konsultation den Arm gebrochen hat, nach wie vor an schrecklichen Schmerzen; die röntgenologisch feststellbare Konsolidierung ist jedoch zufriedenstellend. Die Untersuchung ergibt einen ballonförmig vom physischen Körper »abgelösten« feinstofflichen Körper, der aber am verletzten Arm festhaftet *(Abb. 15)*.
Es gelingt mir, die beiden Körper wieder zu verbinden und die »Verklebung« im Bereich des Armes zu lösen – die Schmerzen gehören geradezu schlagartig auf.
Lange habe ich darüber nachgedacht, warum die Akupunktur die

Gürtelrose lindern kann. Eines Tages untersuchte ich im Treppenhaus meine Nachbarin, die an einer Gürtelrose litt. Da fiel mir auf, daß der feinstoffliche Körper genau an der erkrankten Stelle bläschenförmig abgehoben war; ein paar magnetische Streichungen linderten ihre Schmerzen auf der Stelle. Etwas später konnte ich mit Hilfe einer Nadel und einer homöopathischen Dosis die Situation dauerhaft bessern. Und damit endet die Geschichte.
So kann die Stelle, an der sich der Energiekörper ablöst und in Beziehung zum physischen Körper eine blasige Gestalt annimmt, ein Ort des Leidens sein; umgekehrt ist aber auch die Stelle, an der er »verklebt« ist, während er im übrigen abgelöst ist, ein Ort schlimmster Beschwerden. Es scheint also notwendig zu sein, daß sich die beiden Körper aneinander anschmiegen. Dies ist wohl tatsächlich *eine* Voraussetzung jeder Art von Behandlung. Wenn ich Patienten untersuche, die bei den besten Homöopathen in Behandlung waren, ohne daß sich die erhoffte Wirkung

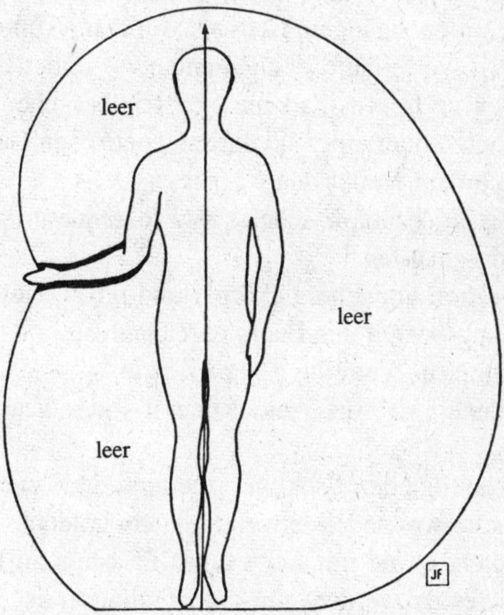

Abb. 15: Der Energiekörper haftet am verletzten Arm, entfernt sich aber im übrigen vom physischen Körper

eingestellt hatte, stelle ich mit Sicherheit jedes Mal fest, daß der Energiekörper vom physischen Körper entfernt ist. Wenn man die beiden Körper wieder zusammenfügt, wirkt auch das homöopathische Medikament wieder.

Dasselbe Phänomen kann man nach einer unwirksamen Akupunkturbehandlung beobachten. Natürlich kann es vorkommen, daß die Behandlung von einem Akupunkteur, der einen Patienten nach dem anderen behandelt oder sein Handwerk nicht beherrscht, »auf die Schnelle« durchgeführt wird. Manchmal erweist sich jedoch die Behandlung als unwirksam, selbst wenn sie unter günstigen Umständen durchgeführt wurde. Auch da finde ich den Energiekörper in einiger Entfernung vom ersten Körper wieder.

Das bedeutet, daß ein guter Akupunkteur es sich schuldig ist, gleichzeitig ein Heiler zu sein, damit er die Energien nicht nur an der Nadelspitze, sondern auch durch seine Person hindurch verändern kann.

In den Fällen, in denen die Störungen vom Auseinanderbrechen der beiden Körper abhängen, ist es also für den Akupunkteur, der kein Heiler ist, vorteilhaft, den Patienten vor seiner Behandlung magnetisieren zu lassen. Er kann sich vorübergehend auch mit einem Magneten oder einem elektromagnetischen Gerät helfen, aber ich gebe dem Heiler den Vorzug.

Die energetische Therapie scheint also folgende grundlegenden Phasen zu durchlaufen:

1. die Integration von Energiekörper und physischem Körper;
2. das In-Gang-Setzen des Energiekreislaufes;
3. die harmonische Verteilung der Energie;
4. die Sicherstellung, daß kein Mineral- oder Vitaminmangel besteht;
5. die Verordnung einer Erhaltungstherapie; in Form einer »Nogierschen Verweilnadel« etwa, durch ein goldenes und silbernes Kügelchen, die mit Hilfe eines Pflasters an besonderen Stellen befestigt werden, um die Zirkulation der Energie im Fall einer hartnäckigen Blockierung zu sichern, oder auch Pflanzenheilkunde und Homöopathie.

Man muß jedoch wissen, daß es bei der ersten Sitzung oft wichtig ist, der Veränderung der energetischen Situation nichts weiter hinzuzufügen.
Das Auseinanderbrechen der beiden Körper kann zwei äußerst eigenartige Aspekte aufweisen: Der feinstoffliche Körper kann sich in einer gewissen Entfernung vom physischen Körper in geballter Form finden – hier haben wir die Möglichkeit einer Schnelldiagnose der Allergien *(Abb. 16)*.

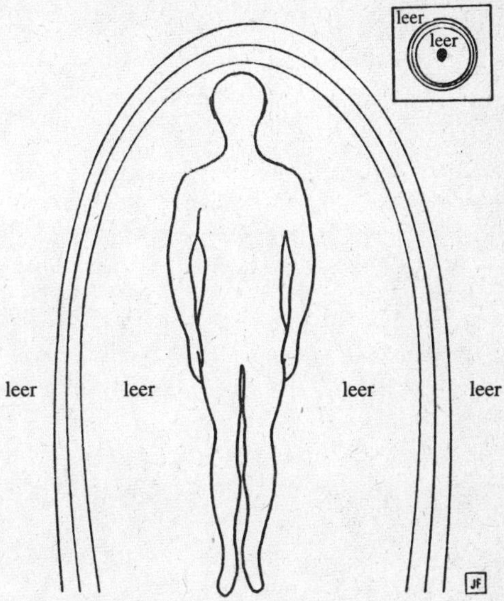

Abb. 16: Zustand des Energiekörpers bei Allergien. Die verschiedenen schwingenden Energieschichten sind zusammengeballt

Die Energieschichten können aber auch so weit voneinander entfernt sein, daß der feinstoffliche Körper seinerseits zweigeteilt ist. Können wir damit testen, ob ein sogenannter »anergischer« Zustand vorliegt, d. h. eine hochgradige Abwehrschwäche?

Wenn sich der Energiekörper an mehreren Stellen vom physischen Körper ablöst und so eine »Bruchstelle« zur anderen kommt, kann er wie ein Patchwork wirken (*Abb. 20,* S. 173). Man versteht nun ohne weiteres, daß viele Menschen Beschwerden haben, ohne sichtbare organische[30] Schäden aufzuweisen.

14 Die Rhythmen

Paul Nogier hat meine Aufmerksamkeit auf die Rhythmen gelenkt, als ich bei ihm arbeitete. Er war der Meinung, man könne die Rhythmen entdecken, indem man mit vermindertem Druck einen Stift auf das Ohr aufsetzt und dabei den Puls fühlt. Wenn es sich um einen Viererrhythmus handelte, schrieb Nogier ihn dem mesodermalen Gewebe zu. Als ich später bei Mamassa und Frances arbeitete, entdeckte ich mit Hilfe des *Feeling* denselben Rhythmus – und war nicht weniger erstaunt.

Aber das Problem wurde noch verwickelter. Erst hatte ich mir vorgestellt, man könne einen bestimmten Rhythmus über den Puls wahrnehmen; dann glaubte ich, dies sei auch über den direkten Kontakt der Hand mit dem Körper des Patienten möglich. Schließlich sollte sich aber zeigen, daß die ganze Fülle der Rhythmen sich unter meinen Händen über das *Feeling* entfaltete.

Es war die Gruppe von Gilles, einem kanadischen Organisationstalent, die mir Gelegenheit gab, dies – und noch mehr – zu entdecken!

Als ich eines Morgens den *Healing*-Raum betrete, zu dem ich nun ohne Schwierigkeiten zugelassen bin, bemerke ich eine schwingungsmäßige Unruhe in dem Raum. Alles schwingt auf seltsame Weise, obwohl aller Schein gewahrt bleibt. Es ist, als schlüge ein großes Herz in einer Gefühlsaufwallung und als nehme es den ganzen Raum ein. Ich lehne mich an die Wand, beobachte, warte ... irgend etwas wird geschehen ... Wenn dieses Etwas eingetreten sein wird, werde ich meine Empfindung mit einem realen Ereignis in Beziehung setzen können und den Schlüssel für dieses Symbol eines riesigen pochenden Herzens haben! Die vibratorische Unruhe der feinstofflichen Welt wird auf der Ebene der physikalischen Wirklichkeit in Erscheinung

treten. Ich muß auf das entsprechende Ereignis warten, damit ich meine Empfindungen der Wirklichkeit des Augenblicks gegenüberstellen kann.
Rudy kommt etwas verlegen auf mich zu und sagt mit bedauernder Miene: »Frau Doktor, jetzt wird die Gruppe von Gilles behandelt. Sie hat viele ›Engel‹ um sich. Da der Raum klein ist, ist es nicht sicher, ob Sie hier bleiben können. Wir können nichts dafür, seien Sie uns bitte nicht böse.«
Das also ist der Grund für die Stimmung im Raum, ich verstehe und lächle. Sie erinnern sich an meine früheren Auftritte, als ich um jeden Preis im Behandlungsraum bleiben wollte und mein Bedürfnis heftig zum Ausdruck brachte. Diese Stimmung habe ich also wahrgenommen. Vielleicht komme ich der Transparenz näher. Die Transparenz ist jene erstaunliche Gabe, über die Agpaoa verfügt, der meine Gedanken und Gefühle errät, ohne daß ich sie in einer Geste, einem Wort, einem Gesichtsausdruck geäußert hätte.
Gilles ist eine der erfolgreichsten Teamleiterinnen. Sie ist phantastisch positiv, dynamisch, planvoll und vielleicht mehr als jeder andere um die Qualität der Behandlung und der Unterweisung besorgt. Nichts wird bei ihr dem Zufall überlassen. Der Kranke wird während einer der Behandlung vorausgehenden Konsultation vom Arzt untersucht; dabei ist der Heiler anwesend. Jeden Morgen geht Gilles mit ihrer Gruppe zum *morning service,* einer Zeit des Gebetes und der Unterweisung. Anschließend wird gruppenweise behandelt, damit die große Masse ihrer 120 oder 130 Patienten nicht auf einmal »anfällt«. Am Nachmittag ist Zeit zum Ruhen und Spazierengehen; vor dem Abendessen findet nochmal eine Unterweisung statt. Das Wochenende mit Gilles am Meer zu verbringen ist wirklich entspannend, und das Abschiedsfest, das Agpaoa und seine Leute organisieren, die die Tänze ihres Landes vorführen, ist ein großes Ereignis.
Gilles wird ständig von ihren »Engeln«, ihren Schwestern, Neffen, Nichten, Freundinnen, Assistentinnen unterstützt. Sie wünscht nicht, daß sich im Behandlungsraum Europäer aufhal-

ten, denn sie fürchtet ihre negativen Gedanken und deren unheilvolle Wirkung auf die Kranken.
Nun kommen Gilles und ihre »Engel« also in den Behandlungsraum, sie lächeln, verteilen Küsse und Mitbringsel. Sie erkennt mich und freut sich sichtlich, mich wiederzusehen; sie umarmt mich und sagt mir, wie viele »Engel« sie bei sich hat und daß ich am Fußende der Behandlungsliege bleiben soll, um nicht zu viel Platz wegzunehmen. Zwischen zwei Tischen eingezwängt stehe ich an der Wand und lege meine Hände auf die Waden der Kranken, die der Reihe nach kommen und gehen; so übertrage ich meine Energie auf sie. In den sehr kurzen Zeiten des Leerlaufs übe ich mich im *Feeling*.
Anfangs mache ich es wie gewohnt und fast mechanisch, dann fällt mir auf, daß meine Wahrnehmungen mit der rechten und mit der linken Hand nicht immer dieselben sind. Ich tausche zum Vergleich die Hände aus, indem ich die Arme überkreuze. Auf diese Weise entdecke ich bei der Untersuchung der unteren Gliedmaßen die Rechts-Links-Störungen.
Eines erscheint mir zunächst offenkundig: Der Energiekörper haftet am rechten und am linken Bein nicht in derselben Weise an. Der Patient leidet also an einer Seitenstörung. Die Maßnahme der Heilerin kommt in einer energetischen Umwälzung zum Ausdruck, alle Schwingungen vermischen sich. Schließlich kommt alles ins Gleichgewicht, es entsteht Gleichseitigkeit. Das Ganze dauert zwei bis höchstens drei Minuten.
Ich bleibe dem Fließen der Energie weiter auf der Spur und meine, unter meiner Hand rhythmische Vorgänge zu bemerken, die durch zwischengeschaltete Pausen gekennzeichnet sind: »fft, fft, fft . . . stop, stop, stop« – abwechselnd drei »fft« und drei »stop«. Auch dieser Rhythmus, den ich jetzt deutlich spüre, wird durch die Ankunft der Heilerin durcheinander gebracht: Unter meinen Händen spielt sich ein Gewitter ab, die Rhythmen geraten aneinander. Dann beruhigt sich alles.
Die abschließende Überprüfung zeigt, daß sich die abgewanderte Hälfte des Energiekörpers wieder an Ort und Stelle befindet. Aber der Rhythmus hat sich verändert: den Dreier-Rhythmus

spüre ich nicht mehr, auch keinen Vierer- oder Fünfer-Rhythmus; die Schläge – sechs, acht oder zehn – sind kontinuierlich. Da die Patienten rasch aufeinanderfolgen, kann ich meine Zählung nicht fortsetzen. Mit der Zeit werde ich müde. Anstatt den Oberkörper aufrecht zu halten, setze ich mich auf die Ecke des Tisches, stütze mich auf, senke die Schultern so weit, daß sich meine Hände und meine Unterarme über den Waden der Kranken befinden. Nun bemerke ich voller Erstaunen, daß ich die Rhythmen gleichzeitig unter den Händen und unter den Unterarmen spüre. Unter meinen Armen und Händen beginnt es zu strömen, meine Wahrnehmungen werden immer genauer.
Bald darauf spüre ich, daß ein zarter Windhauch an der Oberseite meiner Unterarme mit einer Luftbewegung abwechselt, die ich an der Unterseite der Arme und Hände empfinde. Die drei »fft« spüre ich an der Unterseite der Unterarme, die drei »stop« sind in Wirklichkeit drei Luftzüge, die ich an der Oberseite der Unterarme empfinde.
Meine Wahrnehmungen machen mich zunehmend neugieriger. Wenn also ein Dreier-Rhythmus vorliegt, so heißt das, daß drei Bewegungen von unten und drei von oben stammen – es handelt sich nicht um ein »stop«, sondern um ein Hin und Her. Diese Feststellung trifft sogar auf einen Vierer- oder Fünfer-Rhythmus zu.
Wenn die Heilerin ihre Arbeit tut, gerät natürlich alles durcheinander; dann kommt alles wieder in Ordnung, der Rhythmus wechselt, die Schlagfolge erhöht sich.
In einer kurzen »Windstille« überschreite ich mein »Territorium« und mache mich heimlich an die Handgelenke heran, wo ich diesen Rhythmus durch eine vergleichende Messung des Nogierschen Pulses überprüfen will. Meine feinstofflichen Wahrnehmungen und die Information, die mir der Nogier-Puls gibt, sind dieselben. Das »fft« nehme ich im »Rebound«, das »stop« in der Pulspause wahr.
Zurück in Frankreich nehme ich mir Zeit, aufgrund dieser Beobachtungen, die in Ruhe überdacht und wieder aufgegriffen sein wollen, die ganze Situation zu analysieren.

Durch das *Feeling* habe ich also gelernt:

- die Form des Energiekörpers festzustellen,
- seine Lage in bezug auf den physischen Körper zu erkennen,
- Bruchstellen und -linien zu bestimmen,
- einen Schwingungsrhythmus aufzudecken,
- sogar eine zweifache Hin- und Herbewegung ausfindig zu machen,
- die Wirkung des Heilers eindeutig nachzuweisen.

Aus der in Baguio gesammelten Erfahrung und aus der Überprüfung meiner eigenen Wirkung als Heilerin weiß ich, daß wir:

- den Energiekörper dem physischen Körper wieder annähern,
- die Bruchstücke des abgelösten Energiekörpers wieder zusammenfügen,
- den Rhythmus durch eine Erhöhung der Schlagfolge verändern können.

Die regulierende Wirkung erstreckt sich auch auf den Rhythmus der Bruchstücke des Energiekörpers, die vor der Behandlung in einem Eigenrhythmus schwingen können.

Diese Nachforschungen muß ich fortsetzen. Zur Zeit untersuche ich meine Patienten beim *Feeling* lieber, wenn sie stehen als wenn sie liegen; dabei fahre ich den Energiekörper entlang, von oben nach unten und umgekehrt *(Abb. 17)*, aber auch von vorne nach hinten und umgekehrt *(Abb. 18)*. So erforsche ich den Raum, in dessen Mitte sich der physische Körper befindet. Durch die ständige Übung kann ich unter den Händen die verschiedenen Schwingungsebenen wahrnehmen, die der Anzahl der Schichten entsprechen, die den physischen Körper umgeben. Man kann das ganze am Puls überprüfen, was vielen Therapeuten die Beobachtung begreiflich macht.

Wir sind also aus einer Abfolge von schwingenden Schichten zusammengesetzt, die bei gesunden Menschen in regelmäßigen Abständen angeordnet und im physischen Körper zentriert sind. Mir fällt dazu eine Arbeitshypothese von Niels Bohr ein, die das Atom als einen Kern ansah, der von Elektronen umgeben ist, die sich in unterschiedlichen Entfernungen auf einer Reihe von Kreisbahnen befinden. Wenn man das Elektron in einen »Erregungszustand« versetzt, d. h. wenn man ihm Energie zuführt, springt es auf eine weiter außen befindliche Kreisbahn. Ich erforsche die einzelnen aufeinanderfolgenden Schichten und ihre jeweiligen Rhythmen. Die Theorie von Bohr ist immer noch brauchbar, weil in der Tat in jeder Schicht um so mehr Energie vorhanden ist, je weiter sie von der Mitte entfernt ist. So kann die erste Schicht in einem Fünfer-Rhythmus schwingen, die zweite in einem Sechser-, die dritte in einem Siebener-Rhythmus usw.

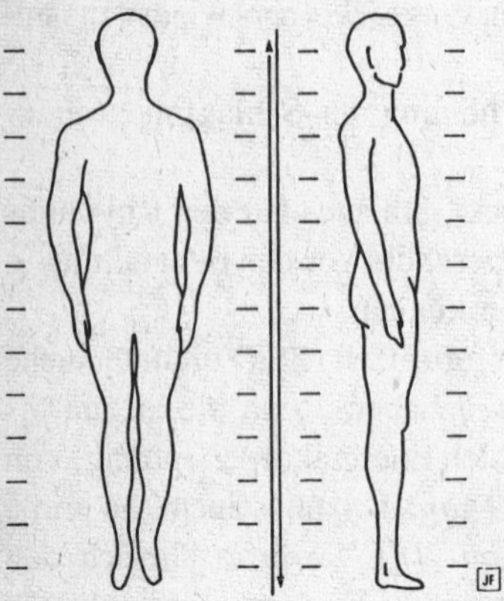

Abb. 17: Das Abfahren des elektromagnetischen Körpers mit Hilfe der Hände aktiviert Schwingungsebenen, die unter dem Einfluß der Auf- und Abbewegungen vibrieren

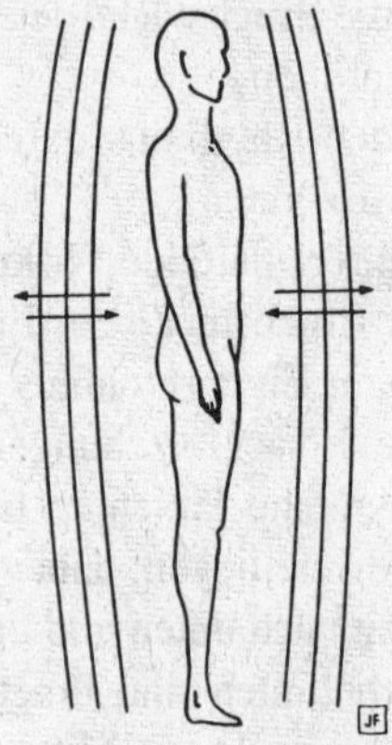

Abb. 18: Das von vorne nach hinten und umgekehrt verlaufende Abfahren des Energiekörpers ermöglicht ebenfalls die Wahrnehmung von Schwingungsebenen

Meine Vorstellung vom Menschen ist dem Atommodell von Bohr ähnlich: Ich sehe den Menschen als einen großen Kern *(Abb. 19)*, der von einer Reihe vibrierender Schichten, die den verschiedenen Schwingungsebenen entsprechen, umgeben ist.

Die elektromagnetischen Eigenschaften meiner Hand aktivieren die aufeinanderfolgenden Energieschichten, indem sie sich zunehmend von dem großen Kern in der Mitte, dem physischen Körper, entfernen. Das gleiche geschieht, wenn ich mit der Hand von oben nach unten, von unten nach oben, von vorne nach hinten und von hinten nach vorne streiche. Die schwingenden Schichten reagieren in jeder Richtung und umrunden dabei den physischen Körper. Dieses Schwingungsecho ist kreisförmig. Das gilt aber nur nach erfolgter Regulierung. Die Anomalien dieser Schwingungen bestimmen die Pathologie unseres Lichtkörpers. Man ist dann ein Heiler, wenn man diesen Lichtkörper mit Hilfe seines eigenen Körpers wahrnimmt und wieder in Ordnung bringt.

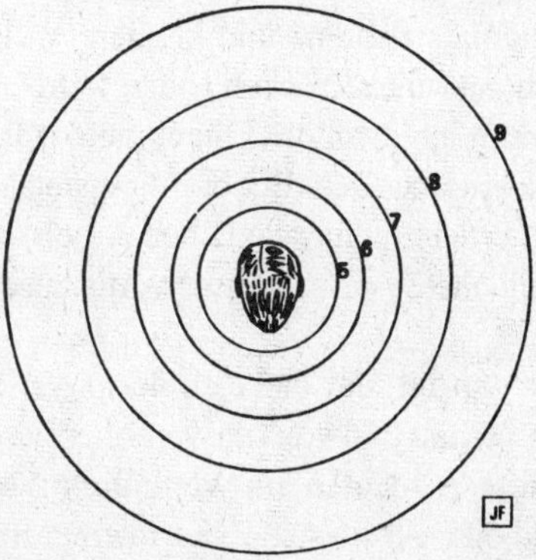

Abb. 19: Der Mensch im Bild des Atommodells von Bohr

Vom physikalischen Standpunkt aus können die Lichterscheinungen als Übertragung von Energie zwischen räumlich getrennten materiellen Körpern bezeichnet werden. Bekanntlich findet eine solche Energieübertragung eine einfache Erklärung in der elektromagnetischen Theorie, die als eine sinngemäße Erweiterung der klassischen Mechanik betrachtet werden kann, geeignet, den Gegensatz zwischen Fern- und Nahwirkungen zu beseitigen.[31]

Meine Vorstellung geht vielleicht noch über das hinaus, was Bohr ausdrücken wollte; ich nehme an, daß diese mich umgebenden elektromagnetischen Schwingungsschichten keine Grenzen zur Außenwelt haben. So ist es möglich, daß ich das Schwingungsfeld der Planeten wahrnehmen kann, die mich doch in sehr weiter Entfernung umkreisen. Lakhovsky hätte mir in diesem Punkt nicht widersprochen, und der Fall jener Anästhesistin, die ein Phäochromozytom hatte und ihre Verbindungen zur Venus abgebrochen hatte, scheint ihn ja wohl zu beweisen. Jedenfalls bin ich mit meinem Vorgehen zufrieden und in logischer Übereinstimmung, wenn ich so denke. Deshalb ist diese Denkweise gut für mich – auch wenn sie nicht jedem entspricht!

Das Radiogerät überträgt uns die vielen Klänge aus aller Welt ebenfalls durch elektromagnetische Wellen. Und in der Tat unterscheiden sich die elektromagnetischen Wellen, wie sie in der Radioübertragung benutzt werden, vom Licht nur durch ihre größere Schwingungsfrequenz und kleinere Wellenlänge.[32]

Wenn ich mich auf die Krücken stütze, die mir die Physik anbietet, und wenn ich dann die Flügel meiner Einbildungskraft ebenso wie die Reihe der Beobachtungstatsachen zu Hilfe nehme, die eine Frucht meiner täglichen Arbeit sind, errichte ich phantastisch einfache Systeme, die den Austausch von Energien erklären.

Ich nehme, kurz gesagt, an, daß sich der physische Körper wie ein großer Kern verhält und von fiktiven Energieschichten umgeben ist. Ob diese Schichten im Verhältnis zueinander genau kreisförmig sind oder ob sie sich in Form einer Spirale miteinander verbinden, weiß ich nicht. Die Schwingungsschichten sind natürlich das Produkt des Mitschwingens mit den kosmischen, den irdischen und unseren eigenen Zellschwingungen. Hinzu kommen die Überschneidungen mit Vibrationen, die unserem Familien- und Freundeskreis sowie den Menschen entspringen, die nicht unsere Freunde sind.

In dieser Hinsicht sind wir den negativen Einflüssen unserer Umwelt mehr unterworfen, als wir glauben. (Tony Agpaoa hat mir geraten, mich ihnen durch Meditieren im Meer zu entziehen.)

Ich erinnere mich daran, wie ich die Augenblicke wahrgenommen habe, in denen – im Abstand von einigen Jahren – zwei

boshafte Eheleute gestorben sind, die mir auf familiärer Ebene viel Leid zugefügt haben. Jedesmal, wenn einer der beiden starb, war ich überglücklich. Es war, als ob eine auf mir lastende Glocke, an die ich mich längst gewöhnt hatte, von mir abgehoben hätte. Der Eindruck war jeweils so stark, daß ich mir den Zeitpunkt aufschrieb. Kurze Zeit darauf habe ich erfahren, daß am gleichen Tag und zur gleichen Stunde jeweils einer von den beiden Verwandten gestorben war. Die Kraft ihrer negativen Gedanken wirkte sich zu einer Zeit auf mich aus, in der sich meine Sensibilität entwickelte, ich mich aber noch nicht ausreichend zu schützen wußte.
Will man sich vor den uns umgebenden Schwingungen schützen, tut man gut daran, sich im positiven Denken zu üben, sich Schonzeiten der Einsamkeit zu geben und sein Leben zu ordnen und von Unrat zu befreien. Das Negative dringt um so leichter zwischen uns und uns, d. h. zwischen den physischen und den feinstofflichen Körper, je mehr sich dieser vom physischen Körper abgelöst hat.
Nunmehr verfüge ich über ein einfaches Untersuchungsschema zur Erforschung der räumlichen Ausdehnung des elektromagnetischen Körpers sowie der Qualität seiner Schwingung. In der Praxis gehe ich folgendermaßen vor:
1. Ich untersuche den Umkreis des Körpers des Patienten oder der Patientin, indem ich die Hand von oben nach unten und von unten nach oben bewege, um festzustellen, ob die verschiedenen Schichten bei der Aufwärts- und Abwärtsbewegung gut mitschwingen. Manchmal kommt die Resonanz nur in einer Richtung zustande. Dieses Vorgehen ist für die Vorder- und die Rückseite gleich. Vorder- und Rückseite können verschiedene Informationen vermitteln. Wenn man ein Heiler ist, muß man die Handbewegungen in diagnostischer Absicht vornehmen und darf sie nicht wiederholen, weil man damit sogleich in die Energielage eingreift, die sich daraufhin verändert.
2. Es folgt die Untersuchung der Vibrationsqualität des feinstofflichen Körpers von vorne nach hinten und umgekehrt. Es ist vorteilhaft, die verschiedenen Abschnitte des Körpers nachein-

ander zu untersuchen, da in Höhe des Kopfes, des Halses, des Brustkorbs, der Lenden usw. jeweils ein anderer Eindruck entstehen kann. Man steckt so die Bruchstellen und -linien des Energiekörpers ab.

3. Nun muß man den Rhythmus der Schwingungen jeder einzelnen Ebene feststellen, da die verschiedenen Teile nicht immer im gleichen Rhythmus schwingen – als wären sie nicht aus dem gleichen Stoff.

4. Man muß die Untersuchung in ausreichender Entfernung vom physischen Körper durchführen können, da der Energiekörper oft sehr weit von ihm entfernt ist – bis zu einem Meter oder mehr!

Einige klinische Fälle sollen diese Erläuterungen veranschaulichen. Eine etwa vierzigjährige Frau, Leiterin eines Gewerbebetriebes, leidet seit Jahren an einer unerklärlichen Müdigkeit. Sie bereitet sich darauf vor, ihr Geschäft aufzulösen, da sie es nicht mehr weiterführen kann.

Bei der Untersuchung ist der Energiekörper mäßig weit vom physischen Körper entfernt. Als ich aber jedes einzelne Schwingungsniveau für sich sorgfältig durchuntersuche, stelle ich fest, daß sie in acht Bestandteile aufgespalten ist, die nicht alle im gleichen Rhythmus schwingen *(Abb. 20)*. Je mehr ich sie wieder ins Gleichgewicht bringe, desto mehr scheint sie – wie sie selber sagt – aus einem Zustand der Betäubung herauszukommen. Eine zweite Sitzung ermöglicht ihr, am folgenden Tag ein wenig in Bewegung zu kommen. Drei Wochen später kann sie wieder arbeiten und ihre Geschäfte in Angriff nehmen.

Ein anderer Fall ist der einer Krankenschwester, die regelmäßig homöopathisch behandelt wird. Sie arbeitet im Krankenhaus, wo sie auch untersucht wird. Man entdeckt keinerlei Ursache für ihre maßlose Müdigkeit, ihre Erschöpfungszustände.

Bei der Untersuchung ist ihr Körper in sechs Teile aufgespalten, die alle in verschiedenen Rhythmen schwingen. Sie ist ein Fall von Resistenz gegen homöopathische Behandlung. Ihr Energiekörper ist nicht nur von ihr abgerückt, sondern auch noch in sich auseinandergebrochen und heterogen. Der feinstoffliche Körper wird auf die Homöopathie erst reagieren können, wenn er wieder

in sich zusammenhängt, homogenisiert und an den physischen Körper angeheftet ist.
Obwohl ich die Behandlung mit nur *einem* Wirkstoff bevorzuge, frage ich mich in solchen Fällen, ob es nicht manchmal möglich wäre, den kombinierten Einsatz mehrerer homöopathischer Medikamente ins Auge zu fassen, die jedes für sich einem anderen Schwingungsrhythmus entsprechen.
Die sorgfältige Untersuchung liefert aber noch andere Überraschungen. Ein dreißigjähriger Koch analysiert sich selbst: »Halsschmerzen (permanenter Reizzustand), Verdauungsprobleme (Winde, Übersäuerung), mit Angst verknüpfte Sperre in Höhe des Bauches, langsame Wundheilung, Pickel, ständig kleine Wehwehchen, Hautpilz zwischen den Fingern, abnehmende Sehkraft, streifige und eckige Figuren im Gesichtsfeld, Armkrämpfe nach geringer Anstrengung (Eischnee schlagen), der Krampf kann Tage dauern, Müdigkeits- und Schweregefühl,

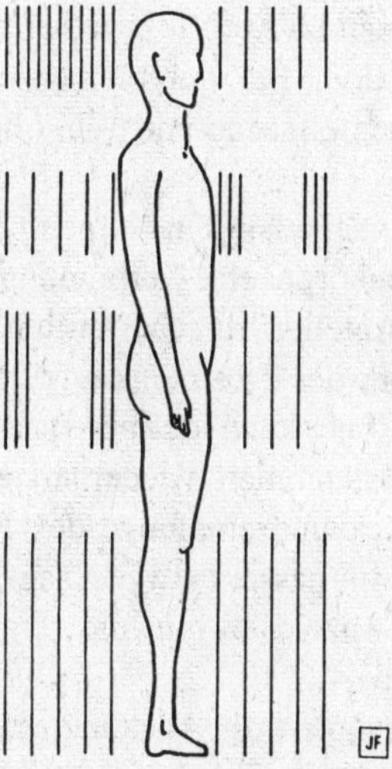

Abb. 20: Der Energiekörper kann in mehrere Teile auseinandergebrochen sein, die nicht im gleichen Rhythmus schwingen

keinerlei Muskeltonus, auf die Entscheidung folgt keine Tat, zu schlaff zum Durchführen einer Handlung, Gefühl, einen starren Rückenschild zu tragen, ein Hampelmann, dessen Fäden im Bauch, dem Zentrum der Spannungen, zusammenlaufen, Schwierigkeit, die Augen offen zu halten, Brustatmung einzusetzen, ja sogar zu lächeln, Schwierigkeit, den Kontakt mit der mich umgebenden Wirklichkeit aufrechtzuerhalten.«

Bei der Untersuchung des feinstofflichen Körpers zeichnen sich drei aufeinanderfolgende Zonen unter meinen Händen ab: ganz nah am Körper eine vibrierende Schicht, dann ein energetisches Loch, schließlich wieder eine schwingende Zone. Ich versuche, die beiden voneinander getrennten Zonen zu verbinden. Gewöhnlich bereitet mir das keine Schwierigkeiten, aber hier ist es unmöglich. Ich erkläre dem jungen Mann, daß ich den Eindruck habe, es bestünde ein Bruch zwischen zwei Energieströmen *(Abb. 21)*. »Endlich versteht mich jemand!« sagt er. »Es ist, als könnte ich die Verknüpfung zwischen Aktion und Reaktion nicht herstellen. Wenn man im Auto sitzt und auf das Gaspedal drückt, gibt es eine Reaktion. Bei mir bleibt sie aus. Ich erlebe die Beziehung zwischen Ursache und Wirkung, Aktion und Reaktion nicht.«

Nachdem ich ihn magnetisiert habe, gelingt es mir, im mittleren Bereich der Energiekörper eine Verbindung zwischen den oberen und den unteren Anteilen zu schaffen und eine widerspenstige Blockierung in Höhe des Brustbeins aufzulösen; den Zusammenhang der beiden Körper kann ich aber nicht einmal durch aurikulomedizinische Maßnahmen wiederherstellen. Ich lasse eine Verweilnadel zurück und empfange den Patienten eine Woche später wieder. »In mir passiert etwas«, sagt er mir und weist mich auf einige kleine Anzeichen hin, die zeigen, daß wir auf dem richtigen Weg sind.

Bei der Untersuchung ist die Abstoßungszone immer noch vorhanden. Zudem finde ich einen merkwürdigen Energiestrom vor, der die beiden Teile des feinstofflichen Körpers miteinander verbindet. Die Energie fließt vom Scheitel aus abwärts zu den Füßen, entfernt sich von ihnen, indem sie nah am Boden entlang

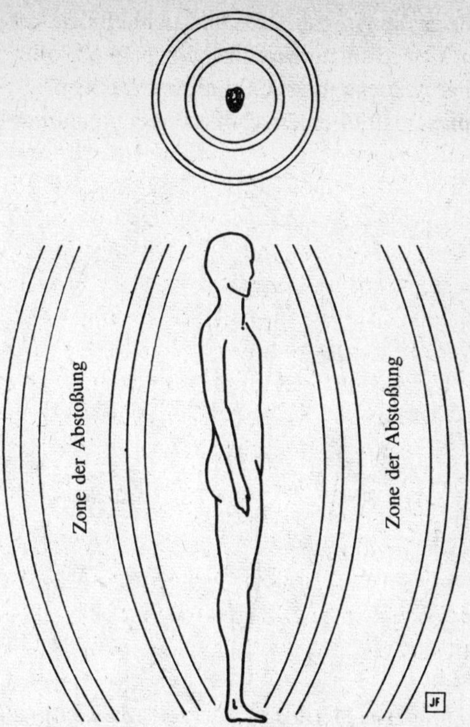

Abb. 21: Zone der Abstoßung zwischen zwei Teilen des Energiekörpers

nach vorne abströmt; sie umgeht die Abstoßungszone und steigt in größerer Entfernung vom Körper wieder bis zum Scheitel hoch, umrundet den Kopf, fließt wieder abwärts zu den Füßen und strömt dann auf der Rückseite des Körpers in der gleichen Weise wie auf der Vorderseite, unter Umgehung der Abstoßungszone, wieder nach oben zur Scheitelhöhe, wo der Kreislauf von neuem beginnt *(Abb. 22)*.

Meiner Ansicht nach dürfte der Patient wohl nur in sehr kurzen Momenten über seine volle Konzentrationsfähigkeit verfügen, dann nämlich, wenn die Energie um den Kopf kreist. Als ich ihm das sage, erzählt er mir die herrliche Geschichte von den »Gemischten Salaten«: Er ist zur Zeit in einer Küchenmannschaft tätig, in der er die Aufgabe hat, gemischte Salate herzustellen. Die Zutaten sind schon vorbereitet: geraspelte Karotten, Sellerie, Tomaten, hartgekochte Eier. Er muß sie auf einem Teller harmonisch anordnen, daß sie einen schönen Gesamteindruck bieten.

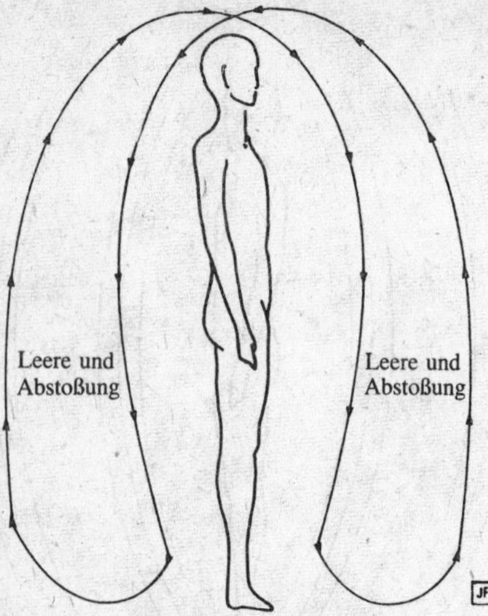

Abb. 22: Beispiel für Energiekreis, wenn zwei Teile des Energiekörpers sich abstoßen und die Energie den Kopf umrundet

Solange die Energie um den Kopf kreist, sind seine Gebilde vollkommen; dann mißlingt die schöne Ordnung mehr und mehr; er bemerkt es, will ausbessern, aber seine Handbewegungen folgen seinen Absichten nicht. Der gemischte Salat gerät durcheinander, die Harmonie verschwindet, am Ende steht das Chaos – sowohl im Kopf als auch auf dem Teller (dann nämlich, wenn die Energie um die Füße kreist). Ist er einmal an diesem äußersten Punkt angelangt, stellt sich die Ordnung der Dinge zunehmend wieder her bis zu dem Augenblick, in dem alles vollkommen ist ... und die Desorganisation beginnt erneut. Es ist bemerkenswert, wie sich meine Eindrücke, die Bewegungen der Energie und die Erlebnisse des Patienten decken.

Er kennt die Vorzüge automatischer Handlungen, denn wenn er nicht sein Ego zufriedenstellen will, indem er seine Salate zu seinem eigenen Vergnügen schön anrichtet, wird alles von selbst richtig; etwas in ihm ordnet die Salate an, ohne sie durcheinander zu bringen.
Es müßte gelingen, die zwei Teile des feinstofflichen Körpers wieder zusammenzufügen. Haben sich Ätherleib und Astralleib verselbständigt? Ich weiß es nicht, aber dieser Zustand zieht recht genau umschriebene Störungen nach sich.
Nach einer Zeit des Hin- und Herschwankens zwischen der gewöhnlichen und der außergewöhnlichen Welt, die auf die »Verlötung« beider Körper folgt, findet dieser junge Mann wieder ein Gleichgewicht und fängt an, sich prächtig zu entwickeln.
Es ist seltsam, aber bei Allergien kann man umgekehrte energetische Verhältnisse finden: Im Bereich der energetischen Leere kann anstatt einer Zone der Abstoßung eine der Anziehung vorhanden sein, die die ursprünglichen zwei Teile des Energiekörpers zu einem einzigen zusammenzieht. Beide Fälle entsprechen nicht mehr dem schönen Modell von Niels Bohr. Bei einer schweren Allergie ist der ganze Körper von dieser Anomalie betroffen. Die Diagnose ist so offensichtlich, daß eine ausführliche Befragung und ergänzende Untersuchungen überflüssig sind.
Man kann sogar eine Fehldiagnose berichtigen, wenn man diesen besonderen Aspekt vorfindet. So kam eine Frau zu mir, die völlig verzweifelt war; sie leidet an wiederholten Anginen, Mittelohrentzündungen, Bindehautentzündungen und Katarrhen. Die häufigen Antibiotikabehandlungen entkräften sie. Wir entdecken eine ausschließlich am Kopf lokalisierte Allergie *(Abb. 23)*.
Die psychische Allergie wird gewöhnlich nicht beschrieben. Man kann sie jedoch in Höhe der Stirn hervorragend nachweisen. Sie verweist auf einen Konflikt, eine Unverträglichkeit zwischen dem Patienten und seiner Umwelt. Man kann ihm helfen, aber er muß mitarbeiten. Das heißt, er muß lernen, seine Umwelt zu ertragen, indem er entweder seine Ansichten über sie ändert oder aber sein Milieu wechselt.

Bestimmte hartnäckige Verdauungsstörungen können ebenfalls von einer Allergie abhängen, die im Verdauungstrakt lokalisiert ist. Eine angemessene Diät in Verbindung mit einer energetischen Regulierung kann diese Zustände bessern.

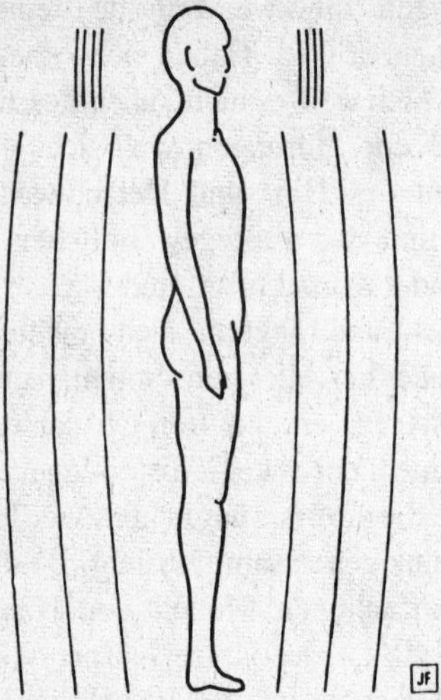

Abb. 23: Im Kopfbereich lokalisierte Allergie

Kehren wir zu den Fällen zurück, bei denen der Energiekörper auseinandergebrochen ist. Eine Frau berichtet mir von einem entsetzlichen Gefühl in ihrem Körper, der sich nicht mehr aufrechthalten kann, von einem Geschmack wie von Blut im Magen und in der Speiseröhre. Sie hat 18 Kilo abgenommen und glaubt, sterben zu müssen. »Ich kann andere Menschen nicht aushalten; alles vibriert um mich herum. Ich denke und spüre alles, was meine Nachbarin von mir denkt und spürt. Ich habe keine Vorstellung von der Zukunft, das Frühere habe ich vergessen, und die Gegenwart existiert für mich nicht.«
Bei der Untersuchung ist der Energiekörper sehr weit vom physischen Körper entfernt. Eine sorgfältige Überprüfung ergibt, daß er aus drei Teilen besteht. Der eine schwingt im Vierer-, der

andere im Zehner-, und der dritte im Zwölfer-Rhythmus. Sowohl die Vorder- als auch die Rückseite sind gestört. Die Desorganisation wird auch an den Farben und an ihrem Zeiterleben deutlich.

Am Ende der Behandlung sagt die Frau: »Ich bin im Frieden, ich sehe alles anders. Alles schien mich anzugreifen. Die Dinge waren platt, jetzt sind sie plastisch. Ich sehe sie in ihrer räumlichen Anordnung, vorher schienen sie ungeordnet. Das Licht ist viel schöner, ich sehe es viel klarer... Gehen, atmen, die Arme heben ist ein Vergnügen. Ich bin keine elektrische Batterie mehr, sondern stehe unter einer Art Zauber...«

Ihre Worte »alles vibriert um mich her...« offenbaren von Beginn des Gesprächs an, daß sie ein Medium ist!

Der Arzt sollte möglichst »frisch« sein, wenn der Patient zu ihm kommt, damit er diese verschiedenen Wahrnehmungen der Patienten registrieren und seinem Bild einverleiben, sie ordnen, von der Ursache zur Wirkung voranschreiten und schöpferisch bleiben kann, während er gleichzeitig einen Teil seiner Energie verliert und die Krankheit des Patienten auf sich nimmt. Die Untersuchung des Patienten und die Informationen, die das *Feeling* vermittelt, werden mit dem Horoskop verglichen. Aus dieser Gegenüberstellung ergeben sich neue Aufschlüsse und neue Vorstellungen. Nur so kann man derartige Nachforschungen durchführen.

Das Studium der Rhythmen läßt sich bei vielen Krankheiten durchführen und liefert eine ganze Reihe diagnostischer, therapeutischer und prognostischer Feinheiten. Diese Informationen kommen zu den bereits erworbenen hinzu. So kann es bei einem Mann mit asymmetrischer Hypertonie deutlich werden, daß die Asymmetrie nicht nur von der Ablösung des Energiekörpers, sondern auch von der Unterschiedlichkeit der Rhythmen bestimmt wird.

Durch die Erforschung der Rhythmen am Ende der Behandlung kann man auch Anhaltspunkte für unheilbare organische Schäden gewinnen. Ein schwer erkranktes Auge beispielsweise, das nicht wieder heilen kann, wird trotz Behandlung und wiederhergestelltem Gleichgewicht nicht zum gleichen Schwingungsmuster wie das gesunde Auge und der übrige Organismus zurückfinden.

Meine Arbeitshypothese, die ich dem Atommodell von Niels Bohr nachgebildet habe, hat mich dazu geführt, den Menschen als Kern einer Reihe von Schwingungsschichten anzusehen. Indem ich die Hand vom Kern wegbewege, bringe ich eine Schicht nach der anderen in mein »Fühlfeld«; die Zahl der Schwingungen pro Zeiteinheit nimmt dabei mit zunehmender Entfernung der Schichten zu. Verschiedene Beobachtungen haben mich zu folgenden Schlüssen geführt:

1. Die erste, dem Körper nächste Schicht kann einen Rhythmus aufweisen, der den Erschöpfungszustand des Patienten ziemlich gut ausdrückt: ein in der Stadt lebender Durchschnittsbürger hat einen Vierer-Rhythmus. Paul Nogier hatte dieses Zahlenverhältnis (4/4) nicht zufällig angegeben. Es kann aber auch ein Zweier- oder sogar ein Einser-Rhythmus vorhanden sein.

Die Behandlung beschleunigt die Schwingungen schnell, es kann schließlich ein Zwölfer-Rhythmus erreicht werden. Wenn sich der Rhythmus auf der Ebene dieser ersten Schicht nicht verändert, ist der Patient schwer krank; man kann dies z. B. im Verlauf einer Leberinsuffizienz beobachten.

Den Heiler kann man daran erkennen, daß seine erste schwingende Schicht – an einem in der Stadt und in der Wohnung verbrachten Tag *(Abb. 24)* – 55mal pro Zeiteinheit schwingt. Auf dem Land oder am Meer kann der Rhythmus bei mir auf 100/100 und darüber ansteigen.

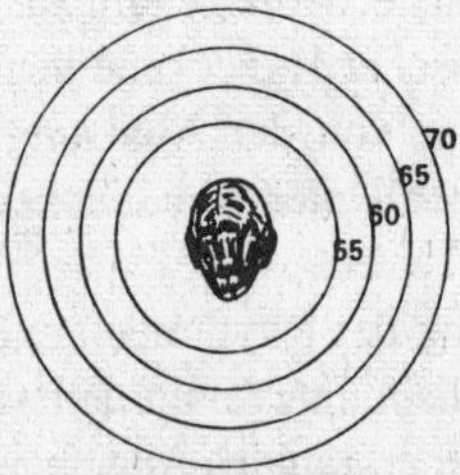

Abb. 24: Heiler

2. Bei den folgenden Schichten erhöht sich unter Normalbedingungen die Schlagfolge sukzessive: zum Beispiel 6/6 bei der zweiten Schicht, 8/8 bei der dritten. Beim Heiler betragen die Schlagfolgen 110/110, 120/120, 130/130 usw. Man kann aber auch beobachten, daß unmittelbar nach einer Behandlung diese Rhythmen beim Therapeuten steil abfallen: Es scheint, als zapfe der Patient die Schichten an und sauge die Energie auf. Ich spüre die Erschöpfung deutlich, wenn die erste Schicht beeinträchtigt wird und im Rhythmus absinkt.
Die dem Körper nächste Schicht kann aber auch konstant bleiben, 100/100. Aber die folgenden sinken auf 80/80 oder 50/50 und sogar 27/27 ab, wenn zwei oder drei schwerkranke Menschen nacheinander behandelt wurden.
3. Eine Krankheit kommt manchmal nicht nur durch ein Absinken des Rhythmus, sondern auch durch dessen Unveränderlichkeit zum Ausdruck.
Ein Patient z. B. hatte seit langer Zeit neurologische Störungen. Bei der Untersuchung (der Saturn steht im 12. Haus) bricht das Prisma – das den Menschen darstellt – nicht nur das Licht, sondern auch die fünf Elemente schlecht. Ich stelle fest, daß die verschiedenen Schichten alle im gleichen Rhythmus schwingen, in einem Fünfer-Rhythmus.
Nachdem ich Farben und Elemente reguliert habe, ist der Fünfer-Rhythmus immer noch unverändert! Die Schichten erscheinen wie erstarrt. Um diesen Rhythmus zu verändern, muß ich zu einem Trick greifen, muß irgendwie einen Funken hineinwerfen, der die Energie entfacht, die dann auf höhere Kreisbahnen klettert. Der Kranke wird mit jeder Behandlung beweglicher und ausgeglichener *(Abb. 25)*.
Zusammenfassend ist zu sagen, daß die Rhythmen sowohl die Beschreibung und Bestimmung einer Reihe von Krankheitsbildern, als auch die Aufdeckung der existentiellen Wirklichkeit des Heilers ermöglichen. Es läßt sich zeigen, daß der Heiler auf Kosten seiner eigenen Energieschichten dem Patienten Kraft überträgt *(Abb. 24, 26, 27)*. Die Energieschichten des Heilers erholen sich im Schlaf, beim Ausruhen. Seine Erholung geht viel

schneller vor sich, wenn er sich in der Sonne und im Licht aufhält – denn er ist ja ein Vermittler zwischen Himmel und Erde.

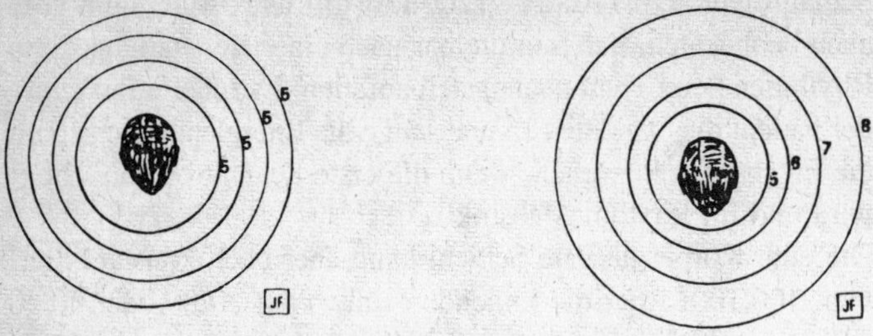

Abb. 25: Kranker/behandelter Patient

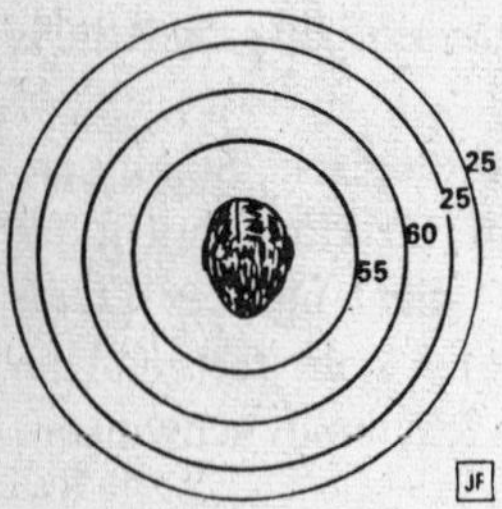

Abb. 26: Heiler, der soeben einen Patienten behandelt und seine Energie auf ihn übertragen hat

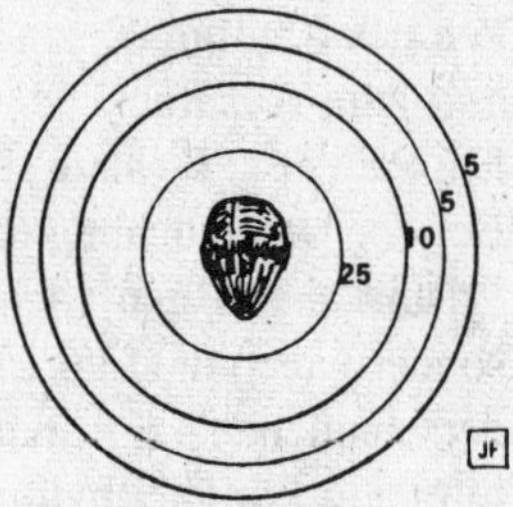

Abb. 27: Heiler, der vom Behandeln erschöpft ist und sich verausgabt hat

15 Fühlhirn und Denkhirn

Körperseitenstörungen – die rechte und die linke Körperhälfte betreffend – können, wie wir gesehen haben, z. B. Blutdruckveränderungen oder Wirbelsäulenbeschwerden hervorrufen. Es gibt aber auch Seitenstörungen, die auf die Psyche zurückwirken. Es ist interessant, daß Hahnemann schon vor langer Zeit die homöopathischen Medikamente beschrieben hat, die vorwiegend auf die eine oder die andere Körperseite einwirken. Man kann diese Störungen mit Hilfe des *Feeling* diagnostizieren; es geht aber auch durch das Pulsfühlen – was den Kreis der Therapeuten erweitert, die sich für dieses Thema interessieren und Patienten behandeln können.

Paul Nogier hat als erster meine Neugier in dieser Richtung geweckt. Er versuchte damals die Seitenbevorzugung junger Schulversager zu bestimmen, indem er sie einfache Additionen oder Divisionen durchführen ließ. Entsprechend dem Puls-Rebound stellte er fest, ob das Kind Rechtshänder, Linkshänder oder Beidhänder war. Als ich diesen Meister verließ und auf meine Weise alles Gelernte noch einmal erforschte, überdachte ich die Art, wie er die Seitenbevorzugung untersuchte. Anstatt eine komplexe Rechenoperation durchführen zu lassen, ließ ich zählen, um das Denkhirn zu untersuchen, und an einen einfachen natürlichen Gegenstand – wie einen Baum, eine Blume – denken, um das Fühlhirn zu erforschen. Mit Hilfe des *Feeling* sowie der vorhandenen klinischen Symptome bin ich dann zu meinem eigenen System gelangt.

Man erkennt leicht, daß das Meßwerkzeug der *Gedanke* ist. Jeder Gedanke bewirkt am Ohr und am Körper eine unterschiedliche Energieverteilung, er induziert nämlich einen Energiestrom, der von seinen jeweiligen Eigenschaften abhängt. Das mag auf den ersten Blick seltsam erscheinen, doch jeder Aurikulotherapeut, der die Kunst des Pulsfühlens beherrscht, kann es nachprüfen. Alle Heiler-Magnetiseure kennen die Kraft des positiven Denkens. Das Denken setzt eine Energie in Bewegung,[33] die Qualität unserer Gedanken bedingt zum Teil unseren Energiekreislauf. Der gesunde Menschenverstand kennt diese Tatsache und bedient sich ihrer unwillkürlich bei vielen Gelegenheiten.

Weniger bekannt ist jedoch die therapeutische Kraft einer Regulierung der Funktionen beider Gehirnhälften. Einige Beispiele: Ein reizendes zwölfjähriges Mädchen kommt zu mir, weil sie sich räumlich und zeitlich nicht zurechtfinden kann. Sie hat im Turnen Schwierigkeiten, da sie nie weiß, ob sie den Ball nach rechts oder nach links wirft. Dieses Mädchen mit seinem offenen und gescheiten Gesicht ist stark behindert, da sie jede Art von Arbeit nur sehr langsam ausführt, körperliche Arbeiten nur zögernd erledigt und sich zeitlich schwer orientieren kann. Ich höre ihr zu und beobachte gleichzeitig ihr Gesicht; sie hat zwischen den Augen eine Narbe – dort, wo das dritte Auge liegt. Die Untersuchung zeigt, daß sich alle Energien, die ihr Denken erzeugt, an dieser Stelle sammeln und stauen! Es ist eine sogenannte »toxische« Narbe. Ich setze eine Nadel hinein, um die Energie zu zerstreuen, und arbeite die Seitenbevorzugung wieder heraus, zuerst nur ungefähr, dann in ihren Feinheiten. Das Mädchen scheint mir Linkshänderin zu sein.

Drei Wochen später sehe ich sie zum zweiten Mal. Das Mädchen kann sich nun selbst genau einordnen: »Ich mache das Seilhüpfen mit dem rechten oder mit dem linken Bein, aber ich wähle im voraus das Sprungbein. Ich fange immer mit dem linken Bein an und nähe mit der linken Hand; ich bin Linkshänderin«, verkündet sie ohne Zögern. Sie erinnert sich an die Fragen, die ich ihr bei der ersten Konsultation gestellt hatte und die sie damals nicht beantworten konnte. Seither hat sie über dieses Thema nachgedacht und aufgrund der Neuordnung ihrer Energien zu einer Antwort gelangen können.

Eine andere recht häufige Gruppe von Beschwerden findet sich bei Kranken, die allgemein zur Kategorie der »Unheilbaren« zählen. Eine Frau z. B. wird als »spasmophil« (zu Krämpfen neigend) etikettiert. Unter »Spasmophilie« fallen alle wenig erforschten und unzureichend behandelten Störungen; der Arzt benennt dieses Etwas, das sich ihm entzieht, und der Patient geht, versehen mit dieser Wegzehrung, genauso klug wie zuvor wieder weg. Diese Frau hat alle möglichen klassischen und alternativen Therapien ergebnislos ausprobiert. Nur die Sophrologie hat ihr vorübergehend geholfen. Ihre Beschwerden begannen vor acht Jahren und traten im Zusammenhang mit einer besonders unangenehmen Scheidung auf. Welcher Art auch immer die bei der Untersuchung von ihr geforderten Gedanken sein mögen – intellektuell oder gefühlsbetont –, in bezug auf ihre Körperseiten herrscht Unordnung. Also fordere ich sie auf, an ihre Scheidung zu denken. Sogleich wird die bevorzugte Körperseite deutlich! Diese Frau wurde durch ihre Scheidung »deprogrammiert«. Und alle ihre Bemühungen um eine Veränderung ihrer Situation sind sinnlos. Die Körperseitenstörung ist vorhanden und wird von einer Reihe anderer Störungen begleitet, die mit dieser »Deprogrammierung« zusammengehören.

Die Behandlung derartiger Störungen ist sehr heikel und läßt sich nicht in einer einzigen Sitzung durchführen, da das in diesem Durcheinander enthaltene emotionale Potential riesengroß ist. Beim ersten Mal muß man die allgemeinen Energieverhältnisse wieder ungefähr in Ordnung bringen. Anschließend soll die Seitenstörung wieder in Erscheinung treten, wenn die Frau an die Scheidung denkt. Dann folgt eine allgemeine Regulierung, die zum Ziel hat, daß die Scheidung als solche keine Störungen mehr hervorruft und sich auf die intellektuelle Ebene – und nicht wie bisher auf die gefühlsmäßige – verlagert.

Diese energetische Arbeit geht im allgemeinen mit heftigem Weinen, mit einigen seltsamen Empfindungen (für den, der seinen Energiekörper nicht kennt), mit Schlafanfällen und manchmal mit einem symbolischen Tod einher.

Der symbolische Tod wird vom Patienten als angenehm erlebt, da er das Gefühl für Raum und Zeit verliert. Für mich ist er viel unangenehmer. Während ich vollkommen bei Bewußtsein und geistesgegenwärtig bleibe, spüre ich an mir selbst die Umwälzung, die sich im Energiekörper des Patienten vollzieht. Sie beginnt am Sonnengeflecht; gleichzeitig beschleunigt sich mein Herzschlag; dazu kommen noch unzählige Empfindungen, die mit den Nervengeflechten zusammenhängen, die zum Brustkorb, Unterleib und Becken gehören. Ich verliere Energie; zu diesem Zeitpunkt ereignet sich eine wahre Energietransfusion von mir auf den Patienten, der ziemlich beunruhigend aussehen kann. Sein Puls wird flach, fast unmerklich, manchmal schnell, dann wieder langsam, die Lippen können vorübergehend blau werden. Wenn ich den Patienten beim Eintritt dieser Anzeichen nach seinem Befinden frage, antwortet er: »Ich gehe weg, es ist ein komisches Gefühl, ich gehe weg.«

Obwohl ich weiß, daß alles gut ausgehen wird, bin ich jedesmal wieder aufgeregt, denn die Anzeichen sind den Symptomen des Herzkreislauf-Kollaps, mit denen ich in den Zeiten meiner schulmedizinischen Laufbahn bestens vertraut war, zum Verwechseln ähnlich.

Bei Agpaoa sind wir derartige Phänomene gewöhnt. Da wir dort stets mehrere Heiler sind, die die für die Verwandlung notwendige Energie übertragen, muß ich die Empfindungen nicht durchstehen, die mich bedrängen, wenn ich allein bin.

Am Ende dieser Erfahrung fühlt sich der Patient sehr wohl: »Ich bin ein anderer Mensch, ich bin befreit von dem, was mich verfolgt hat, bin glücklich.« Es ist wichtig, daß man den Kranken in diesen Momenten ganz still liegen läßt, damit er wieder ein energetisches Gleichgewicht erlangen kann.

Manchmal handelt es sich um eine genau umschriebene Erkrankungszone, die möglicherweise von einer Seitenstörung unterhalten wird. Eine Frau leidet seit mehr als zehn Jahren an einer schweren Dickdarmentzündung. Es stellt sich heraus, daß sie zur Entstehungszeit einen emotionalen Schock erlitt. Einige Tage nach diesem Ereignis stellten sich die ersten Anzeichen der Colitis ein und sind seither nicht wieder verschwunden.

Die Untersuchung der Körperseiten zeigt ein völliges Durcheinander. Ich fordere die Frau auf, an ihren emotionalen Schock zu denken – und die Körperseitenstörung verschwindet auch hier!

Nun lasse ich das Seitenproblem beiseite und versuche, ihre Struktur von Grund auf zu reorganisieren. Die Ohrregion, die den Verdauungstrakt repräsentiert, hat sich normalisiert, und beim *Feeling* zeigen sich in der Bauchgegend keinerlei Anomalien.
Dann wende ich mich erneut der Seitenproblematik zu, die immer noch besteht, und fordere die Frau auf, sich an ihren Schock zu erinnern. Die Seitenstörung verschwindet, aber . . . in der Bauchgegend stellen sich kompensatorische Störungen ein, die sowohl am Ohr als auch durch das *Feeling* wahrnehmbar sind! Es sieht so aus, als ließe der Organismus die Behebung der Seitenstörung nur auf Kosten des Dickdarms zu. Man sieht schon, wie schwierig es für die Schulmedizin und das Labor sein muß, solche Feinheiten zu diagnostizieren.
Die Behandlung ergibt sich aus der schon beschriebenen Technik. Im Anschluß daran muß man den Dickdarm behandeln, der so lange gelitten hat; dies geschieht durch diätetische Maßnahmen sowie eine homöopathische oder pflanzenheilkundliche Behandlung.
Ein Mann hat an ein und demselben Tag Vater und Mutter verloren, sie haben Selbstmord begangen. Daraufhin wird der Mann schwerst depressiv. Die Psychoanalyse bringt in Gang, was er eine »Umkehrung der Persönlichkeit« nennt – er wird schließlich in die Psychiatrie gebracht. Der Ärger geht weiter: Er verliert seinen Arbeitsplatz, wird erneut eingeliefert usw.
Die Körperseitenstörung ist sehr vielschichtig, da er sich darüber im klaren ist, daß er ein verhinderter Linkshänder ist. Die Tatsache, ein verhinderter Linkshänder zu sein, zieht stets eine gewisse Empfindlichkeit gegenüber den Schwierigkeiten des Lebens oder gegenüber jeder Art von Überforderung nach sich. Deshalb hielt Paul Nogier verhinderte Linkshänder dazu an, sich durch Schreibübungen zu echten Linkshändern umzuerziehen.
Angesichts des energetischen Chaos, das sowohl das Zählen als auch der Gedanke an etwas Angenehmes auslöst, fordere ich den Patienten auf, an seine Krankheit zu denken: Schon findet alles zu seiner Ordnung zurück! Es wundert mich nicht, daß diese Störungen den verschiedenen Therapieversuchen trotzten. Die

Regulierung der Energien ermöglicht eine Verringerung der Angst, eine gewisse Wiederherstellung der körperlichen und intellektuellen Fähigkeiten. Dies führt dazu, daß der Patient ein gutes Stück Verantwortung für sich übernimmt. Während einer gewissen Zeitspanne ist jedoch eine etwa monatliche Überprüfung notwendig. Sie wird erst dann seltener nötig und schließlich überflüssig, wenn sich die schweren Planeten entfernen, die als Bestandteile eines langdauernden störungsreichen Transits in Erscheinung treten.

Körperseitenstörungen können sich einstellen, während man eine Fremdsprache erlernt; eine Fremdsprache kann sich andererseits auch günstig auswirken... Die klinischen Symptome können vielfältig sein, ich möchte von zwei Fällen berichten.

Eines Tages ruft mich ein Arzt und Psychoanalytiker an und bittet mich inständig, eine seiner Patientinnen zu empfangen, die an Magersucht leidet. Ich lehne ab. Mein Vorgehen ist positiv und auf Entfaltung ausgerichtet, seines vergangenheitsorientiert, es hält sich beim Negativen auf und zieht frühere Probleme ans Licht der Gegenwart. Zwar leugne ich den Nutzen der Psychoanalyse für einige Patienten mit sadomasochistischer Charakterstruktur nicht, aber ich sehe keine Möglichkeit einer therapeutischen Zusammenarbeit. So habe ich wenigstens damals gedacht. Der Psychoanalytiker insistiert, sagt mir, sie wolle sich umbringen, es bleibe nur noch die vorbeugende Unterbringung in der Psychiatrie, deren längerfristige Wirkungen er für sehr zweifelhaft hält. Nach langem Bitten stimme ich zu.

Die junge Frau ist eine Amerikanerin, die nach Frankreich gekommen ist, um ihre Französischkenntnisse zu vervollständigen. Sie war in Amerika vier und in Frankreich drei Jahre in Analyse, aber ihre Magersucht wird immer schlimmer. Von Anfang an mache ich mir keine Illusionen, ich sehe keine Möglichkeit, einen derartigen Fall zu bessern. Ihr Energiekörper ist nicht sehr weit von ihrem physischen Körper entfernt, die Störungen der Farben halten sich in Grenzen. Ich untersuche die Gewichtung der Körperseiten und lasse sie dabei Englisch, ihre

Muttersprache sprechen: nichts Ungewöhnliches passiert! Irgend etwas bekomme ich nicht zu fassen, so viel ist sicher.
Da sie zweisprachig ist, habe ich die Idee, die Körperseitenbetonung noch einmal zu untersuchen und sie dabei auf Französisch zählen und denken zu lassen. Jetzt treten die Störungen auf! Ich behebe sie.
Eine etwas eingehendere Befragung ergibt für mich, daß einige ihrer Probleme tatsächlich in die Zeit ihrer ersten Französischstudien zurückreichen. Sie leugnet einen Zusammenhang und sagt, das sei unmöglich, da sie damals nur zwei Stunden Unterricht pro Woche hatte! Ohne sie überzeugen oder hereinlegen zu wollen, führe ich die Regulierung in diesem Sinne entschlossen durch und entlasse die Patientin nicht, ehe die Seitenbetonung mit beiden Sprachen vollkommen geklärt ist. Zwei Sitzungen reichen, um sie vollständig zu heilen!
Einige Zeit später halte ich einen Vortrag bei den Rosenkreuzern. Als ich gerade den Saal betrete, fällt mir eine junge Frau um den Hals und küßt mich. Es ist die Amerikanerin. Ihr Psychoanalytiker ist auch da, an ihrer Seite. Er lächelt und bedankt sich bei mir. Es ist alles in bester Ordnung!
Es kann auch das Umgekehrte passieren. Jemand schickt mir eine junge Engländerin, die mit einem in England arbeitenden Franzosen verheiratet ist. Sie sagt mir sofort, wie glücklich sie ist, in Paris zu sein; sie liebt Paris und würde gern mehr von dieser Stadt haben, wenn es ihr Zustand erlaubte. Sie ist leider völlig kraftlos, total verwirrt, kann ihre Gedanken nicht koordinieren, leidet unter Schwindelzuständen und sonstigen unbeschreiblichen Nöten. Wenn sie steht, tritt außerdem noch ein immer stärker werdendes Ohrensausen und -pfeifen auf.
Ihr Energiekörper ist schwerst gestört und durcheinander. Fürs erste muß ich mich mit einer allgemeinen Regulierung zufriedengeben. Am nächsten Tag kommt sie wieder, und es geht ihr unendlich viel besser: Die Schwindelgefühle sind verschwunden, sie fühlt sich viel sicherer auf den Beinen, ist mehr »in« sich. Ich untersuche nun die Körperseitenbetonung,

und zwar mit beiden Sprachen. Diesmal ist das Englische der Störfaktor! Sie verabscheut das Leben in Cambridge, wo ihr Mann Professor ist, und verbringt so viel Zeit wie möglich in Frankreich!
Auch bei ihr schlägt die Behandlung an. Schwindelgefühle, Ohrensausen, Pfeiftöne, sonstige Nöte – alles bessert sich. Ich rate ihr, sich eine positive Grundhaltung anzugewöhnen und die Vorteile des Lebens in England zu sehen – oder sich einzubilden!
Die Körperseitenstörungen können der Grund für organische Erkrankungen sein: Die gutartigen Hypophysentumore haben keinen anderen Ursprung. Man kann das weitere Wachstum dieser Geschwulste der Hirnanhangdrüse verhindern, d. h. heilen, indem man die Seitenstörung behebt und reguliert. Wer ein gewisses *Feeling* hat, kann übrigens den Energiestrom spüren, der in solchen Fällen den mittleren Bereichen des Kopfes entweicht.
Aber das Thema ist damit noch nicht erschöpft.
Eine Anwendungsmöglichkeit der Körperseiten-Regulierung erstreckt sich auf ein Gebiet, das mir besonders am Herzen liegt: die Schulschwierigkeiten und Lernrückstände bei Kindern. Hier kann man wichtige vorbeugende Arbeit leisten, da ja die Zukunft eines Lebens auf dem Spiel steht.
Der kleine Frank schafft es einfach nicht, gute Noten zu bekommen, obwohl er gutwillig und fleißig ist. Bei der Untersuchung stelle ich eine Seitenstörung fest und korrigiere sie. Von da an bessern sich die Noten, Frank behält das Gelernte viel besser. Er spürt jetzt deutlich, wann die Seitenstörung auftritt (was an den Planeten und an der Konstitution seines elektromagnetischen Körpers liegt), bittet dann seine Eltern von sich aus um eine Behandlung und kommt mit dem Gedanken, daß seine Noten danach wieder gut ausfallen werden, voller Freude zwei- oder dreimal im Jahr zu mir.
Der zweite Körper ist kein Produkt des Verstandes, auch ein Kind kann sich seiner bewußt sein. Seine Regulierung wird als Wohlbehagen, wie eine Entdeckung, erlebt. »Ich wußte nicht«, haben

mir bestimmte Patienten gesagt, »daß man sich ›wohl‹-fühlen kann, ich dachte immer, der Zustand, in dem ich bis heute gelebt habe, sei das Normale«.
Hoffentlich trägt dieses Buch dazu bei, daß auch die neugierig werden, die diesen zweiten Körper nicht kennen.

16 Symbole werden Wirklichkeit

Früher war mein Zugang zu den Symbolen eher intellektueller Natur; man konnte mit ihnen ohne weiteres einen Gedanken verändern oder darlegen oder eine allgemeine Tatsache vermitteln, die der Zuhörer auf seine Weise frei modulieren und »schattieren« konnte. Als ich Akupunktur studierte, wurde das Symbol etwas Lebendigeres, und ich habe es mit ehrfürchtigeren Augen gesehen, da ich seine geheime Macht bemerkte. Jedoch erst die Schriften des Meisters Aïvanhof ermöglichten es mir, das Symbol wahrzunehmen, zu erspüren, aufzunehmen.

Dann, allmählich, habe ich begriffen, daß das Symbol ein therapeutisches Werkzeug sein kann – z. B. in der Imagination: Gleichzeitig mit dem Vorstellungsbild kann eine ganze Kette von Körperempfindungen und Gefühlen auftauchen, die aus den Tiefen unserer Erinnerungen und unserer Person freigesetzt werden. Diese Freisetzung von in der Tiefe vergrabenen Bildern und Gefühlen wirkt therapeutisch, da die in Bewegung gebrachten Energien befreit werden.

Der Therapeut kann diese Bilder manipulieren. Das ist eine echte Kunst. Mit dem Auftauchen der Bilder muß der Therapeut nach und nach die Rolle eines schützenden Geländers übernehmen. So wurde mir von einem Fall erzählt, bei dem ein im Zustand der Entspannung befindlicher Patient eine Szene in seiner Vorstellung beschreibt, während der er sich einem Abgrund nähert. Er sagt, er werde hinunterfallen; der Therapeut unterläßt es zu sagen, daß er ihn zurückhalten wird – und der Patient gerät ins Koma. Er muß ins Krankenhaus gebracht werden. Einige Tage später erwacht er von selbst wieder aus dem Koma. Auf einer bestimmten Ebene hat er den Unfall »erlebt« . . .

Ein Mann, der an primärer Impotenz litt, hatte sich in eine junge Frau verliebt, die er heiraten wollte; die Eheschließung setzte voraus, daß er geheilt war. Deshalb wurde er zu mir geschickt. Nachdem ich ihn erst in die Entspannung, dann in die Regression, d. h. in der eigenen Geschichte zeitlich zurückgeführt hatte, ließ ich ihn spontan Bilder produzieren, während ich die Jahre abzählte. Als wir im Alter von fünf Jahren angelangt waren (ich fing schon an zu verzweifeln, da mir kein Vorstellungsbild zur therapeutischen Verwendung geeignet schien), sah er sich als kleinen Jungen auf einer Mauer sitzen. Die deutschen Soldaten marschierten in sein Heimatdorf ein, und zur gleichen Zeit fing eine Sirene zu heulen an, es gab Bombenalarm. Und obwohl das Vorbeimarschieren der Truppen für ihn äußerst aufregend war (seine Zinnsoldaten standen in Wirklichkeit vor ihm), wußte er, daß gleichzeitig etwas sehr Schlimmes, etwas Entsetzliches passierte.

Bei dem Wort *Sirene* fahre ich zusammen. Das war der Schlüssel. Für ein Kind ist die Sirene in Kriegszeiten natürlich die Ankündigung eines Bombenangriffs, es kann sich aber auch um die kleine Meerjungfrau (franz.: sirène) aus den Märchen von Andersen handeln, d. h. um die verführerische Weiblichkeit.

In dieser Vorstellung des Patienten begegnet uns die Männlichkeit der Soldaten zusammen mit dem Symbol der Verführung. Also fordere ich den Mann auf, sich vorzustellen, er gehe am Strand spazieren, lasse die Jahre vergehen und sich heranwachsen. Als er im entsprechenden Alter angekommen ist, schlage ich ihm vor, in seiner Phantasie eine schöne »Sirene« erscheinen zu lassen, die den Fluten entsteigt und ein langes Kleid trägt. Sie kommt auf ihn zu und ist so schön, daß er sich in sie verliebt, usw.

Nach dieser Sitzung sah ich ihn nicht wieder, erhielt aber eine Einladung zu seiner Hochzeit und mehrere Geburtsanzeigen. Diese geleitete Imagination hatte ihn geheilt. Ich hatte die Sache »entzaubert«.

Erst später ist mir klar geworden, daß nicht nur die Bildersymbole, sondern auch die Zahlensymbole lebendig sind. Ein Mädchen kam wegen Magersucht in meine Sprechstunde. Nachdem ich sie meinen Grundsätzen entsprechend behandelt habe, über-

prüfe ich am Ende der Sitzung noch die rechte und linke Gehirnhälfte, indem ich sie zählen lasse. Die Zahl 15 läßt das Mädchen aus. Sie fängt zweimal, dreimal von vorne an und läßt jedesmal die 15 aus. Auch beim Rückwärtszählen fehlt die 15. Ich mache sie darauf aufmerksam. Das Mädchen antwortet: »Ich kann diese Zahl nicht sagen.«
Es scheint mir nun angebracht, in die Vorstellungswelt des Mädchens einzusteigen, um den Grund für diese Auslassung kennenzulernen. Ich fordere das Mädchen einfach auf, sich die Zahl 15 vorzustellen und mir zu beschreiben.
»Ich sehe die Eins gegenüber der Fünf in Kampfstellung.« Unterdessen prüfe ich die Energie und korrigiere . . .
»Ich sehe die Eins einen Pfeil auf die Fünf abschießen, die Fünf tut dasselbe . . ., jetzt rundet sich etwas, rollt sich ein, sie haben sich wieder zusammengeschlossen und bilden eine Art Schlange.«
Bei diesem Mädchen hatte mich die Blockierung der Zahl 15 bereits hellhörig gemacht, denn ich dachte an die Tarot-Karten, deren fünfzehnte die Sexualität, symbolisiert durch eine Teufelsgestalt, darstellt.
Ich frage die junge Frau also: »Wie sieht Ihr sexuelles Leben aus?« – »Ich tue, was ich will, mit wem ich will, wann ich will, wo ich will, und sage keinem Menschen ein Wort.« Das also war ihre verborgene Welt. Und die Symbolik des Tarot entsprach sowohl im Bild als auch in der Zahl genau dem, was sie vor den anderen Menschen versteckte.
Die Überprüfung des Horoskops erklärte uns alle ihre Probleme, Fragen und Schwierigkeiten auf der Ebene des sexuellen Gleichgewichts. Die Depression, die Magersucht und die Angst haben sich nach dieser Sitzung stark gebessert.
Daraufhin untersuche ich die Symbolik der Zahl 15 noch genauer. Ein anderes Mädchen, das wegen Depressionen zu mir kommt, wird beim Aussprechen der Zahl 15 seitengestört. Vorsichtig, denn sie ist erst vierzehn Jahre alt, frage ich nach. »Ich habe meine Periode gerade, aber ich wollte es Ihnen nicht sagen. Ich hatte Angst, Sie würden den Termin dann absagen.«

Eine Seitenstörung kann aber auch verschwinden, wenn eine Zahl ausgesprochen wird. Bei einer Frau finden die völlig durcheinandergeratenen Körperseiten zur Ordnung zurück, wenn sie die Zahl 18 ausspricht, die im Tarot den Mond, d. h. die Frau, die Mutter, symbolisiert. Ich frage sie nach ihrer Mutter. Sie hat sie als kleines Mädchen schon verloren; sie hat ihr gefehlt, stets denkt sie voller Zärtlichkeit und mit liebevollen Gefühlen an sie und ist sich sicher, daß ihre Mutter ihr »von der anderen Welt aus beisteht«.

Eine vierzigjährige Frau ist bereits wegen Ischias operiert worden, hat aber immer noch Schmerzen. Man rät ihr zu einer zweiten Operation; sie zögert, da der erste Eingriff keinen Erfolg brachte. Auf ihr inständiges Bitten hin erkläre ich mich bereit, sie zu behandeln, verlange jedoch, daß sie jede Anstrengung meidet. Allzu oft verwenden Patienten das gerade wiedergewonnene energetische Kapital sofort für nebensächliche Zwecke, anstatt zuzulassen, daß der Energiekreislauf wieder richtig in Schwung kommt.

Sie berichtet, nach der ersten Sitzung sei es ihr vierzig Prozent besser gegangen. Bei dieser Art von Schmerzen ist die Ordnung der Körperseiten entscheidend. Deshalb bitte ich sie bei der nächsten Sitzung zu zählen. Sie »überspringt« die 18. Sie fängt von vorne an, zählt in Zweier- oder Dreier-Abständen, vorwärts und rückwärts – aber sie überspringt die 18. Im Tarot steht die 18 für Mutterschaft. Ich befrage die Patientin zu diesem Thema. Mit dem zerknirschten Gesichtsausdruck eines unfolgsamen Kindes gesteht sie: »Ich habe einen Kater, er ist wie mein Kind, er ist krank, und ich habe die ganze Nacht bei ihm gewacht und ihn gepflegt . . .«

Ja, alles ist auf höherer Ebene programmiert, in Zahlen, Bildern, Symbolen, und im Wort.

All das wundert mich doch sehr . . . So herrscht also Ordnung in der Welt. Alles ist organisiert, synchronisiert. Die Aussagekraft der Tarotkarten beeindruckt mich. Sie sind der Inbegriff des Unbewußten der Welt, ihrer Archetypen. Und unser Körper kann sich diese Informationen, die unserem Bewußtsein entgehen, ohne unser Wissen und Zutun zunutze machen. Bei der Erforschung der Tarot-Zahlen und ihrer Symbolik, die sich mir nach und nach offenbart, entdecke ich eindrucksvolle Analogien zwischen der »sprechenden« Zahl und den Hauptsorgen der behandelten Patienten.

Eine Frau zum Beispiel – restlos erschöpft – ist Reiseleiterin. Die Zahl 4, die die Materie, das gesprochene Wort versinnbildlicht, steht im Vordergrund.

Ein Mann hat soeben seinen Arbeitsplatz verloren – die 16 springt ins Auge, der vom Blitz zerschmetterte Turm, das getroffene Gotteshaus.

Über die zum Bild des Narren passende Zahl habe ich länger nachgedacht. Die einen meinen, es sei die Null, die anderen ordnen dem Narren die 22 zu. Bei mehreren Versuchen zeichnet sich klar die 22 ab; sie steht bei Menschen im Vordergrund, deren Leben ebenso in Unordnung ist wie ihr Energiehaushalt. Ein Junge, der sich immer wieder aufmacht und mehrere Tage dauernde Märsche unternimmt – wenn er noch kleiner wäre, würde man ihn einen Ausreißer nennen –, scheint zu bestätigen, daß die 22 zum Narren gehört, der einen Beutel über der Schulter trägt.

Man sollte bedenken, daß das Tarot jeder Zahl eine positive und eine negative Bedeutung gibt.

Die Zahlen stellen also eine ordnende Kraft in der Welt dar. Mir wurde dies klar, als ich einen Text las, der aus Balzacs *Séraphita*-Geschichte stammt:

Ihr wißt weder, wo die Zahl beginnt, noch wann sie endigen wird; einmal belegt ihr sie mit dem Namen Zeit, ein andermal nennt ihr sie Raum. Nichts existiert als nur durch die Zahl, ohne sie gäbe es nur eine und dieselbe Substanz, sie macht alle Unterscheidungen und Gattungen möglich. Die Zahl verhält sich zu eurem Geiste, wie dieser zur Materie . . . Ist sie ein Wesen? Ist sie ein von Gott ausgegangener Hauch, um die Materie zu ordnen, in welcher nichts eine Gestalt erhält außer vermöge der Teilbarkeit, die ein Ausfluß der Zahl ist? Die kleinsten wie die unermeßlichsten Schöpfungen unterscheiden sich nur durch Qualität, Quantität, Dimensionen und Kräfte, lauter von der Zahl erzeugte Eigenschaften. Die Unendlichkeit von Zahlen ist ein von eurem Geiste

bewiesenes Faktum, von dem aber die Materie sich selbst keinen Beweis liefern kann.
... Gott ... ist eine mit Bewegung begabte Zahl, die empfunden, aber nicht bewiesen zu werden braucht. ... Gott ... ist eine herrliche Einheit, die nichts mit seinen Schöpfungen gemein hat, sie aber dessen ungeachtet hervorbringt. ... Wie wäre es, wenn ich noch die Behauptung hinzufügte: Bewegung und Zahl sind geboren durch das Wort!
... Wie nun die Zahl, das einzige Ding, an welches eure sogenannten Atheisten geglaubt haben, die physischen Schöpfungen ordnet, ebenso ordnet die Zahlenlehre, die Anwendung der Zahl, die moralische Welt.[34]

Die ordnende Rolle der Zahlen ist ein der Reflexion leicht zugängliches Phänomen, das gleichzeitig die Existenz der unsichtbaren Welt, des ordnenden »Kettgarns« beweist, das es in sich birgt. Dieser Einklang der Schwingungen zwischen Formen, Gedanken, Handlungen und Wort hinterläßt bei mir das allerhöchste Erstaunen. Warum habe ich das nicht schon eher entdeckt? Warum lernt man das nicht in der Schule?
Gleichwohl erklärt auch die Kabbala die Zahlenmystik; die Körpersymbolik findet im Tierkreis ihren Ausdruck; es gibt eine heilige Architektur, Graphologie und Handlesekunst bedienen sich der symbolischen Entsprechungen.
Tony Agpaoa benutzte manchmal während einer Untersuchung oder Behandlung die Finger, aber nicht irgendeinen Finger. Vielleicht bezog er die spezifische Energie eines jeden Fingers mit ein? Um das herauszufinden, untersuche ich die Patienten eine Weile mit verschiedenen Fingern; ich stelle fest, daß nicht jeder dieselbe Reaktion zeigt.
Ein Buch über die Handlesekunst lehrt mich, daß an der Wurzel eines jeden Fingers ein »Berg« liegt, der den Namen eines bestimmten Planeten trägt. Also stelle ich mir vor, daß die entsprechenden Finger die Energie »ihres« Planeten übermitteln und versuche eine Weile, mit Hilfe der Finger den oder die augenblicklich konfliktreichen Planeten des Horoskops zu diagnostizieren. Die Überprüfung zeigt, daß ich richtig liege, wenn ich mich dieser Hinweise bediene. Ob es sich um eine Übereinkunft handelt, bei der man sich die symbolische Ordnung der

Welt zunutze macht, oder ob ein anderer Vorgang entscheidend ist, weiß ich nicht – es funktioniert jedenfalls! Und ich habe intuitiv den Sinn von Agpaoas Handlungen verstanden.
Die Wirksamkeit des Symbols wird mir noch deutlicher, als eines Tages ein Kranker in Begleitung seines Arztes zu mir kommt. Der Arzt ist seinem Patienten gegenüber völlig ratlos. Dieser weist eine Reihe beängstigender Symptome auf, hat Atembeschwerden und kann nicht mehr sprechen – das schadet seiner Karriere. Er ist Inspektor, und sobald er etwas sagen soll, versagt ihm die Stimme, er verliert die Fassung, bekommt einen Erstikkungsanfall usw. Bisher hat keine einzige Behandlung seine Symptome gebessert.
Nach einer Grundregulierung will ich die Seitengewichtung der beiden Gehirnhälften in Ordnung bringen und fordere ihn auf zu zählen. Er überspringt die Zahl 30. Ich lasse ihn vorwärts und rückwärts, in Zweier- und Dreier-Abständen zählen – er läßt die 30 aus.
Als ich ihn darauf hinweise, antwortet er – wie jenes Mädchen –, er wisse es, könne die Zahl aber nicht aussprechen. Ich arbeite nicht mit Imaginationen, sondern nötige ihn, die Zahl auszusprechen. Er wird blau, bekommt einen Erstickungsanfall, würgt, hustet, verliert die Stimme und macht mir ein Zeichen, daß seine Anfälle immer so verlaufen. Das Schauspiel ist eindrucksvoll. Ich habe gewisse Schwierigkeiten, ihn zu untersuchen, und entdecke, daß meine ganze bisherige Arbeit an ihm »dahin« ist. Schnell korrigiere ich die Störungen; alles kommt wieder in Ordnung. Während die Nadeln ihre Arbeit tun, mache ich mir über die Bedeutung der Zahl 30 Gedanken. In den Tarotkarten entspricht ihr der Jupiter, d. h. der Erfolg, der Stolz.
Schließlich frage ich ihn, ob nicht vor dem Auftreten seiner Anfälle sein Stolz verletzt worden sei, und höre mit Erstaunen, daß ihm genau dies widerfahren ist. Seine Frau hat aus sehr persönlichen Gründen vor seinen sämtlichen Kollegen einen Skandal ausgelöst, und sein hervorragendes Image hat eine Einbuße erlitten. Sein ganzes Leben war von dem Gedanken geleitet gewesen, eine unbestrittene Autorität darstellen zu wol-

len, und dann sei mit einem Schlag alles zusammengebrochen, er habe keine Selbstachtung mehr. Im Grunde wisse er nicht, wer er sei.

Diese »Materialisation« des Symbols beweist in ihrer Klarheit und Eindeutigkeit mehr als jede andere Beobachtung und jede langatmige Abhandlung die Wirksamkeit des Symbols. Die sogenannten primitiven Völker kennen die Symbole besser als wir und verwenden sie in der Krankenbehandlung.

Wie hat das Aussprechen dieser Zahl, die er nicht sagen wollte oder vielmehr konnte, den Anfall so schlagartig ausgelöst? Vielleicht kommt es daher, daß ich nicht wie gewöhnlich über das Vorstellungsbild eingestiegen bin, das die Energie behutsamer befördert als das Wort. Man sagt, die Welt sei durch das Wort geschaffen worden. Das Wort hat in diesem Fall die Störungen auf der Stelle hervorgerufen.

Hat meine Anwesenheit eine aufdeckende Funktion? Wird der Kranke durch meine Medialität an die Welt der Symbole »angeschlossen«? Stoßen wir hier auf eine Quelle der verborgenen Kräfte und Mächte?

Alle Beziehungen zwischen dem Sichtbaren und dem Unsichtbaren scheinen vorherbestimmt zu sein. Manchmal sieht es aber so aus, als träte eine Unterbrechung des »Stromkreises« ein – Ver- und Entschlüsselung klappen nicht mehr. So kommt eine junge Frau zwei Monate nach einer Entbindung durch Kaiserschnitt zu mir. Sie klagt über unklare Schmerzen. »Wie seltsam«, sage ich, »Sie sehen immer noch wie eine Schwangere aus.«

Sie gesteht: »Ich hätte es Ihnen nicht zu sagen gewagt – auch sonst niemandem – weil man geglaubt hätte, ich hätte den Verstand verloren; ich fühle mich immer noch schwanger, obwohl ich es nicht bin. Wenn ich am Morgen aufstehe, fühle ich mich schwanger, und der Spiegel sagt es mir auch.«

Bei der von mir Untersuchten sind die Energien so verteilt, als wäre die Frau schwanger. Nach der Regulierung sind alle derartigen Empfindungen verschwunden, sie fühlt sich nicht mehr schwanger.

Was ist passiert? Wahrscheinlich hat die »Deprogrammierung«

nicht stattgefunden. Auf der Ebene des Energiekörpers schien mir alles diese Vermutung zu bestätigen, obwohl das Kind den physischen Körper verlassen hatte! Aber durch einen Kaiserschnitt! Es ist durchaus möglich, daß die Wirkung der Anästhesie die Deprogrammierung der Schwangerschaft auf der Ebene des Energiekörpers behindert hat. Es ist auch möglich, daß es sich hier um ein Phänomen handelt, das vom Auseinanderbrechen der Körper abhängt. Der physische Körper lebt sein Leben, und der Energiekörper oder Teile von ihm leben ein anderes.

Aber auch das genaue Gegenteil habe ich beobachtet: Sowohl in psychischer Hinsicht als auch am Ohr ablesbar war ein Kind »programmiert«, aber die Frau war unfruchtbar. Sie kommt wegen ihrer Sterilität zu mir. Bei der (energetischen) Untersuchung scheint alles darauf hinzuweisen, daß sie schwanger ist. Aber sie kommt genau am Ende ihrer Periode. Eine noch gründlichere Untersuchung ergibt, daß sie keine Seitenstörung hat. Wenn man der Theorie von Paul Nogier Glauben schenkt, ist ein Junge »programmiert«. Ich gestehe der Frau, wie erstaunt ich bin, und frage, ob sie viel an dieses Kind denkt. »Ja, seit zehn Jahren, alles ist bereit, um es zu empfangen, es hat sogar einen Namen, es ist nämlich ein Junge.«

Hier hat die Materialisation, die Fleischwerdung der »Informationen« nicht stattgefunden, während im vorausgehenden Fall die »Information«, das Programm, nicht gelöscht wurde.

Manchmal sieht es auch so aus, als mache die betreffende Person einen Streifzug durch die unsichtbare Welt, um dort die Symbole zu erleben. Der zweite Körper löst sich ab und nimmt die Stelle des physischen Körpers ein. Gleichzeitig treten nicht mehr die Gegebenheiten der gewöhnlichen Welt in Erscheinung, sondern, in Gestalt von Symbolen, die der zweiten Welt.

Es kann sich die visuelle oder die auditive Funktion des zweiten Körpers manifestieren. Die betreffende Symbolik findet sich im Horoskop.

Eine Stewardess leidet an visuellen Halluzinationen und Angstzuständen. Sie sieht Feuerpfeile vor sich, die sich vorwärtsbewegen, Flugzeuge, die explodieren usw. Sie sieht ihren Mann . . .

ohne Kopf. Bislang hat sie sich geweigert, einen Psychiater zu konsultieren oder sich einem Arzt anzuvertrauen. Sie befürchtet, daß sie nur Medikamente bekommen, ein medizinischer Fall werden würde; ihr graut vor den psychiatrischen Anstalten, und sie hat Angst, ihren Arbeitsplatz zu verlieren. Bei der Untersuchung ist ihr Energiekörper insgesamt vom physischen Körper abgerückt, aber in Höhe der Augen hängen die beiden Körper zusammen.

Das astrologische Bild zeigt eine mediale Veranlagung. Neben dem Neptun, der genau am Aszendenten steht, entsprechen die Planeten im sechsten Haus der Symbolik ihrer Halluzinationen: der Feuerpfeil ist die Sonne-Mars-Konjunktion; das brennende Flugzeug entspricht dem Quadrat zwischen Merkur und Uranus; der abgeschnittene Kopf ist die mit Mars in Konjunktion und zum Uranus im Quadrat stehende Venus . . . im Widder. Die Planeten, die zur Zeit über die Waage laufen, aktualisieren all diese Aspekte. Man kann sagen, daß das dem Widder zugehörige Haus, das dem Kopf entspricht, in diesem Augenblick ein Maximum an Aspektierungen empfängt. Die Frau macht genau in diesem Bereich ihren Streifzug durch die feinstoffliche Welt. So sieht sie den ganzen Körper ihres Mannes in der »Alltagswelt«, den Kopf aber im »Nicht-Alltäglichen«. Aufgrund ihrer medialen Veranlagung sieht sie diese Energien als Symbole, die an diesem besonderen Ort (Haus des Widders, d. h. Kopf) und zu dieser Zeit ihres Lebens eng miteinander verbunden sind. Durch eine energetische Manipulation gelingt es mir, diese Phänomene zu unterdrücken – ich verteile die Energien so, daß sie ihren ursprünglichen Ort wieder einnehmen, und »verklebe« den medialen Körper wieder mit dem physischen.

Eine junge Frau konsultiert mich, weil sie, wie sie sagt, nicht mehr leben kann . . . Ihre Beschwerden reichen weit zurück, bis ins fünfzehnte Lebensjahr, und sie werden immer schlimmer. Mit einem emotionalen Schock hat alles angefangen. Ihre Mutter war an der Brust operiert worden. Man teilt der Tochter mit, es handle sich um einen gutartigen Tumor, aber eine Krankenschwester sagt ihr, es sei Krebs. Diese Doppelinformation zieht eine echte »Bilokation« der Frau nach sich. Sie ist eine »wohlerzogene« Person, handelt nach strengen Grundsätzen und bemüht sich, einen spirituellen Weg zu gehen. Seit jener Zeit jedoch scheint sie zugleich aus zwei Personen zu bestehen, einer alten und einer neuen; die neue ist ganz anders, unflätig, rachsüchtig und aggressiv.

Die verschiedenen Behandlungen bringen ihr keine Linderung. Sie versucht es mit Meditation – aber dadurch wird alles nur noch schlimmer.

Im sechsten Haus, im Zeichen des Löwen, findet sich eine Anhäufung von Planeten – sechs an der Zahl! Es sind dies die Sonne, das Symbol des Ich-Ideals, die in ihrem eigenen Zeichen steht und daher aufgewertet ist; sie wird aber durch eine Pluto-Mond-Konjunktion verletzt (symbolisiert den Tod der Mutter), die von Jupiter, Venus, Merkur, vom absteigenden und vom aufsteigenden Mondknoten (»Schwarzer Mond« und »Drachenkopf«) begleitet wird, die allesamt mit Mars im Stier ein Quadrat bilden. Ein Mond-Neptun-Aspekt bedingt eine mediale Komponente. Wahrscheinlich ist es die Pluto-Sonne-Konjunktion, die die Zerstörung des Ich bewirkt.

Die Patientin berichtet weiter, sie fühle mitten auf der Stirn, zwischen den Augen, eine elektrisierte Stelle. Tatsächlich ist dort die Energie sehr konzentriert; ich finde aber auch heraus, daß der Energiekörper vom physischen Körper abgerückt ist und genau in Höhe des dritten Auges anhaftet. Die Untersuchung der Seitengewichtung zeigt eine Betonung der Zahl 16, des vom Blitz getroffenen Turmes.

Die Behandlung besteht natürlich bei der Schwere des Falles in einer wiederholten Energieregulierung. Sie schließt aber auch die Betonung des physischen Körpers durch gymnastische Übungen und die gleichzeitige Unterlassung der Meditation ein.

Noch ein paar einschränkende Worte, die uns verstehen lassen, warum es so gefährlich ist, eine allzu passive und vertrauensselige Einstellung gegenüber dem medialen Sehen zu haben:

- Das vom Medium in der unsichtbaren Welt wahrgenommene

Symbol kann aus einer Überschneidung der Symbolsysteme des Ratsuchenden und des Ratgebers resultieren, der auf diese Weise seine Reinheit einbüßt.

- Ehe man sich auf eine bestimmte Bedeutung festlegt, sollte man das Symbol in Abhängigkeit von der umgebenden stofflichen Welt interpretieren. Aber jedes Symbol, das von oben kommt, hat hier unten eine Vielzahl von Bedeutungen.
- Selbst wenn schließlich das symbolhafte Zeichen und das, was es bezeichnet, einander potentiell entsprechen, kann es vorkommen, daß die Programmierung auf der Ebene des Unsichtbaren nicht bis in die sichtbare Welt hinein übertragen wird. Es gibt im Kosmos punktuelle Unterbrechungen des Informations- und Energieflusses zwischen dem Unsichtbaren und dem Sichtbaren.

17 Das Neptun-Syndrom

Das Neptun-Syndrom kann man astrologisch definieren als einen Aspekt zwischen dem Aszendenten und dem Neptun oder zwischen der Sonne und dem Neptun. Das Imaginäre jedoch wird von den Verbindungen geprägt, die zum Mond bestehen.
In »klinischer« Hinsicht ist das Neptun-Syndrom durch die Wahrnehmung eines gut entwickelten »zweiten Körpers« definiert; er ist ein Vermittler zwischen dem physischen Körper und dem Unendlichen und ermöglicht uns Intuition, Imagination und übersinnliche Wahrnehmungen. Bleibt er unerkannt, stellt er sich als ein übermächtiges Unbewußtes dar, das nicht ins Bewußtsein eingeordnet ist und von zahllosen Unbekannten bestimmt wird. Dieser »Schatten« nimmt die unterschiedlichsten Formen an; die primitiven Völker bringen diese mit verschiedenen Mächten und Gewalten in Verbindung.
Die »Schatten« können in einem Kollektiv zusammenfließen und zu einer Art Kollektivseele werden, die die geistige Verfassung des einzelnen Menschen verwandelt und zu einer beachtlichen Kraft heranwächst. Sie setzt sich zusammen aus der Gesamtheit ihrer Einzelkräfte und ist dennoch verschieden von ihnen.[35]
In bezug auf das *Feeling* haben diese »Neptunier« einen Energiekörper, der keine Grenzen kennt, ihre Beziehung zur elektromagnetischen Umwelt ist daher eine besondere. Dieser Energiekörper löst sich in seiner Geschmeidigkeit, Feinstofflichkeit und Grenzenlosigkeit leicht vom physischen Körper ab; der »Silberfaden« ist sehr dehnbar, weshalb die betreffende Person leicht, zu leicht, von der alltäglichen in die nicht-alltägliche Welt überwechselt. Daraus ergeben sich unerwartete Energieverluste, das Gefühl, sich aufzulösen – besonders unter dem Einfluß von Mondquadraten.
Dies kann eine Gabe oder eine Plage sein. Mehr als sonst spielt

hier in der Art und Weise des Erlebens der Grad der persönlichen Entwicklung eine Rolle. Man kann diesen Doppelgänger als eine äußere Kraft erleben, der man unterworfen ist; in der Magie macht man sich diese Kraft zunutze. Ins Bewußtsein integriert und vom physischen Körper assimiliert, kann er eine beträchtliche Kraft werden.

Es ist interessant, im Horoskop das Gewicht des Neptun festzustellen und anschließend die Ausdrucks- oder Lebensweise des betreffenden Menschen zu verfolgen. Im einfachsten und grundlegendsten Fall kann ein Hang zur Unordnung vorliegen. Es kann sich auch um eine Neigung zum Umgang mit Drogen handeln – gleich welcher Art und Anwendungsweise. Meine Anästhesiekollegen, die mit Drogen umgehen und ihre Patienten in den Tiefschlaf versetzen, weisen in unterschiedlichem Ausmaß diesen neptunischen Aspekt auf, der mit einer für unseren Beruf notwendigen geistigen Offenheit, Sensibilität und Intuition einhergeht. Man kann aber auch Formen des Drogenkonsums – Alkohol, psychedelische Drogen – begegnen. Bei Menschen, die in ihrem Leben keinen Halt haben, spielt auch der Gebrauch von Psychopharmaka eine Rolle.

Im positiven Fall kann man zu übersinnlichen Wahrnehmungen, zu Ahnungen und zu einem spirituellen Leben gelangen. Im negativen Fall öffnen sich Tür und Tor für Illusionen und Halluzinationen jeglicher Art. Das Problem besteht darin, das richtige Maß, die richtige Grenze zwischen der gewöhnlichen und der außergewöhnlichen Welt zu finden. Tony Agpaoa hat mich gelehrt, bewußt und zum Zeitpunkt meiner Wahl von der einen in die andere Welt überzuwechseln. Ich bin überzeugt, daß die Arbeit am *Feeling,* d. h. das »Ertasten« feinstofflicher Wahrnehmungen, einem am meisten Sicherheit gibt. Der Kontakt mit der Realität und die Möglichkeit, die Informationen durch verschiedene Vergleichswerte zu überprüfen, bleiben dabei nämlich erhalten.

In einer Familie weisen Vater und Tochter ähnliche Neptunaspekte auf. Sie können als Modelle einer unterschiedlichen Entwicklung gelten, die auf ein Neptun-Syndrom zurückgeht.

Der Vater läßt sich von mir behandeln und vertraut mir an, daß er kaum Selbstvertrauen hat und ganz verzweifelt ist: Er trinkt! Meine Therapie wirkt so durchschlagend, daß er mir eine seiner Töchter bringt. Wegen einer Unstimmigkeit hatten sie sich einige Monate lang nicht gesehen, was ihm sehr leid tut. Er will nur das Beste für seine Kinder, und nun haben diese sich in den Kopf gesetzt, einer Sekte beitreten zu wollen.
Also sehe ich mir das Mädchen an, das mir die ganze Geschichte erklärt. Sie und ihre Schwester haben das Bedürfnis verspürt, sich auf einen spirituellen Weg zu begeben und die Beeinflussungen zu überprüfen, denen sie unter dem Einfluß der materialistischen Konsumgesellschaft ausgesetzt waren. Sie haben sich der *Fraternité blanche universelle* zugewandt, die von Meister Michaël Aïvanhof geleitet wird. Der Vater, dem gewisse Gerüchte zu Ohren kommen und der einer irreführenden Information zum Opfer fällt, glaubt, es handle sich um eine teuflische Sekte. Nach heftigen Auseinandersetzungen treffen die Töchter ihre Entscheidung: Sie verlassen das Haus – was ihnen ihr Alter ohne weiteres ermöglicht – und arbeiten an sich selbst, so, wie sie es für richtig halten.
Aber da taucht ein unerwartetes Problem auf. Das Mädchen sagt mir, daß ich für den Vater eine gewisse Stütze darstelle, ihm helfe; aber nun will er »Médecin des Trois Corps« lesen, und ich spreche darin vom Meister in lobenden Worten. Daher erfindet die Familie tausend Gründe, um es ihm vorzuenthalten! Wenn er es lesen würde, würde er nicht mehr zu mir kommen. Natürlich kann ich nicht tun, was der Vater von mir verlangt: die Tochter zum Verlassen der Bruderschaft bewegen. Dies um so weniger, als der Horoskopvergleich bei Vater und Tochter einen identischen Aspekt im Sinne medialer Fähigkeiten ergibt. Der Vater verwirklicht ihn in negativer Weise, indem er trinkt, die Tochter lebt ihn positiv, sie arbeitet an sich selbst. Also versuche ich, dem Vater meinen Standpunkt darzulegen. Aber ich enttäusche ihn schwer!
Ein Mädchen, für das dieser mediale Körper ein Problem darstellt, lebt mehr in ihm als in ihrem physischen Körper. Der

Energiekörper ist einen Meter von ihr entfernt. Zusätzlich hat sie eine Rechts-Links-Problematik und daher Schulschwierigkeiten.
Sie leidet also an einer Verbindung zweier, in therapeutischer Hinsicht klar abgegrenzter, Störungen, die aber in Wirklichkeit gemeinsam auftreten. Zu diesem Zeitpunkt schildert sie nur unklare Beschwerden. Man hat das Gefühl, sie lebe fern jeder Art von Normalität. Das Horoskop zeigt eine mediale Begabung, die recht gut aspektiert ist. Der Behandlungserfolg wird sich also bald einstellen.
Am Ende der ersten Behandlung fühlt sie sich »ganz anders«, sieht alles genauer und farbenfroher – und sieht auch noch besser in die Ferne!
Bei der zweiten Kontrolluntersuchung zwei Monate später erzählt sie noch Erstaunlicheres: »Als ich von Ihnen wegging, veränderten sich meine Beziehungen zur Welt. Meine Gliedmaßen schienen vergrößert, die Entfernung zu Dingen wandelte sich, sie rückten von mir weg, während ich zuvor das Gefühl hatte, in ihnen drin zu sein. Die Dinge wurden plastisch.« Die Angst hatte sich verringert. Sie hat wieder Freude am Lesen bekommen, und die Rechtschreibung hat sich verbessert.
Die Beziehung zwischen dem Menschen und den Dingen sowie zwischen dem Menschen und seinen Mitmenschen verändert sich sehr oft nach der Behandlung eines Mediums. Daher analysiere ich die psychische Situation während der ersten Konsultation nicht; sie wandelt sich von selbst. Dies enttäuscht die Patienten manchmal, die gerne von sich erzählen. Das verbale Abladen von Problemen auf der »Müllkippe« Therapeut ist nutzlos. Es genügt, die Lage rasch durchzusprechen; sie klärt sich, während die Körperseiten wieder in Ordnung kommen und die Energien ihren Ort finden. Ein und dasselbe Problem kann ganz anders aussehen, je nachdem, von welcher Seite aus man es ansieht.
Ein anderer Patient schildert seine verzerrte Wahrnehmung von sich selbst und von seiner Umgebung:

Die Nacht des Schreckens fängt mit einer überwältigenden Präsenz der Dinge an. Die Gegenstände drängen sich mit erhöhter Realität auf. Wer nie erlebt hat, wie ihn eine Muschel-Kasserolle intensiv fixiert, kann dieses Phänomen nicht begreifen.
So etwas ist a priori nicht unangenehm für jemanden, der sich – wie ich – beklagt, zerstreut zu sein; dieser Zuwachs an Wirklichkeit, den die Dinge plötzlich aufweisen, ist vielmehr durchaus positiv. Aber es handelt sich um eine subjektive Wirklichkeit; . . . oder anders gesagt, um einen Realitätsverlust.

Das Mädchen hatte das Gefühl, in den Dingen zu sein. Hier, bei diesem jungen Mann, sind die Dinge aktiv, sie kommen auf ihn zu, sie sind mit Kräften ausgestattet (sein Mond steht im 12. Haus im Stier und im Quadrat zu einer Saturn-Mars-Konjunktion).
Die mediale Veranlagung kann noch gewaltiger sein, wenn sich der Neptun nicht nur in unmittelbarer Nähe zum Aszendenten befindet, sondern auch durch die Anwesenheit eines schweren Planeten eine größere materielle Energie erhält, wie zum Beispiel bei einem Saturntransit über den Aszendenten und den Neptun; in einem solchen Fall können bedeutsame energetische Entwicklungen stattfinden.
Dies zeigt der Fall einer dreißigjährigen Erzieherin, die schwer depressiv war (der Saturn ging über das 12. Haus!), als plötzlich eine acht Tage dauernde Zeit beunruhigender Ereignisse anbrach. Sie fühlte auf einmal eine ebenso erstaunliche wie fremdartige Kraft in sich: es reichte, daß sie beabsichtigte, ein Kleidungsstück woanders hinzulegen, und es wechselte den Platz. Sie hat dabei nur die Hand ausgestreckt und es nicht einmal berührt; dies kam sogar über mehrere Meter Entfernung hinweg zustande. Wenn sie die Hand in Richtung Kissen ausstreckte, schüttelten sie sich von selbst auf. Sie konnte aus der Ferne die Stereoanlage ausschalten und das Licht anmachen; sie übertrug ohne weiteres ihre Gedanken.

Ich war, glaube ich, in der Lage, jemanden zu töten, ohne ihn zu berühren, nur mit der Energie, über die ich verfügte; es war entsetzlich. Wenn ich auf dem Land spazierenging, raschelten die Blätter schon, wenn ich bloß näherkam. Am Ende dieser schrecklichen Periode war ich plötzlich wieder normal, war von meiner Depression geheilt, ohne zu wissen, warum!

Bei dieser Art von Medialität ist die betreffende Person im bewußten Vollbesitz ihres Energiekörpers, der tatsächlich die Macht hat, Veränderungen zu bewirken. Die genauen Daten jener acht Tage, während der die beschriebenen Phänomene aufgetreten sind, konnte ich nicht feststellen. Das Mädchen und seine Familie haben nämlich diese Periode totgeschwiegen, um sie zu vergessen. Dennoch scheint zu der Zeit ein Uranus- und Saturn-Transit über den Aszendenten stattgefunden zu haben, was die energetische Gewalt erklärt, die sich entwickelt hat.

Diese Frau kam zu mir, weil sie meinte, es würde eine neue depressive Phase beginnen; deren Entwicklung wollte sie auf der Stelle verhindern. Sie befürchtete, daß sich gegen Ende dieser Phase erneut ein solcher Energieschub einstellen könnte.

Einer meiner Freunde (dessen Sonne im 12. Haus in Konjunktion mit dem Aszendenten und im Quadrat zum Neptun steht) hat ähnliche Phänomene beobachtet. Das Vorhandensein einer Mars-Uranus-Konjunktion in Verbindung mit einer weiten Konjunktion mit der Sonne kann auch hier das Phänomen erklären, das in dem Augenblick auftrat, als der Saturn über diese Planeten ging. Aber das Neptun-Quadrat hat ihm nicht erlaubt, diese Kräfte zu beherrschen, wie das bei der jungen Erzieherin der Fall war. Bei ihm geriet die Energie ohne sein Wissen in Bewegung.

In der betreffenden Zeitspanne sind in seiner Umgebung seltsame Dinge geschehen: Steine flogen in sein Zimmer, obwohl alle Fenster geschlossen waren, Dinge verlagerten sich von selbst. Er fragte sich eines Abends, ob er verrückt geworden sei, als er bei Freunden ganz mechanisch einen Zierfisch aus Metall anfaßte und dieser zu ihm sagte: »Nimm mich, sie wollen mich wegwerfen«. In diesem Augenblick sagte die Frau des Hauses zu ihm: »Wenn er dir gefällt, kannst du ihn haben, ich will ihn nicht mehr.«

Er wohnte in einem Kulturzentrum und wurde eines Nachts von einer Frauenstimme aufgeweckt, die um Hilfe rief (Pluto-Mond-Trigon, Neptun-*Sextil*). Als er auf sein Zimmer zurückging, nachdem er die Räumlichkeiten erkundet hatte, um dieser un-

sichtbar bleibenden Frau helfen zu können, folgten ihm die Sessel der Eingangshalle . . . Am anderen Morgen weckte ihn die Hausmeisterin, klopfte an seine Tür und fragte ihn: »Warum haben Sie denn alle Sessel vor Ihre Tür gestellt?«
Der Saturn-Transit ging zu Ende, als ich ihn behandelte. Er hat gleichzeitig an sich selbst gearbeitet und seine mediale Begabung ist zum medialen Sehen geworden.
Man sieht, wie sich die außergewöhnliche Welt mit der Alltagswelt vermischen und die Symbolik eines Horoskops zum Ausdruck kommen kann. Das Problem besteht darin, wie man unterscheidet, was zur materiellen und was zur feinstofflichen Welt gehört, in der ungeahnte Kräfte stecken. In Abhängigkeit von einer bestimmten Anzahl von Elementen, die ihrerseits von der Qualität des elektromagnetischen Körpers, vor allem aber vom Entwicklungsstand der Person abhängen, wird man von diesen Kräften in Beschlag genommen oder steuert sie. Man kann sie steuern, ohne es zu wissen, und darüber entsetzt sein – wie es bei meinem Freund der Fall war. Man kann sie aber auch bewußt steuern und trotzdem entsetzt sein, wie im Fall der jungen Erzieherin. Man kann sie schließlich – wie Agpaoa – bewußt und mit einem therapeutischen Ziel einsetzen.
Hier ist die Erklärung für die Poltergeister sowie für alle telekinetischen Phänomene zu finden, die der materialistisch und wissenschaftlich ausgerichteten Parapsychologie unverständlich bleiben. Die vollkommene Beherrschung dieses zweiten Körpers und seiner energetischen Gewalt erklärt auch die sogenannte »Astralreise« und die Phänomene, die Agpaoa willentlich zuwege brachte, indem er die Kräfte seines feinstofflichen Körpers meisterte.
Die moralische Verurteilung all dieser dem Teufel zugeschriebenen Phänomene durch die christliche Religion hat dazu geführt, daß man diesen natürlichen Manifestationen mit Entsetzen begegnet, sie ins Unbewußte verbannt und damit ihre Erklärung verhindert.
Eines Tages befinde ich mich in diesem Zusammenhang in einer seltsamen Lage. Auf Empfehlung einer vertrauten Freundin von

mir, die eine sehr weit fortgeschrittene Heilkunst ausübt, ruft eine Nonne an und bittet mich um einen Termin. Ich wundere mich, daß meine Freundin Nicole diesen als schwierig angekündigten Fall nicht selbst behandelt und willige ein.
Drei Klosterschwestern in Tracht suchen mich auf. Die Oberin sollte kommen, hat aber den Zug verpaßt; die Nonnen erläutern mir die Sachlage. Die ganze Gemeinschaft ist krank – nicht nur der Pariser Konvent, sondern auch die Gemeinschaften in der Provinz. Es genügt, daß eine der Nonnen aus der Provinz nach Paris kommt und einer dortigen Nonne die Hand schüttelt – schon hat sie sich angesteckt und steckt auch ihre Mitschwestern an, sobald sie wieder in ihren Konvent zurückkehrt! Einige Nonnen wurden verschiedentlich behandelt, schulmedizinisch oder homöopathisch, aber ohne Erfolg. Die Mikroben oder Viren, in denen man die Ursache sieht, haben gesiegt. Dann hat man versucht, die Örtlichkeiten zu sanieren, aber auch hier blieb der Erfolg aus.
Da die Schwestern einem kontemplativen Orden angehören, stelle ich sofort meine Diagnose – noch im Empfangszimmer! Ich bin in einer verzwickten Lage. Haben sie mein Buch gelesen? Die Antwort: »Nein.«
Die Oberin fehlt. Werde ich ihnen nicht wie ein satanisches Frauenzimmer vorkommen, wenn ich ihnen meine Ansichten erläutere, die von meinen Erlebnissen mit Agpaoa herrühren? Einen Moment zögere ich, aber ihr Vertrauen ist absolut. Und die Nonnen möchten dieser »Hölle« entkommen. Ich untersuche die am stärksten betroffene Schwester, sie leidet unter Fieberattakken, Unwohlsein, Wirbelsäulenbeschwerden usw.
Ihrem Horoskop entnehme ich, daß sie ein ausgezeichnetes Medium ist; die »klinische« Überprüfung zeigt einen Energiekörper, der einen Meter von ihr entfernt ist und verschiedene Störungen aufweist.
Ich erkläre ihr meine Theorie von den Drei Körpern, die Bedeutung ihres zweiten Körpers und des Energiekörpers ihrer Mitschwestern sowie der Vereinigung der feinstofflichen Körper zu einem kollektiven Energiekörper, der ein und dasselbe Leiden

hat und sich in identischer Weise in ihren physischen Körpern ausprägt. Nachdem ich die Energien korrigiert habe, erhebt sie sich – glücklich, wie sie sagt – und teilt mir mit, wie sie sich fühlt: umfassendes Wohlgefühl, klarere Sicht, alles sieht plastischer und farbiger aus, Gefühl, wieder bei sich zu sein! Und die Schmerzen sind auch verschwunden.
Nicole erzählt mir später, ich sei als Retterin aufgetreten. Am Ende dieser einzigen Sitzung war nicht nur die eine Schwester geheilt, sondern auch *sämtliche Gemeinschaften!* Das war möglich, weil sich der Vorgang, der die Gemeinschaftskrankheit hervorgerufen hatte, umgekehrt hat.
Die behandelte Nonne kommt ein Jahr später erneut zu mir. Da einige geringfügige Symptome auftreten, die sie an die früheren Beschwerden erinnern, beugt sie lieber einer Erkrankung vor; außerdem möchte sie dadurch ihre Mitschwestern vor der »Ansteckung« bewahren. Man kommt nicht an dem Gedanken vorbei, daß diese meditierenden Frauen eine mediale Struktur haben, die sie auf spirituelle Weise leben. Sie sind vor allem anderen Bewohnerinnen der zweiten Welt. Ihre Gesamtheit bildet einen *einzigen* medialen Körper. Leider leben sie diesen Körper, ohne genau zu wissen, welche Kräfte ihn leiten. Dies erklärt auch die historisch überlieferten Besessenheits-Phänomene.
Man kann in Erwägung ziehen, daß es sich hier nicht um eine ursprünglich virale oder bakterielle Ansteckung handelt, sondern um eine energetische, die von einer Nonne auf die andere übertragen wurde. Die Art und Weise, wie sich das Geschehen induktiv entwickelt und wieder zurückgebildet hat, spricht für meine Vermutung.
In diesem Zusammenhang ist das Denken von Samuel Hahnemann richtungweisend. In seinem »Organon« scheint er die Möglichkeit eines solchen Phänomens anzusprechen:

Im gesunden Zustande des Menschen waltet die geistartige, als Dynamis den materiellen Körper (Organism) belebende Lebenskraft (Autocratie) unumschränkt.
... Der materielle Organism, ohne Lebenskraft gedacht, ist todt und,

nun bloß der Macht der physischen Außenwelt unterworfen, fault und wird wieder in seine chemischen Bestandteile aufgelöst.
... Wenn der Mensch erkrankt, so ist ursprünglich nur diese geistartige, in seinem Organism überall anwesende, selbstthätige Lebenskraft (Lebensprincip) durch den dem Leben feindlichen, dynamischen Einfluß eines krankmachenden Agens verstimmt; nur das zu einer solchen Innormalität verstimmte Lebensprincip kann dem Organism die widrigen Empfindungen verleihen und ihn so zu regelwidrigen Thätigkeiten bestimmen, die wir *Krankheit* nennen, denn dieses, an sich unsichtbare und bloß an seinen Wirkungen im Organism erkennbare Kraftwesen, giebt seine krankhafte Verstimmung nur durch Äußerung von Krankheit in Gefühlen und Thätigkeiten (die einzige, den Sinnen des Beobachters und Heilkünstlers zugekehrte Seite des Organisms), das ist, durch *Krankheits-Symptome* zu erkennen und kann sie nicht anders zu erkennen geben.
... Von schädlichen Einwirkungen auf den gesunden Organism, durch die feindlichen Potenzen, welche von der Außenwelt her das harmonische Lebensspiel stören, kann unsere Lebenskraft als geistartige Dynamis *nicht anders denn auf geistartige (dynamische) Weise ergriffen und affiziert werden* und alle solche krankhafte Verstimmungen (die Krankheiten) können auch durch den Heilkünstler nicht anders von ihr entfernt werden, als durch geistartige (dynamische, virtuelle) Umstimmungskräfte der dienlichen Arzneien auf unsere geistartige Lebenskraft, percipirt durch den, im Organism allgegenwärtigen Fühlsinn der Nerven.[36]

Es geht mir nicht darum, die Existenz der Mikroben und Viren zu leugnen, oder die Pathologie in Abrede zu stellen, aber man kann an diese Fragen auch mit neuen Denkweisen herangehen. Es gibt heute eine wissenschaftliche Forschung, die von Leuten betrieben wird, die keine Scheuklappen haben, weil sie einfach dieses »Unbewußte« nicht fürchten und weil sie inspiriert sind. Die Versuche von Prof. Alain Jolivet mit homöopathischen Medikamenten gehören sicher dazu.
Die homöopathischen Medikamente werden bekanntlich aus immer größeren Verdünnungen verdünnter und dynamisierter (rhythmisch geschüttelter) Substanzen hergestellt. Am Ende dieses Vorgangs werden Milchzuckerkügelchen mit der Lösung »imprägniert«. Die Verdünnung geht so weit, daß die Schulmediziner die Wirkung des homöopathischen Medikaments geleug-

net haben, weil es ihrer Ansicht nach keine materiellen Bestandteile der Substanz enthielt und folglich nicht wirken konnte. Damit verkennen sie freilich den Energiekörper und die zweite Welt der unsichtbaren, aber wirksamen Schwingungen.
Prof. Jolivet hat ein Experiment mit zwei Fläschchen gemacht, von denen das eine den Träger des künftigen homöopathischen Medikaments, d. h. die Milchzuckerkügelchen, das andere die Lösung der therapeutischen Substanz enthält, mit der man die Kügelchen tränken will. Die Fläschchen sind aus durchsichtigem Glas.
Nun werden sie hintereinander in den Lichtkegel eines 100-Watt-Dia-Projektors gestellt. Unter normalen Bedingungen erfolgt zwischen den drei vorhandenen Elementen kein Austausch. Die Zuckerkügelchen sind nach wie vor aus Zucker, die Verdünnung der Ausgangssubstanz ist die gleiche, und der Projektor erhellt die ganze Anordnung.
Führt man jedoch in den Ablauf des Experiments einen neuen Faktor ein, nämlich die Dynamisierung – man schüttelt das Fläschchen, das die Verdünnung enthält, im Lichtschein des Projektors –, so vollzieht sich *eine Übertragung auf optischem Wege*. Die Milchzuckerkügelchen erhalten eine Heilwirkung, ohne mit der homöopathischen Verdünnung in Berührung gekommen zu sein! Dies liefert uns eine neue praktische Anwendung der Vorstellungen von der Energie-Information.
Wie ich schon angedeutet habe, kann die vibratorische Bewegung im alltäglichen Leben auf merkwürdige Weise in krankhafte Zustände eingreifen. Ein Patient mit multipler Sklerose, der dank einer mit der Zeit beständigen energetischen Regulierung in gutem Zustand ist, hat jedesmal, wenn er sich im Zug oder in bestimmten Aufzügen befindet, das Gefühl, seine Kräfte zerstreuten sich. Unter dem Einfluß der Schüttelbewegung zersplittert er seine Kräfte – so wie die im Fläschchen enthaltene Verdünnung auch!
Für Rudolf Steiner ist das Werden der Welt ein kontinuierlicher Vorgang der Materialisation, von der spirituellen Ebene in Richtung auf die physische. Was ursprünglich *spirituell war, muß*

sich in Materie verwandeln, muß irgendwie in die Materie »hineingezaubert« werden. Nach den notwendigen Entwicklungen befreit es sich wieder von der Materie, wird »entzaubert«, um wieder spirituell zu werden.

Pélikan beschreibt das Leben von Wanderameisen im tropischen Amerika.[37] Sie haben gewiß eine furchtbare Eigenschaft, sie greifen alles an, was ihnen über den Weg läuft: Insekten, kleine und große Tiere. Sie veranschaulichen aber auch auf ihre Weise unser Thema, bei dem es um die Erforschung der Grenzen zwischen Materie und Nicht-Materie oder von deren Ineinandergreifen geht. Woraus bestehen die Bauten dieser Wanderameisen? Nicht aus Koniferen-Nadeln oder trockener Erde, sondern aus Ameisenkörpern! Wenn ein Volk, das bis zu 100000 Ameisen zählen kann, einen geeigneten Ort findet, ballt es sich zu einem kompakten Haufen zusammen, in dessen Innerem Höhlungen und Gänge sind, so daß die Königin ihre Eier unter günstigen Bedingungen legen kann. Wenn die Ruheperiode beendet ist, löst sich der Ameisenhaufen auf und verwandelt sich wieder in eine »Invasionsarmee«. Das Einzelinsekt gewinnt seine Freiheit und seine Individualität zurück. »In dieser Gesellschaft gibt es keine Diskontinuität zwischen dem Aufbau eines Ameisenhaufens aus den einzelnen Insekten und seiner Fortbewegung während der Wanderschaft. Es vollzieht sich lediglich eine intelligente Veränderung, die Immobilisierung zum Zweck der Fortpflanzung, d. h. eine Konzentration des Lebens und der Energie, und dann wieder eine Bewegung der Energie.« Erst ein »Hineingezaubert-Werden« in die Materie zur Erledigung einer Aufgabe, dann eine »Entzauberung«.

Um einen ganzen geistlichen Orden zu »entzaubern«, genügte es also, daß ich die Energie-Information in Bewegung brachte; dies gelang mir dank meiner vibratorischen Präsenz und der inneren Beziehung zum Licht, an das ich mich laut Agpaoa »anschließen« mußte.

So könnte meine Rolle der des Fläschchens gleichen, das in den Lichtstrahl des Projektors gestellt und geschüttelt wird,

damit es unter dem Einfluß des Lichts vibratorische Informationen aussendet.
Der Therapeut verdient in einem solchen Fall die Bezeichnung *medicine man,* schamanistischer Medizinmann. Er überträgt ein persönliches Potential, und im Licht dieses physikalischen Experiments versteht man die Bedeutung des positiven Denkens, zu dem Agpaoa mich angehalten hat, noch besser.
Die Arbeit der Lamas, bei der die sieben regenbogenfarbenen Fäden eine Rolle spielen, findet hier ihre Erklärung. *Wenn man das Licht in seine Arbeit einbezieht, kann man unter bestimmten Bedingungen ein energetisches Knäuel entflechten, Informationen übertragen, Verzauberung und Entzauberung bewirken.*
Dazu noch zwei Bemerkungen. Die erste betrifft den wechselseitigen Austausch zwischen Arzt und krankem Menschen, und die zweite, ergänzende, den Entwicklungsstand der beiden. Patienten mit Beschwerden, die vom »Neptun-Syndrom« abhängen, werden sicherlich vom somatisch ausgerichteten Arzt zumeist nicht verstanden. Die Bilder, die sie zur Beschreibung ihrer Störungen verwenden, entspringen für die Schulmedizin ihrer Einbildungskraft. Der okkultistisch bewanderte Arzt andererseits muß sich erst vergewissern, welche esoterischen Kenntnisse sein Patient hat, ehe er mit ihm in der Sprache spricht, die er gewöhnlich den Eingeweihten gegenüber gebraucht.
Der nächste Fall, von dem ich berichten will, zeigt letzteres ganz deutlich. Er verweist zudem auf die Notwendigkeit, daß ein auf diesen Ebenen praktizierender Arzt sich um seine eigene Gesundheit kümmert; Fließbandarbeit hätte hier furchtbare Folgen. Eines Tages erreicht mich der Hilferuf einer kranken Frau, die ich nicht kenne. Der Leiter einer Rosenkreuzer-Gruppe hat ihr gesagt, wer ich bin. Sie erzählt mir eine so unwahrscheinliche Geschichte, daß ich bereit bin, sie zu empfangen, obwohl sie mein erstes Buch nicht gelesen hat. Es wird bald ersichtlich werden, warum ich nur »vorbereitete« Patienten behandle.
Diese Frau leidet an einer Reihe von Beschwerden, die der herkömmlichen Therapie widerstehen. Eine Kollegin nennt ihr den Namen eines Arztes, der Naturheilkunde praktiziert. Er

empfängt sie um Mitternacht (man beachte den Zeitpunkt; er ist wichtig!), zweifellos am Ende eines langen Arbeitstages.
Er sitzt an seinem Schreibtisch, nimmt ein Pendel zur Hand, legt sich anatomische Tafeln zurecht und sagt ihr ohne jedes vorbereitende Wort, sie leide an Leukämie und werde in drei Jahren sterben. Dann pendelt er seine Tafeln aus und weist auf die Stellen hin, an denen sie erkrankt ist – und er hat recht! – Sie spürt die Wirkung des Pendels an sich selbst. Die Empfindungen sind so stark, daß sie, als sie es fast nicht mehr ertragen kann, den Arzt anfleht, diese radiästhetische Untersuchung abzubrechen. Er sagt ihr auch, ihre Krankheit sei karmischer Natur, denn sie habe um das Jahr 1700 ihren Vater vergiftet. Zum Trost fügt er hinzu, sie könne diese karmische Schuld vielleicht schneller abtragen, wenn sie bereit wäre, Heilerin zu werden ... und die Arme fürchtet sich vor kranken Menschen!
Die Tatsache, daß sie an sich selbst die Wirkung des Pendels gespürt hat, das überall dort entsprechende Schmerzzonen ihres Körpers aufdeckte, wo auf den Tafeln die anatomische Darstellung »befragt« wurde, verleiht dem Arzt »Macht«. Was er sagt, ist also die Wahrheit. Die Patientin und ihr Ehemann gehen völlig niedergeschlagen mitten in der Nacht nach Hause.
Sie hatte noch nie etwas von Karma oder Reinkarnation gehört. Zufällig erfährt sie von einem Vortrag über Reinkarnation bei den Rosenkreuzern; sie geht hin. Sie berichtet dem Vortragenden von ihrer Bestürzung; er verweist sie an mich.
Bei der Untersuchung ist ihre mediale Begabung offensichtlich; der zweite Körper ist weit vom ersten entfernt. Um zu verstehen, was ihr bei dem pendelnden Arzt passiert ist, muß man sich an das erinnern, was jenes junge Medium gesagt hat: »Vorher war ich *in* den Dingen, jetzt bin ich von ihnen entfernt.« Diese Frau war während der radiästhetischen Untersuchung *in* den Anatomie-Tafeln, über die sich das Pendel hinbewegte. Ihr Energiekörper war mit der Stelle eins geworden, die der Arzt gerade bearbeitete, und das Pendel schlug vielleicht nur dank ihrer Energie aus, die sie ihm übermittelte. Dieses »Abzapfen« von Energie war schmerzhaft und bereitete ihr Unbehagen.

Ich habe mir erlaubt, die Diagnose »Leukämie« anzuzweifeln; dem Kollegen habe ich geraten, eine Untersuchung in einer Spezialklinik durchführen zu lassen.
Die Radiästhesie verdient es, studiert und mit Bedacht angewendet zu werden; ich will ihr nicht den Prozeß machen. Jedoch habe ich allzu oft Radiästheten getroffen, die ihr Pendel sagen ließen, was ihnen durch den Kopf ging, und die eine Tendenz zur Besessenheit hatten. Eines Tages erfährt ein Radiästhet durch einen Telefonanruf in meiner Gegenwart, daß eine seiner Patientinnen soeben zum Entbinden ins Krankenhaus gegangen ist. Voller Entsetzen höre ich, wie er sagt: »So, jetzt habe ich gerade den Progesteron-Abfall ausgelöst« – und dabei sein Pendel kreisen läßt. Dieses Schwangerschaftshormon fällt bei der Niederkunft stark ab. Die Frau war in die Entbindungsanstalt gegangen, weil die Wehen angefangen hatten, und das Progesteron hatte gewiß nicht auf die Bewegungen des Pendels gewartet, um steil abzufallen!
Der Gebrauch der übersinnlichen Kräfte erfordert ausreichende Gesundheit und Unverbrauchtheit, damit man nach Belieben von einer Informationsebene auf die andere überwechseln kann. Es handelt sich kurz gesagt darum, daß man die Fähigkeit erwirbt, simultan von einer Informationsebene in die andere, von einer Sprache in die andere und umgekehrt zu übersetzen. Wenn der Übersetzer müde ist, läßt seine Übersetzung zu wünschen übrig.
Mein Kollege war nach einem langen Arbeitstag erschöpft und konnte die Grenzen seiner Belastbarkeit nicht mehr erkennen.
Mich persönlich machen all diese Phänomene der elektromagnetischen Resonanz sehr neugierig, ich meine aber, daß man diese Informationen auf mehreren Ebenen überprüfen muß und nur die gelten lassen darf, die sich mit verschiedenen Techniken ermitteln lassen.
Der Gebrauch der übersinnlichen Kräfte führt uns in die zweite Welt, die »andere Wirklichkeit« Castanedas ein. Und das Eindringen der anderen Wirklichkeit in das Alltagsleben muß be-

hutsam gelenkt werden. Nicht jeder kann dieses Eindringen ertragen, wenn es schonungslos und unvorsichtig geschieht.
Man bleibt besser ein Rationalist, geht Schritt für Schritt vor und hält sich an das, was man als wahr erkannt hat. Man stürzt sich besser nicht in ein verrücktes Abenteuer, das zur Desintegration des Bewußtseins führen kann. Und wer – wie der Therapeut – Verantwortung für andere übernimmt, muß noch viel wachsamer sein. Natürlich wäre es gut, wenn man die Rationalisten ermuntern würde, ihre Blockierung zu erkennen, die einen psychotischen Kern verdeckt, vor dem sie sich schützen, indem sie diese Dimension ihrer selbst zum Schweigen bringen. Man muß die »Medien« aber auch anflehen, sie möchten lernen, mit beiden Füßen auf der Erde zu bleiben.
Einer meiner Patienten beschrieb mir sein Problem mit folgenden Worten, die sehr gut die Schwierigkeiten mancher Leute beim Überwechseln von einer Welt in die andere zeigen:

Ich war wie ein Schwimmer, der sich verzweifelt bemüht, den Kopf über Wasser zu halten und der sich schließlich erschöpft absinken läßt, um sich am Grund abzustützen und dann mit einem Ruck an die Oberfläche zurückkehren zu können.
Jetzt, wo Sie mir Flossen gegeben haben, ist alles viel leichter, aber ich bin noch kein Fisch, und ich weiß, daß ich nie einer sein werde.
Dieses Bild verwirrt mich, es erinnert mich an die kleine Meerjungfrau von Andersen, die zwischen ihrer Liebe zum Prinzen an Land und ihrem Leben am Meeresgrund gespalten war.
Gewicht haben, schwer sein, das ist mein Traum. Die Erdenschwere hat manchmal etwas für sich.

Der Verfasser dieser Sätze ist der junge Koch, den ich dreimal behandelt hatte und nun wiedersehe, nachdem ich längere Zeit abwesend war.
Er drückt das Eindringen der Energie in seinen feinstofflichen Körper wunderschön aus:

Ich sage Ihnen, es ist ein Schauspiel, mich in einem Warenhaus zu sehen, ich drehe mich um, ich zögere – was die Angestellten und die Kunden von mir zu sehen bekommen, ist eine Art aktive Ratlosigkeit. Ja, das ist der richtige Ausdruck: eine aktive Ratlosigkeit.
Anstatt wie ein kleiner schüchterner Kunde mein Zögern für mich zu

behalten, lege ich meine Unsicherheit voll an den Tag; dann ändert sich plötzlich alles: die Sachen kehren wieder an ihren Platz zurück, ich stehe wieder fest auf dem Boden. Kontakt, Entscheidung, Wärme, Bestimmtheit.
Das Bild, das mir dazu einfällt, ist das vom Wirbelwind, der plötzlich aufhört und mich nicht mehr nach außen wegsaugt.

Man kann diese Reintegration des Energiekörpers nicht besser beschreiben, als daß man sagt, man habe ein Gefühl der Wärme und des Da-Seins.
Der Patient entwickelt sich prächtig, nachdem ich seinen Energiekörper am physischen Körper »befestigt« habe. Läuft er immer noch Gefahr, ins Agieren zu geraten? Ja, am Ende unheilvoller Transite.
Während eines negativen Transits wird ein unentwickelter Mensch, der nichts von diesem Doppelgänger weiß, der ihn beherrscht, unverantwortlich. Gerade die Saturn- und Uranustransite setzen erhebliche Kräfte frei. Man muß den Betroffenen schützen, indem man ihn vorübergehend in einer sicheren Umgebung unterbringt.
Die Erziehung könnte vorbeugend wirken. Man müßte dem Betreffenden helfen, durch regelmäßige und aufeinander abgestimmte Körperübungen in der Alltagswelt seinen Ort zu finden. Man sollte den Kindern erklären, was ihr feinstofflicher Körper ist, sollte dieses Vorstellungsbild mit Hilfe der Sophrologie korrigieren und in den Griff bekommen; man sollte die Energien durch Übungen freisetzen, die das Schöpferische im Menschen ansprechen: Malen, Bildhauern, Töpfern usw. (ich glaube schon lange, daß die Gesichter von Picasso Gestalten der feinstofflichen Welt sind ... in Unordnung geratene Kräfte). Die Stimmübungen, die eine Arbeit an diesem Schwingungskörper ermöglichen und den Schüler dahin führen können, ihn zu meistern, vervollständigen eine solche einfache vorbeugende Erziehung.
Eine andere Frage ist die spirituelle Entwicklung, die noch nicht dem Staat obliegt ... jedenfalls heute noch nicht.

18 Die Heilung und die Heiler

In diesem Kapitel möchte ich eine neue Auffassung von der Arbeit der Heiler darlegen, zu der ich durch das Studium meiner eigenen Wirkung auf den Patienten sowie durch die Beobachtung der Wirkung Agpaoas gelangt bin. Dabei bin ich durchaus rational an diese Dinge, die allgemein als irrational gelten, herangegangen.

Aber was verstehen wir überhaupt unter Heilung?

Der Vorgang der Heilung impliziert die Rückkehr zum Zustand vor der Erkrankung. Er hängt also vom ursprünglichen Zustand des Kranken ebenso ab wie von der Schwere der Krankheit.

Es gibt verschiedene Kriterien dafür, was eine Heilung ist: gesellschaftlich betrachtet ist der Begriff der Leistung entscheidend, eine medizinische Beurteilung stützt sich auf spezifisch medizinische Tests, subjektiv kommt es auf das Wohlbefinden an. Zwischen Gesellschaft, Medizin und Krankem kann es einander widersprechende Meinungen geben. Erinnern wir uns an jene Vertreterin, »deren Kopf sich an den Füßen« befand. Der Arzt fand nichts Krankhaftes, das gesellschaftliche System zwang sie, ihre Arbeit wiederaufzunehmen. Das Autofahren jedoch stellte für sie wie für die Gesellschaft eine Gefahr dar. Der große, gut gebaute junge Mann mit Multipler Sklerose wurde depressiv, weil er aus Unverstand für faul erklärt wurde. Dem Arzt fehlte die nötige Intuition, um vor dem Ausbruch der Krankheit eine Diagnose zu stellen. Der Kranke »fühlt« die Störungen seines Energiekörpers, er leidet darunter, aber die medizinischen Untersuchungsformen reichen nicht bis in diese Ebene; so entstehen Konflikte zwischen rationalistischen und materialistischen Ärzten und kranken Menschen.

Demselben Übel begegnet man auch in therapeutischer Hinsicht. Die Schulmedizin hat die Pflanzenheilkunde vernachlässigt. Hier tummeln sich heute die Gliedereinrenker und die Heiler. Erst unter dem Druck der Patienten ist sie neuerdings durch eine schmale Pforte in die Schulmedizin eingedrungen. Das gleiche gilt für Akupunktur, Homöopathie und Osteopathie, deren Wirkung von der Schulmedizin noch geleugnet, von den Kranken jedoch geschätzt wird. Die Patienten haben sich um die Legalität dieser Disziplinen nie gekümmert und so ihren Fortbestand gesichert. Die Tätigkeit der Heiler, von den »Wissenden« verkannt, verachtet und lächerlich gemacht, wird von leidenden Menschen nach wie vor geschätzt – auch sie wird überleben.

Eines Tages wird man die Auswirkungen der spirituellen Arbeit auf die Entwicklung einer Krankheit erkennen. Die unbestreitbaren Wunderheilungen unterstreichen ihrerseits die Rolle des vibratorischen Milieus geographisch höher gelegener Orte sowie die Rolle des Wassers, das der Ätherleib der Erde ist.

Die Existenz feinstofflicher Körper wird leicht vergessen. Erinnern wir uns an die Verachtung und die selektiven Darstellungen, die der Arbeit von Tony Agpaoa zuteil wurden. Wenn er sagt »ich öffne«, fügt er gewöhnlich hinzu: »den Ätherleib des Kranken.« Der Journalist und der normale Tourist, die keine Ahnung von der Existenz des Feinstofflichen haben, behalten nur das »Ich öffne« im Gedächtnis und ordnen es bedenkenlos dem physischen Körper zu.

Wenn Tony über meine Wirkung auf den Kranken spricht, definiert er sie als eine Interaktion zwischen meinem Ätherleib und dem des Kranken. Die Schulmedizin weiß nichts von diesem Vorgang.

Sie weiß auch nichts von der Tatsache karmischer Krankheiten, deren Auftreten in bezug auf äußere Umstände und individuelle Besonderheiten noch ungeklärt ist. Manchmal sind sie von Geburt an vorhanden; sie können erst nach einer gewissen Latenzzeit in Erscheinung treten oder während eines Transits, der die ursächliche planetare Aspektierung in den Vordergrund rückt. Sie kann sich im 8. oder 12. Haus oder in den ihnen entsprechenden Tierkreiszeichen – Fische und Skorpion – befinden.

Dieser karmische Vorgang kann einem der drei Körper vorbehal-

ten sein – dem physischen, dem energetischen oder dem spirituellen. Er zwingt den Betreffenden zu äußersten Anstrengungen und nötigt ihn, sich zu wandeln, sich auf einer der drei Ebenen bedingungslos weiterzuentwickeln.
Jedes Horoskop enthält aber auch stets die notwendige Unterstützung; sie äußert sich in Gestalt einer kompensatorischen persönlichen Kraft und in den schlimmsten Fällen in einer Hilfe von Seiten des 7. Hauses, dem der Gefährten. Das Karma wird dann gleichermaßen von der betreffenden Person wie von ihrer Umgebung, die sie unterstützt, getragen.
Häufig bietet die Astrologie die Möglichkeit, den Schweregrad einer Erkrankung vorauszusehen. Die schweren Planeten weisen auf einen tiefgreifenden, längerdauernden Prozeß hin, aus dem der physische Körper am Ende des Transits nur selten unbeeinträchtigt hervorgeht. Die schnellaufenden Planeten lassen einem unendlich viel mehr Chancen, sofern es sich nicht um einen ganz besonders »schnellen« Aspekt handelt. So können die negativen Aspektierungen des Mondes durch den Mars vernichtende Auswirkungen haben – manchmal sind sie sogar tödlich, wenn der Mond an diesem Tag mit dem Uranus und dem Aszendenten schlecht aspektiert ist.
Auch hier spielt das Symbolische auf der Ebene der Tatsachen und nicht als intellektuelle Spekulation eine Rolle! Der interessierte Arzt ist in einer besonders günstigen Situation, um die lebendige Wirklichkeit der Symbole einzuschätzen.
Jeder Mensch muß die Eigenart seines Horoskops leben. Man muß sich ins Unabänderliche fügen. Je schneller man das akzeptiert, desto besser läuft alles ab; anstatt nämlich nur die negative Seite einer »Prüfung« zu sehen, kann man ihr auch etwas Positives abgewinnen, das sich dann am Ende der Prüfung, am Ende des Transits, tatsächlich als Wohltat erweist. Auf der einen oder anderen Ebene hat man nützliche Arbeit geleistet. Die Krankheit ist Teil der Prüfungen, denen man im Leben unterworfen wird. Sie weist oft darauf hin, daß ein planetarer »Transit« nicht entsprechend gelebt wurde. Denken wir nur an jenen Vater, der trank, und seine Töchter, die sich um spirituelle Entwicklung bemühten.

Man muß sich auch vor täuschenden Versuchungen zu hüten wissen, besonders dann, wenn sie im Gewand der Selbstlosigkeit daherkommen! Bestimmte Menschen ohne Abwehrkräfte, aber voll guten Willens, möchten anderen helfen. Unter dieser augenscheinlichen Selbstlosigkeit verbirgt sich jedoch eine große Schwäche: Da sie unfähig sind, ihr eigenes Kreuz auf sich zu nehmen und in sich selbst mutig bis auf den Grund zu gehen, verlieren sie sich in anderen. Und ihre so selbstlos angebotenen Kräfte lassen sie eines Tages im Stich. Sie beschuldigen dann den ganzen Erdkreis, undankbar zu sein – was nicht weiter schlimm ist. Sie selbst aber stehen vor dem energetischen (ja sogar finanziellen) Nichts. Sie haben ihr vom Horoskop vorgezeichnetes Lebensthema nicht bewältigt, sondern sich in anderen Menschen verloren – und das nicht immer mit glücklichem Ausgang. Man kann so etws im Horoskop von Leuten klar erkennen, die versucht haben, Heiler zu werden. Sie haben eine Illusion genährt! Die großen Linien, die in astrologischer Hinsicht den Heiler ausmachen, sind vorhanden, aber die Planeten sind kraftlos. Sie werden zu einer Falle oder äußern sich als Schwäche, weil sie entweder gar nicht vorhanden oder im Absteigen sind.

Eine Frau wollte sich als Magnetiseurin betätigen. Sie hatte in ihrem Horoskop zwei diesbezügliche Aspekte, die Schütze-Zwillinge-Achse und die Jungfrau-Fische-Achse. Hier sehen wir, wie Illusionen erzeugt, aber nicht verwirklicht werden, denn der Neptun ist in der Jungfrau und der Merkur in den Fischen . . . Sie konnte diesen Beruf nicht ausüben, da ihr Horoskop keinen Ausgleich zeigte. Als sie beispielsweise ihren Mann behandeln wollte, bekam sie selber alle Symptome und wurde ebenfalls krank. In noch stärker ausgeprägten Fällen kann der Ehegatte des Kranken sterben.

Eine andere Frau litt an derselben Illusion, die durch einen bestimmten Achsenstand erzeugt und durch eine schlecht aspektierte Medialität (Neptun-Mond-Quadrat) aufrechterhalten wurde. Bei der Untersuchung ist ihr Energiekörper 1,10 m von ihrem physischen Körper entfernt. Ihr Schwingungsrhythmus ist bei 3. Alle sie umgebenden pathologischen Schwingungen und um so mehr die kranker Menschen dringen zwischen ihre beiden Körper ein. Infolgedessen ist sie depressiv und magersüchtig. Was kann sie schon mit diesem Schwingungsrhythmus einem Kranken geben! Welchen Wert der Rhythmus von Agpaoa in meinem System gehabt hätte, weiß ich nicht, aber meiner schwankt tatsächlich zwischen 55 und 85, und oft – vor allem, wenn ich nicht ärztlich arbeite – erreicht er Werte um 110 und mehr.

Einen Heiler kann man bis jetzt nur auf der Grundlage seiner praktischen Arbeit testen. In Frankreich listet eine offizielle Vereinigung, die GNOMA[38], alle Heiler auf, die ihr Können unter Beweis gestellt und eine Art Qualitätskontrolle aufgrund einiger schriftlicher Zeugnisse und Bestätigungen sowie der Ergebnisse einer kleinen Untersuchung akzeptiert haben.

Das Problem der Heiler ist insgesamt kaum bekannt. Die diesbezüglichen Schriften stammen von redlichen Beobachtern, die aber manchmal ihre eigenen Schwächen, Phantasien und Ängste auf die Heiler projizieren. Der Heiler spielt also die Rolle des Sündenbocks, der »Müllkippe«. In bestimmten Gesellschaften wird ihm diese Rolle als eine therapeutische zugestanden. Sie hat gleichzeitig eine sühnende Funktion und leitet Aggressionen auf ihn ab. Bei uns fühlen sich die Angreifer angegriffen. Sie projizieren ihre Lebensnöte und ihre Schwierigkeiten, das Weltganze zu verstehen, auf die Heiler.

Der Heiler, der kraft seiner Konstitution mühelos an die zweite Welt, die Welt des Symbols, angeschlossen ist, braucht sich nicht anzustrengen, sein Vorgehen rational zu analysieren. Seine Sprache ist in den meisten Fällen die Sprache der Liebe, der Hoffnung, des Glaubens, des guten Willens. Was krankhaft ist, bestimmt er auf andere Weise als der Arzt. Und das ist selbstverständlich, da er sich nicht auf dem gleichen Weg befindet. Meine Stellung als Ärztin und Heilerin gestattet es mir, diese Vorgänge mit klarem Blick zu analysieren.

Es überraschte mich ziemlich, als eines Tages eine französische Heilerin in Baguio mich bat, ihr »das Brennen zu nehmen«, das sie aufgrund eines Sonnenstichs verspürte. Später sollte ich einer ihrer Freundinnen »das Brennen der Schmerzen nehmen«. Sie zeigte mir ihre Technik und die dazugehörige Gebetsformel. Ich habe ihnen das Brennen genommen! Für mich handelte es sich im ersten Fall darum, eine Verbrennung ersten bis zweiten Grades zu behandeln, im zweiten, Schmerzen zu lindern, die rheumatischen Ursprungs waren. Aber auf der Ebene des Symbols war der Ausdruck »das Brennen nehmen« völlig angemessen und bedurfte derselben Technik.

Das Gebet ist nur eine Art und Weise, sich auf ein subtileres Schwingungsniveau emporzuheben und sich an es anzukoppeln. Gewöhnlich »kopple« ich mich – in der Nachfolge Agpaoas – an das Licht »an«. Dies ermöglicht es mir, die unsicheren Schwingungszonen zu überspringen.

In diesem Zusammenhang erscheint es mir sinnvoll, über meine Begegnung mit einem Heiler aus Manila zu berichten, der in Begleitung seiner Schwester und seiner Cousine nach Frankreich kam. Man bittet mich, sie in meinem Landhaus wohnen zu lassen. Da ich nicht sicher bin, ob es gut für mich sei, mit diesem Heiler in Kontakt zu treten, zögere ich. Dann stimme ich zu. Der Heiler erfreute sich in Manila eines guten Rufes, aber Placido, ein Heiler in Baguio, war dagegen, daß eine seiner Schülerinnen bei ihm arbeitete. Bei jedem seiner Heilversuche bekam sie Fieber und mußte sich ins Bett legen! Und das war kein Zufall!

Da ich weiß, wie empfindlich diese Leute sind und daß sie alle Schwingungen der Umgebung wahrnehmen, achte ich darauf, neue Leintücher und Bettbezüge bereitzulegen, alles mit äußerster Sorgfalt herzurichten und das Haus gründlich zu lüften.

Am zweiten Tag frage ich den Heiler, wie er geschlafen habe. »Ich habe schlecht geschlafen«, sagt er, »weil mich der frühere Besitzer dieses Hauses aufgesucht hat«. Er beschreibt ihn mir. Ich kenne ihn nicht. Dann erklärt er mir, daß es sich um einen Besitzer aus längst vergangenen Zeiten handelt, der schon lange tot ist. Er wird in der kommenden Nacht wieder erscheinen und ihm seine Geschichte erzählen.

Am folgenden Tag ... Jener frühere Eigentümer war vor langer Zeit ermordet worden; ich bekomme ein Datum zu hören, an das

ich mich nicht mehr erinnere, weil ich so verblüfft bin. Die Seele dieses Mannes irrt hier elend umher und löst sich nicht von dem Ort ab; sie ist in Frieden, wenn ich da bin, denn ich bin eine Heilerin; aber ich komme nicht oft genug. Sie verlangt Hilfe.
In Gegenwart des manilischen Heilers hält ein Priester eine kleine Zeremonie ab. Nach der Zeremonie, vor seiner Abreise, frage ich ihn, ob er dieses Mal gut geschlafen habe, und er antwortet: »Heute nacht waren sieben Eigentümer hier, in meinem Zimmer; sie hatten Pferde bei sich!« – Das Haus ist Teil eines großen Gebäudekomplexes, der früher eine Posthalterei war...
Ich frage ihn, ob es überall dasselbe sei, wenn er irgendwo hinkomme, oder ob er nur in meinem Haus solche Dinge erlebe. Er antwortet, überall, wo er sich das erste Mal aufhalte, bäten ihn die anwesenden Seelen um Hilfe. Die beiden Frauen, die ihn begleiten, haben ebenfalls sehr schlecht geschlafen: Die Elfen, Erdgeister und Luftgeister meines Gartens kamen und schnitten ihnen Grimassen, kitzelten sie an den Fußsohlen und an der Nase.
Ich schließe das Gespräch mit der Bemerkung ab, ich werde glücklicherweise von solch unangenehmen Vorfällen verschont und schlafe hier sehr gut. Nun erhalte ich die gefährliche Antwort: »Sie werden sie bald zu sehen bekommen, sie werden auch mit Ihnen reden.«
Agpaoa hatte mich mit dieser Ebene der Wahrnehmung nicht vertraut gemacht; abgesehen von der Vorstellung des »Herrschers«, die der Vorstellung vom Meister in der unsichtbaren Welt entsprechen muß, wurde diese Welt nie heraufbeschworen. So sah ich mich also allein und innerlich beunruhigt einer möglichen Welt von Geistern gegenüber, denen ich mich vielleicht würde stellen müssen.
Werde ich dem standhalten? Ich komme auf den Gedanken, das Haus zu verkaufen. Dann erkenne ich, daß dies mein Problem nicht lösen würde und fasse andere Lösungen ins Auge: Verleugnen, was sie zu mir gesagt haben? Abwarten, ob die Phantome erscheinen und zu diesem Zweck wachbleiben? Nein, ich darf meine Phantasie nicht so laufen lassen. Ich gehe ins Haus und

rufe: »Guten Tag alle, die ihr hier seid, ich bin da, es ist alles in Ordnung. Setzt euch alle auf die Bank, der Reihe nach; ich möchte kein Wort hören. Schaut euch mit mir die Aufführung einer Oper im Fernsehen an!« – »Sie« haben mich nie gestört.
Als ich jedoch Agpaoa wiedersehe, sagt er mir mit unzufriedener Miene, daß dieser Heiler *»was very bad for you«* und fügt hinzu: *»at your convenience«*.
Wenn ich mich an diesen Heiler erinnere, zünde ich manchmal für die Seelen jener Toten eine Kerze an und spreche ein kurzes Gebet. Aber ich stelle mir vor, welche Folgen dieses Abenteuer für jemanden hätte haben können, der weniger gewappnet gewesen wäre als ich.
Diese Geschichte zeigt mir trotz allem sehr deutlich die ultramedialen Fähigkeiten gewisser Heiler-Medien sowie ihre Wahrnehmungen, die auf niedere Schwingungsebenen führen. Derartige Ebenen sollte man besser vermeiden, wenn man nicht in einen Teufelskreis geraten will (der unnötig ist, da der Heiler sagte, die Seele jenes früheren Besitzers fühle sich erleichtert, wenn ich anwesend bin).
Die geschilderte Erfahrung erklärt zudem die Durchführung bestimmter Riten beim Bau oder bei der Einweihung eines Hauses.
Der Heiler hat also oft eine unterschiedlich ausgeprägte mediale Begabung. Dieser neptunische Aspekt darf nicht negativ aspektiert sein, da er sonst eine Quelle von Illusionen und falschen Vorstellungen wäre. Ein Heiler muß auch starke Planeten haben, die ihm eine gewisse Widerstandskraft gegenüber den pathologischen Schwingungen geben, für die er empfänglich ist.
Kann er ein Heiler sein, wenn er selber krank ist? Die Schwingungsuntersuchungen, die ich an kranken Heilern vornehmen konnte, legen nahe, daß von ihnen feine, durchdringende Schwingungen ausgehen, die sich von der Anatomie des Energiekörpers unterscheiden, dessen Formen und Vibrationen ich auf einem anderen »Kanal« differenzieren kann. Es ist aber, wohlverstanden, sowohl für den Kranken als auch für den Heiler selbst besser, wenn dieser gesund ist; er ist dann geschützter.

Was tut der Heiler nun ganz praktisch? Dazu kann ich erst jetzt Genaueres sagen, nachdem ich meine eigenen Beobachtungen überdacht habe. Von außen betrachtet, kann die Arbeit des Heilers nämlich weder verstanden noch interpretiert werden.
Man muß sich zuallererst den Aufbau des Menschen vor Augen führen, der sich in der Tat erheblich von dem unterscheidet, was die Schulmedizin lehrt. Meine Hypothese von den drei Körpern, dem physischen, dem energetischen und dem spirituellen, ermöglicht es, die Dinge unter einem neuen Blickwinkel zu betrachten und das Problem zu klären. Wenn man so will, läuft die Pathologie des physischen Körpers insgesamt auf eine schwerfällige Medizin hinaus, mündet die des Energiekörpers in eine Medizin der »Schwingungen« und die des spirituellen Körpers in die Arbeit am Selbst, in eine »neu gesehene und zurechtgerückte« Einordnung des Individuums in Familie und Gesellschaft. Man muß gestehen, daß manchmal die Familie und die Gesellschaft »zurechtgerückt« werden sollten. Es bleibt einem nichts anderes übrig, als bestimmten Minderheiten anzugehören, die als einzige der modernen Gesellschaft entkommen, die sich wie ein Ungeheuer gebärdet.
Der Heiler übt, ohne es zu wissen, eine Reihe von Wirkungen auf den Energiekörper aus, die ich dank meiner persönlichen Erfahrung unter Beweis stellen konnte:
1. *Er nähert den Energiekörper wieder dem physischen Körper an*. Die Wirkung tritt praktisch sofort ein. Jeder Patient mit einer medialen Komponente nimmt sie deutlich wahr und schildert sie als ein unbeschreibliches Wohlgefühl, als gesteigerte Gegenwärtigkeit, als nie gekanntes Glücksgefühl. Man erlebt eine Art Rückkehr zu sich, man kommt wieder zu sich selbst.
Bestimmte Patienten haben dieses Bei-sich-Sein nie wirklich erlebt und sind deshalb so verwundert. Dieses wunderbare Gefühl der Integration, an das sie sich schnell gewöhnen, stellt sich im allgemeinen bei der nächsten Behandlung nicht wieder ein – diese Arbeit ist bereits getan. Das Phänomen der Integration habe ich mir nicht ausgedacht; es ist eine starke Erfahrung des Kranken. Sogar Kinder erleben es.

Hierin liegt auch der Grund, weshalb die Heiler nach wie vor ihre Klientel haben, obwohl sie in Verruf gebracht und verleumdet werden.

2. Beim Wiederannähern des Energiekörpers bewirkt der Heiler gleichzeitig *eine Verlötung der Bruchstücke, sofern der Energiekörper auseinandergebrochen war.*

3. Die Schwingungen der verschiedenen Bestandteile vermischen sich, kommen in Einklang und fangen an, *im gleichen Rhythmus zu schwingen.*

Erinnern wir uns an die Ausdrücke, die die Psychiater verwenden: Fragmentierung der Persönlichkeit, Auflösung der Persönlichkeitsstruktur (die Definition der Psychosen), Komplexe (die Definition der Neurosen). Diese Begriffe spiegeln exakt die Wirklichkeit wider, die ich bei meinen Untersuchungen beobachte und ertaste. Wie kann man sich über die tiefgreifende und schnelle Wirkung einer gut durchgeführten Behandlung von Depressionen, Angstzuständen, Zwangsneurosen usw. wundern, wenn man weiß, daß es möglich ist, einen völlig oder teilweise zerstückelten Energiekörper wieder zurechtzurücken.

4. Man kann *das Schwingungsniveau des Kranken, seiner Aura, steigern.* Manche Menschen kommen mit einem Rhythmus von 1/1 zu mir! Meistens bewegt er sich zwischen 3 und 12. Der letzte Wert gilt als zufriedenstellend.

5. Die Art, wie der Heiler zuhört, hat keinerlei Ähnlichkeit mit der hochnäsigen Vornehmheit oder der Leutseligkeit gewisser hochgestellter Krankenhausärzte. *Er begegnet dem Kranken unmittelbar gefühlsmäßig wie schwingungsmäßig,* ohne zwischengeschaltete Röntgenbilder oder Laborberichte. Die Heilerschaft ist eine Gruppe von warmherzigen und positiven Menschen mit starker Austrahlung. Was wäre wohl das häufigste Leiden unter unserem Himmel, in unserer modernen Zivilisation, wenn nicht die Krankheit, zu wenig geliebt zu werden?

6. Selbst in unserer westlichen Welt hat das Verhalten des Heilers eine *spirituelle Dimension.* Er trägt also zur Erweckung des spirituellen Körpers seines Patienten bei. Dieser kann die Botschaft aufnehmen oder auch nicht. Aber der Keim ist gelegt.

7. Der Japaner Motoyama hat das Problem der Energieübertragung zwischen Menschen *wissenschaftlich* untersucht. Er konstruierte einen Kasten, der mit Verstärkern ausgestattet ist und dazu dient, die Ströme zu registrieren, die Menschen selbst an verschiedenen Punkten ihres Körpers hervorbringen. Gewöhnlich produziert ein Mensch eine Energie, deren Frequenz zwischen einem und zwanzig Hertz bei einem Spannungspotential von 10 bis 30 Millivolt oszilliert. Wenn man die Messung aber an einem Menschen wie Agpaoa vornimmt, liegt die Freqaauenz der ausgestrahlten Energie höher als 2000 Hz und das Potential zwischen 300 und 500 mV. Man sieht also, daß es unterschiedliche Energieniveaus gibt. Dies hat zur Folge, daß der Heiler auf den Kranken Energie überträgt.
Der Heiler, der sowohl an die Erde, den negativen Pol, als auch an den Himmel, den positiven Pol, angeschlossen ist, erneuert seine Energie unter zwei Bedingungen aus der Umwelt: erstens muß die Umwelt von guter Qualität sein, zweitens muß der Heiler selbst »im Fluß« sein und darf das Strömen der Energie nicht aufhalten. »Sie versuchen zu verstehen, Sie halten die Energie auf, Sie lassen Ihre Kraft nicht strömen«, hatte Agpaoa bei meinem ersten Aufenthalt zu mir gesagt.
In den Arbeiten von Motoyama findet man etwas von dem wieder, was meinen Entdeckungen bei der Wahrnehmung der Rhythmen ähnelt. Er verwendet Apparate, wo ich nur meine Hände benutze.
8. Abgesehen von der Energieübertragung *überträgt der Heiler auch Informationen*. Hier kommt das Phänomen der »Öffnung«, wie man in Baguio sagt, ins Spiel. Es handelt sich dabei um das Akzeptieren einer schwingungsmäßigen Kommunikation mit der Umgebung des Heilers, die in einem positiven Sinne ausgeübt wird.
Paul Nogier hat mir einen einfachen Beweis dafür gegeben, wie die Informationsübertragung nur durch Gedanken vor sich gehen kann. Und ich war hingerissen von der Eleganz seiner Beweisführung.
»Fühlen Sie den Puls«, sagte er zu mir, »und wählen Sie am Ohr

derselben Person einen Punkt. Senden Sie im Geiste eine Nachricht zu diesem Punkt. Mit Hilfe des Pulses werde ich jetzt den Punkt herausfinden, den Sie erregt haben.« Er hat den Punkt tatsächlich entdeckt!

Das Experiment war überzeugend, und ich habe selbst auch den von mir gewählten Punkt am Pulsschlag erkennen können. »Wir machen jetzt eine Gegenprobe. Wählen Sie einen Punkt wie zuvor auch. Suchen Sie ihn jetzt anhand des Pulses.« Ich habe ihn nicht gefunden.

Er weidete sich an seinem Sieg, für den ich keine Erklärung hatte. Er sagte, er habe noch vor meiner Wahl dem Ohr eine negative Botschaft übermittelt: der von mir gewählte Punkt solle sich nicht bemerkbar machen! Die Information kam nicht durch, weil er ihr ein Hindernis in den Weg gelegt hatte.

Wir hätten uns jetzt, wo ich gewarnt war, auf einen Wettkampf einlassen können, wer schneller und wirksamer »informiert«. Hier wird klar, wie wichtig eine positive oder negative Information ist und welche Macht sie hat; deshalb besteht man in Baguio so sehr auf der positiven Qualität der Umgebung. Es wird nun auch die verderbliche Wirkung verständlich, die eine bestimmte Art der Indoktrination auf die Bevölkerung ausübt: Gewalttätigkeit, Haß und Korruption jeder Art werden dabei oft blind zur Schau gestellt!

Abgesehen von den sadomasochistischen Charakteren, die in einem solchen System glücklich leben und ihm sein Fortbestehen garantieren, können sich aus derartigen Verhältnissen eine Reihe von psychischen und somatischen Störungen ergeben. Nun ist es aber gerade diese Umwelt, die sich anmaßt, die Normen der Gesundheit festzulegen.

Der Heiler kann auf andere Vorgehensweisen als den Magnetismus zurückgreifen. Sie werden kaum mehr angewendet, es sei denn durch Spezialisten, die Geisterbeschwörer nämlich, die mehr als andere Heiler unter dem Ruf der Scharlatanerie leiden. Wenn sie echte Geisterbeschwörer sind, haben sie eine ungewöhnliche Macht über das Unbewußte und über die pathologi-

schen Entwicklungen der Energie. Die echten erregen kein Aufsehen.
Es bleibt uns nun noch, die Grenzen der Wirkung des Heilers zu präzisieren. Sie ergeben sich aus der mehr oder weniger tiefgreifenden Regulierung des Energiekörpers und verändern sich je nach der Macht des Heilers sowie nach seiner spezifischen Technik der Neuordnung mobilisierter Energien.
Ferner hängen die Möglichkeiten eines Heilers vom Zustand des Patienten vor der Behandlung ab, und – wie ich immer wieder betonte – von der Tatsache, daß bestimmte Zellen sich wieder erholen können, andere aber nicht. Zerstörtes Gewebe kann sich nicht erholen. Die wuchernden Tumore stellen ein Problem dar. Die gutartigen und jüngeren Tumore können sich zwar zurückbilden, aber bei den schon längere Zeit wachsenden und voluminöseren habe ich meine Zweifel. Die bösartigen fürchte ich! Ein negativer Pluto-Transit ruft für mich unbedingt nach einer schulmedizinischen Behandlung, ein Uranus-Transit – sofern er von Bedeutung ist – nach einem chirurgischen Eingriff.
Ich gebe zu, daß ich immer erstaunt war angesichts gewisser Rückbildungen, die ich bei Agpaoa gesehen habe und die ohne zusätzliche medizinische Behandlung erreicht wurden – aber ich habe sie selbst beobachtet. Alle Elemente der Heilbehandlung, wie sie in dem Heilungszentrum durchgeführt wird, wurden von mir analysiert; aber ich bin nicht in der Lage, die Gründe zu nennen, weshalb ein Krebs sich stabilisieren oder zurückbilden kann, weshalb ein metastatischer Wirbel sich wieder festigt! Ich kann die Tatsachen nur der Reihe nach analysieren, nicht aber den Schlüssel zu dem Problem finden.
Man muß mehrere Punkte hervorheben:
1. die Wichtigkeit des Ausruhens in einer klimatisch günstigen Gegend;
2. den Bruch mit dem psychischen Klima, in dem der Patient lebt;
3. den positiven Einfluß der Umgebung;
4. den Faktor der Energieübertragung und -regulierung, die vom Heiler ausgeht;

5. die spirituelle Arbeit;
6. die Infragestellung unserer jüdisch-christlichen Religion, die mit Schuldgefühlen operiert und mit der künftigen Strafe nach dem Tode droht.

Die Heilerfolge sind zwar für die Schulmedizin noch immer im Stadium des Hypothetischen, auf der spirituellen Ebene liegen die Dinge jedoch ganz anders. Ich bezweifle, ob diese Phänomene in der westlichen Welt Allgemeingut werden können, wünschte jedoch, mich zu irren.

Die Störungen des elektromagnetischen Körpers gehorchen dem Tun des Heilers. Es gibt jedoch auch Fälle, in denen jedes Tun zum Scheitern verurteilt ist. Dann liegt ein aktiver planetarer Transit vor. Aber Heiler und Patient dürfen nicht verzweifeln. Die Behandlung hat ihren Sinn und Wert. Sind die störenden Planetentransite vorüber, geht in den allermeisten Fällen die Erholung äußerst schnell vor sich, und die Wiederherstellung der beeinträchtigten Funktionen bleibt möglich.

Es sieht so aus, als hindere die Neuordnung der Energien das Leiden auf seiner zellulären Ebene daran, das Stadium der Irreversibilität zu erreichen. Mit anderen Worten: Ein Kranker, der während dieser Periode nicht energieregulierend behandelt wird, kann vielleicht nicht wieder zum früheren Zustand zurückkehren, wenn die Transite entsprechend gewichtig sind. Der behandelte Kranke bewahrt sich diese Möglichkeit.

Es ist offensichtlich, daß die Behandlung durch Akupunktur oder Homöopathie gleichermaßen vorteilhaft ist.

Bei psychischen Störungen ist eine ähnliche Zurückhaltung geboten. Der Mißbrauch von Psychopharmaka, wie er von den Psychiatern getrieben wird, macht die Lage nur noch schlimmer. Die Zelle wird durch diese Medikamente in ihrer Physiologie zutiefst gestört. Man muß gleichzeitig die Vergiftung und die Krankheit behandeln. Es läßt sich jedoch nicht leugnen, daß die wohlüberlegte und vorsichtige Verabreichung gewisser stützender Therapeutika während kritischer Perioden eine günstige Wirkung hat.

So wertvoll die Astrologie sein mag – man darf das Horoskop nur im Licht solider medizinischer Kenntnisse interpretieren. Wenn man dabei nämlich nicht allen Elementen einer Untersuchung Rechnung trägt, kann man furchtbare Folgen heraufbeschwören. Dies war zum Beispiel bei einem Patienten der Fall, dem aufgrund eines Bruchs seiner künstlichen Herzklappe eine plötzliche Aorteninsuffizienz drohte. Sein Astrologe meinte, es würde »alles gut gehen«. Der Kranke hat die Wirkungen dieses Schadens noch nicht zu spüren bekommen und glaubt lieber dem Astrologen! Ich muß meinen ganzen Einfluß geltend machen, um ihn davon zu überzueugen, daß er auf den Kardiologen hören und einem reparativen Eingriff zustimmen soll, bevor sich ein schwerer Herzschaden einstellt. Jede Heilkunst besteht im Grunde in der Fähigkeit, eine Behandlung den Umständen entsprechend abwandeln zu können.

Agpaoa sagte zu mir: »Das Entscheidende ist, daß der Kranke vor jeder Gefährdung bewahrt wird.« Das waren seine letzten Worte als Heiler. »Passen Sie gut auf sich auf«, waren seine letzten Worte als mein Meister.

19 Heiler in anderen Kulturen

Anläßlich seines ersten Todestages, der in Form eines Kongresses von Kranken, Ärzten und Heilern feierlich begangen wurde, habe ich Henri Collombs Arbeiten wirklich kennengelernt. Auch er hatte sich in die Fremde begeben, bei einer anderen Gesellschaft umgesehen und umgehört – und dabei positive Aspekte entdeckt. Obwohl die afrikanischen Traditionen im Westen wenig bekannt sind, verstand er es, deren Vorzüge anzuerkennen und die Heiler-Zauberer in seine psychiatrische Anstalt in Dakar zu integrieren.

Seinen Oberheiler, seine Exzellenz Scheich Osman Badgi, habe ich auf ganz besondere Weise kennengelernt. Ich hatte am Theorieseminar dieses Kongresses teilgenommen, am Abend kam er zu uns, um dieses Seminar abzuschließen. Nach einem französischen Professor und Spezialisten für Elektroenzephalographie, der die Leute auf Kosten der Afrikaner belustigt hatte – was eine gewisse Mißachtung der Absichten von Henri Collomb und des Gedenkens an ihn darstellte – ergriff der Scheich das Wort. Er trat vor, angetan mit seinem traditionellen Gewand, und ich war tief beeindruckt von seiner Würde, seiner Erhabenheit, aber auch von seiner Gelassenheit und dem Gehalt seiner Worte. Der Gegensatz war so schlagend, daß unser Professor dagegen kindisch wirkte!

Dieser Heiler hatte auf mich einen so starken Eindruck gemacht, daß ich ihn beim anschließenden Abschlußdiner begrüßen wollte. Da ich als letzte angekommen war, mußte ich den ganzen Saal durchqueren, um ihn zu treffen; ich erkannte ihn von hinten, weil er sein Gewand trug und alle überragte. Noch ehe ich zu ihm gelange, sehe ich, wie er sich umdreht und mir zulächelt, offensichtlich bereit, mich zu empfangen. Er sagt: »Ich habe Sie erwartet.«

Mir verschlägt es die Stimme, aber er fährt fort: »Seit ich den Saal betreten habe, weiß ich, daß dieser Abend mit einer Begegnung zwischen Ihnen und mir enden wird.«
»Welchen Saal, den Konferenzsaal oder diesen hier?«
»Das Gefühl hatte ich zuerst beim Betreten des Konferenzsaals, und als ich hierher kam, hat es sich verstärkt.« (Wenn Tony Agpaoa dieses ausgezeichnete Französisch gesprochen hätte, hätte er ebenso reden können!)
Dann fügt er hinzu, um irgendwie sicherzustellen, daß ich die gesuchte Person bin und er meine Probleme kennt: »Ich habe eine Botschaft für Sie: Alle Heiler der Welt müssen zusammenkommen, um das Schwingungsniveau der Menschheit anzuheben und sie dadurch zu retten. Und wissen Sie denn auch, daß in den sieben Farben noch einmal sieben Farben enthalten sind, und daß in der Zeit, die vergeht, der besondere Augenblick steckt?«
Ich war verblüfft! Wie wußte er, daß ich mit den sieben Farben arbeitete und mich gerade jetzt mit dem Problem der Wahl des günstigen Augenblicks herumschlug? Und er sprach – genau wie Tony – über Schwingungen! Und auch er erkannte mich als Heilerin!
Schließlich sagte er noch: »Wollen Sie bei uns arbeiten? Sie können uns vieles lehren!«
Davon glaube ich natürlich kein Wort und bedanke mich, indem ich ihm sage, es sei sicher umgekehrt! Nein, ich könne leider nicht länger bleiben. Eines Tages würde ich bestimmt seine Schülerin werden – ich meinte es ernst –, aber im Augenblick sei ich die Schülerin des philippinischen Heilers Tony Agpaoa, und müsse meine Arbeit bei ihm zu Ende bringen.
Trotz all meines Erstaunens, trotz all der Bewunderung, die ich diesem Mann entgegenbrachte, hatte ich das dringende Bedürfnis, mir meine innere Einheit, wie sie durch Agpaoa zustande gekommen war, zu bewahren. Agpaoa hatte in bezug auf mich nie einen Irrtum begangen; er hatte mir beigebracht, bei erstaunlichen Erlebnissen im Gleichgewicht, heiter und gelassen zu bleiben. Ich wollte vorsichtig sein und ihm folgen, bis meine Lehre zu Ende sein würde; ich befürchtete, in einen Strudel von

verschiedenen Kräften zu geraten, den ich nicht würde steuern können.
Bei diesem Kongreß lernte ich auch Pierre Derlon kennen, den Heiler, der eine Zigeunerin heiratete und sich mit den Zigeunertraditionen vertraut machte. Seiner Meinung nach entstehen in den Gesellschaften, die die Tradition achten, praktisch keine psychischen Störungen. Ferner machte ich die Bekanntschaft nordafrikanischer Marabouts und afrikanischer Heiler, darunter eines sogenannten »Menschenfressers«.
Dieser Kongreß war aber vor allem deshalb wichtig, weil er zeigte, wie Henri Collomb und Dr. Boussat, der nun sein Nachfolger war, die »Abbaye« im »Hôpital Pasteur« in Nizza organisiert hatten. Dort drehte sich alles um die Kranken, die von Ärzten, Heilern und Pflegepersonal nicht getrennt waren. Dieser Ort mit seinem Kreuzgang, seinen riesigen Sälen und seiner Stille erinnerte überhaupt nicht an das gefängnishafte, entfremdete Leben in einem psychiatrischen Krankenhaus. Henri Collomb beschränkte sich darauf, die Fensterscheiben zu ersetzen, wenn ein Kranker sie kaputt gemacht hatte. Das EEG-Gerät hatte er verkauft und dafür eine Stereoanlage angeschafft.
Der Ort förderte das Nachdenken, die Meditation, das einfache Leben. Man lebte hier in Beziehung zur Symbolik der baulichen Anlage der Abtei.

Es mag einen überraschen, wenn wir uns hier auf einen Symbolismus berufen, der durch die Umgebung nahegelegt wird und auf die in der Abtei lebenden Menschen – Pfleger und Kranke – nachhaltig einwirken soll. Man muß sich darüber im klaren sein, daß jeder Bau, der einen geheiligten Raum abgrenzt und vom Profanen getrennt ist, eine Wirkung auf den Menschen ausübt, ganz gleich, was er dem Heiligen gegenüber empfindet. Das Bedürfnis nach Transzendenz ist ein Grundbedürfnis. Selbst wenn es maskiert und mehr oder weniger verborgen ist, ja sogar vom Gesellschaftssystem geleugnet wird, mahnt uns doch sein vielgestaltiges individuelles oder kollektives Auftauchen, daß man ihm in jeder Handlung, die therapeutisch sein will, Rechnung tragen muß. Die Abbaye de Saint-Pons, die ein heiliger Ort war und als Geschichtsdenkmal ein Teil der Stadt Nizza ist und mit ihrer Gründung zusammenhängt, gibt auf dieses grundlegende Bedürfnis Antwort. Ihre Anlage gemäß den Himmelsrichtungen, ihre Ausmaße, ihre Formen und Linien, die Anordnung ihrer Innenräume bilden einen Rahmen und eine Umgebung, die für die Menschen aller Zeiten eine essentielle Funktion haben. Der stumme Dialog zwischen dem Menschen und dem Stein kann viel wirkungsvoller sein als die Tablette oder die Worte des Therapeuten.

Ein anderer Arzt, der die Bedeutung und den Wert des Symbols erforschte; wie schade, daß ich ihn nicht gekannt habe!
Er hat kein Buch geschrieben, aber ich erhalte einige Mitschriften seiner Vorträge, d. h. aus seinem Unterricht, auf die ich mich im folgenden beziehe.[39]

Für Henri Collomb ist die Verrücktheit
der Teil des Individuums, der der Sozialisation widersteht und den jeder Mensch in unterschiedlicher Ausprägung besitzt, je nachdem, wie zerstörend die gesellschaftliche Ordnung gewirkt hat.
In der verzerrten, nichtsdestoweniger üblichen Sichtweise befällt die Krankheit ein Organ, eine Funktion: Leber, Lunge, Herz, Gehirn bei der Psychose usw. Vom Menschen ist nicht die Rede. Bei einer weniger mechanistischen Auffassung berücksichtigt man den Menschen vor oder gleichzeitig mit dem erkrankten Organ. Es geht aber immer um einen einzelnen, um einen kranken Menschen.
Will man das soziale Umfeld miteinbeziehen und ihm in bezug auf die Geisteskrankheit den Vorrang, wenn nicht die alleinige Verantwortung geben, muß man sich wirklich und wahrhaftig wandeln; dies verändert auch, jenseits aller Worte, die Wahrnehmung und den Zugang zu den Erscheinungen auf grundlegende Weise.
Aber diese Wandlung ist nicht einfach, insbesondere für medizinisch Ausgebildete. Besser vorbereitet wäre man sicher, wenn man die Humanwissenschaften studierte.

An anderer Stelle beschreibt Collomb das westliche medizinische Denken, an dem ich mich selbst auch gestoßen habe:

Die Psychiatrie hat von der Medizin das lineare, kausale Denken geerbt, das auf das wohlbekannte Schema hinausläuft: Ätiologie, Pathophysiologie, Symptome, Krankheit, Therapie usw. Die Erkennung der Symptome und ihre Bewertung, die Einordnung der Symptomatik in das Syndrom oder die Krankheit, beanspruchen die Aufmerksamkeit und die Energie des Psychiaters.
Zuhören und Gespräch werden durch die Beobachtung ersetzt. Sehen, beobachten, untersuchen, testen, eine Beobachtung durchführen, ein Beobachtungsprotokoll lesen – das sind die Ausdrücke der medizini-

schen Fachsprache; sie machen vollkommen klar, wie einseitig und unsymmetrisch das Arzt-Patient-Verhältnis, wie unmöglich ein echter Austausch ist.
Die frühere Achtung vor dem Wahnsinn ist verschwunden; die Wissenschaft hat die Geister verjagt, und der Kranke wird von seiner Umgebung dem Nichts anheimgegeben.

Man erinnere sich an den »Kontakt«, den jener in meinem Landhaus beherbergte Heiler mit den Seelen der verstorbenen früheren Besitzer hatte und an die »Begegnungen« seiner Schwester und Cousine mit den Gnomen und Elfen des Gartens. Selbstverständlich würde ich nicht im Traum daran denken, daß sie die Sprache von Verrückten sprechen, auch wenn ich selber keine solchen Begegnungen habe und mich sogar davor fürchte. Sie sprachen unter sich die Sprache einer anderen Kultur, einer anderen Zivilisation und redeten schlicht und einfach über solche Dinge, ohne sich darüber im klaren zu sein, daß sie hierzulande Gefahr liefen, in eine psychiatrische Anstalt eingewiesen zu werden.
Genau hier liegt das Problem, und wenn ich mich in einem Kapitel mit dem psychiatrischen Aspekt dieser zweiten Welt und dieses zweiten Körpers auseinandersetze, so deshalb, weil ich viele Leute – medial veranlagt oder auch nicht – kennengelernt habe, die Erlebnisse jenseits der üblichen Normen hatten. Sie waren *nur* deshalb innerlich durcheinander, weil sie sich davor fürchteten, »anders« zu sein und ihr Anderssein verbergen zu müssen – ihre Erlebnisse empfanden sie durchaus als Bereicherung.
Aber

der wissenschaftliche Imperialismus des Westens, der die Existenz von Geisteskrankheiten behauptet, wie sie nach westlichen Kriterien definiert und klassifiziert werden, weiß nichts von den Feinheiten des menschlichen Wesens. Der gemeinsame Nenner der psychiatrischen Modelle für das Verständnis und die Bewältigung der Geisteskrankheiten ist ihre Zugehörigkeit zur westlichen Kultur, die ihnen einen angeblich universalen wissenschaftlichen Stellenwert zuschreibt.
Die Behandlung ist nicht immer wirksam, aber die psychotropen Medikamente verwischen eine Zeitlang die Symptome. Die Ent-

deckungen der Psychopharmakologie haben die medikamentöse Behandlung erweitert. Der Geisteskranke ist seither ein »Kranker«, er wird Teil des Systems Kranker–Medikamente–Arzt, eines Systems, das die menschliche Person und die soziale Dimension ausschließt.
Der Behandelnde gehört nicht zur Randgruppe, er gehört zur Mehrheit; er steht auf der Seite derer, die sich für die Vernunft und gegen die Verrücktheit entschieden haben. Kann man aber gleichzeitig beides akzeptieren, die gesellschaftliche Ordnung und die Verrücktheit, kann man gleichzeitig integriert und doch eine Randerscheinung sein?
Hier haben wiederum die afrikanischen Kulturen die Lösung gefunden.
Der Heiler war gleichzeitig:
- eine Randerscheinung, weil er im allgemeinen die initiatische Erfahrung der Geisteskrankheit gemacht und Zugang zu den spirituellen oder menschlichen Kräften hatte, die anderen unzugänglich waren;
- ein Mensch, der in die Gemeinschaft integriert war, die ihm eine äußerst nützliche Stelle und Rolle zuerkannte.

Die afrikanischen Philosophien oder Kosmogonien ermöglichten die Überwindung des dem westlichen Therapeuten innewohnenden Widerspruchs.

Henri Collomb betonte, daß der Arzt seine ganze Energie einsetzt, um zu beobachten, Symptome zu beschreiben, eine Diagnose zu stellen. Aber wenn die Diagnose dann zur Verfügung steht – wem dient sie? Meistens dient sie der Vorbereitung eines Wettbewerbs! Und darunter leidet die Kreativität des Arztes.
Darüber hinaus schreibt die ärztlich-medizinische Hierarchie vor, was zu wissen sei: die Ordnung der Medizin ist der Prototyp der hierarchischen Ordnung.

Ihre täglichen Riten sind dazu da, sie zu bezeugen und zu verstärken. Man könnte sich fragen, ob die Funktion dieser Riten nicht genau darin liegt, den Beteiligten etwas weiszumachen – denn die Wahrheit ist nicht offenkundig, und der Zweifel wäre unerträglich. Wie dem auch sei, der Arzt, der von der Wissenschaft und von der ärztlich-medizinischen Hierarchie genährt wird, ist nicht darauf vorbereitet, sich selbst in Frage zu stellen. Das medizinische Modell bestärkt ihn in seiner Haltung und erspart ihm die Angst des Zweifels.
Der zweite Vorteil ist von allgemeinerer Art in dem Sinn, daß er für jeden Menschen Bedeutung hat. Wenn man den Wahnsinn auf eine Krankheit reduziert, unterdrückt man ihn damit gleichzeitig als etwas Anstößiges, d. h. man vermeidet es, die Verrücktheit als etwas Menschliches anzusehen – was sie unerträglich machen würde. Man schaltet

damit auch zwischen den normalen Menschen und den Geisteskranken die ärztliche Wissenschaft, einen Schutzwall, der einem das unerträgliche Gefühl erspart, dem Geisteskranken unmittelbar gegenüberzustehen. Der Wahnsinn stellt den sogenannten normalen, den sozialen Zwängen unterworfenen Menschen auf schmerzliche Weise in Frage. Er ist auch eine Form der Freiheit, der absoluten Freiheit, die sich der gesellschaftlichen Ordnung verweigert. Daher seine Anziehungskraft und die Angst, die er auslöst. Individuum wie Gesellschaft müssen sich vor der Gefahr schützen, die ihnen von Seiten des Wahnsinns droht. Das medizinische Modell, das die Verrücktheit auf schweigende Symptome reduziert, nimmt ihr jegliche Bedeutung. Der Irre ist ein Mensch ohne Sinn; sein Reden und Verhalten sind sinnlos; was er sagt oder wahrnimmt oder erlebt, ist nur die Folge der Krankheit, die die besonderen Eigenschaften des Menschen zerstört. Das beruhigt und erspart es einem, mit dem Wahnsinnigen reden oder ihm zuhören zu müssen.

Wenn man im Gegensatz dazu die initiatische Erfahrung der Verrücktheit, gleichgültig, auf welche Weise man zu ihr gelangt, als existentielle Erfahrung betrachtet, die jedem Menschen droht, weil jeder Mensch den Wahnsinn in sich trägt, sind Einstellung und Verhalten in bezug auf den »Kranken« anders. Der Beistand, den man ihm in der Krise zuteil werden läßt, tritt an die Stelle der Ablehnung und Isolierung. In den traditionell untechnologischen Kulturen, insbesondere den afrikanischen, hat der Geisteskranke noch diese Vorzugsstellung; er ist noch Teil der ganzen ethnischen Gruppe.

Wenn man den Kranken als einen Menschen ansieht, der sich im wesentlichen von den anderen Menschen nicht unterscheidet, gesteht man ihm auch eine gewisse Freiheit und eine soziale Existenz zu. Er ist nicht mehr der Irre im klassischen Sinne des Wortes, sondern ein subjekthaftes Wesen, das eine besondere Erfahrung durchlebt, die für die Gemeinschaft von Belang ist.

Daher war in den traditionellen afrikanischen Gesellschaften, in denen die Geisteskrankheiten selten oder praktisch unbekannt waren, das Anfallsleiden die Krankhcit schlechthin.

Die gesellschaftlichen Veränderungen in Afrika haben jedoch in den vergangenen Jahren zugenommen und schließlich auch die hintersten Winkel erreicht. Sie haben mit der Zeit die beschriebenen Verhältnisse überholt. Alle afrikanischen Psychiater, die bei diesem Kongreß das Wort ergriffen haben, prangerten die psychische Verunsicherung an, die durch das europäische Erziehungssystem und die katholischen Priester verbreitet wurde.

Beide tendieren nämlich mit ihrer Rationalität dazu, in einer Gesellschaft, in der das mythische Denken an erster Stelle steht, die lebendigen Geister brutal zu zerstören. Ursprünglich lebt das Kind dort bei seiner Mutter und in der Familie – »nahe den Göttern und Mythen«. Das Heilige umschließt das tägliche Leben. Die Ereignisse und Äußerungen mythischen Charakters bilden das zugrundeliegende Netz der Lebensfäden eines traditionellen Gemeinschaftslebens.

Aber der Mythos wird nicht als eine bloße Geschichte erlebt; er hat eine praktische Bedeutung und eine *Wirksamkeit,* die die mythische Erzählung als solche nicht geben kann und die im Ritual in regelmäßigen Zeitabständen Wirklichkeit werden.
Der Ritus wiederholt den ursprünglichen Schöpfungsakt, der außerhalb der chronologischen Zeit im heiligen Raum und in heiliger Zeit stattfindet. Der Mythos ist *die Ordnung der Welt,* so wie sie *ein für allemal* vorgegeben wurde, gleichzeitig die Natur und die Geschichte, d. h. die Dinge und die Menschen, definierend. Der Ritus ist keine Gedächtnisfeier, er ist die Wiederholung oder besser noch das Eintauchen in die Schöpfung. Daher kommt seine Wirksamkeit. *Er gebietet den rechten Ort des Menschen in der Welt, die rechten Beziehungen der Menschen untereinander, die rechten Beziehungen der Menschen zu den Dingen und den Göttern.*
Dieses Zurechtrücken geschieht außerhalb der historischen Zeit, in einer Zeit, die *die Ewigkeit ist* und in einem Raum, der *außerhalb des profanen Raums der Menschen* liegt.
Aber die Erneuerung durch den Ritus vollzieht sich nur in dem Maß, wie *das Heilige noch im Menschen wohnt,* wie das Religiöse Teil des Alltags ist, wie das Gefühl der Transzendenz die wesentliche Dimension des Individuums ist. Das ist beim Afrikaner immer noch der Fall, der weit entfernt ist vom prometheischen Schicksal des abendländisch-westlichen Menschen mit seiner Hingabe ans immer Neue, bloß nicht an die Schöpfung.
Der Ritus ist auch ein mystisches Erlebnis. Jede Zeremonie, die den ursprünglichen Schöpfungsakt wiederholt, *ordnet erneut die Bande zwischen dem Individuum und der Welt.* Der Ritus ist das ordnende Wort, das Sinn stiftet und Gesetz ist; von Geburt an erlebt das Kind es auf dem Rücken seiner Mutter.
Der Mythos stellt den Menschen in den Mittelpunkt des Weltalls; diese Stellung ist eine existentielle Erfahrung, die der Ritus zu regelmäßig wiederkehrenden Zeiten erneuert. Der Mensch steht im Mittelpunkt des Weltalls, ist aber mit allem Seienden verbunden, d. h. mit der Welt der

Dinge und der Lebewesen, und er empfindet diese Beziehung äußerst lebhaft. »Die Schwäche vieler Menschen besteht darin, daß sie weder zum Stein noch zum Baum werden können.« (Aimé Césaire)
Der Mensch ist eine Verdichtung des Seins in der ewigen und unendlichen Schwingung, die alles Seiende belebt: die Lebenden und die Toten, die Tiere, die Pflanzen, die Erde, den Himmel, die freundlichen und die furchterregenden Geister, die das All bevölkern.
Der Mythos bestimmt den Kreislauf des Lebens auf der Erde, die Produktion und die Reproduktion, die Beziehung der Geschlechter zueinander und die Aufgaben, die jedem zukommen.

Diese Worte klingen zu wahr, als daß sie in Archiven verborgen bleiben dürften. Deshalb grabe ich sie wieder aus und mache sie der Öffentlichkeit zugänglich. Sie drücken in gleichzeitig dichterischer und genauer Sprache die Wirklichkeit des Mythos aus, wie der Afrikaner sie lebt und erlebt. Er ordnet auf seine Weise jeden Tag von neuem seine persönlichen Energien, indem er sie zur unsichtbaren Ordnung in Beziehung setzt und nach feststehenden Gesetzen entfaltet.
Zwar bin ich nicht auf dem gleichen Weg, habe aber doch den Eindruck, das gleiche zu bewirken, wenn ich die Farbbündel neu ordne, die durcheinander geratenen »Fäden des Gewebes« entwirre und dabei einer Ordnung folge, die so nah wie möglich an der natürlichen Ordnung der Dinge sein möchte.
Denn es ist alles in Ordnung. Der Kranke, der einen seiner häufigen Erstickungsanfälle bekommt, wenn er absichtlich die Zahl ausspricht, die er ausgelassen hatte, kannte doch wohl unbewußt diese Ordnung.
Es ist alles in Ordnung, selbst der Tod. Warum habe ich wohl eine asiatische Patientin, deren Seitenstörung auftrat, sobald sie die Zahl 13 – das Tarot-Symbol des Todes – aussprach, gefragt, ob sie in letzter Zeit einen nahestehenden Menschen verloren habe? Sie antwortete mir, sie habe in Vietnam mitansehen müssen, wie ihre ganze Familie umgebracht wurde . . . Geben diese Tarotkarten unter allen Umständen Auskunft? Oder muß der Therapeut und Untersucher noch jene Verbindung zum Weltall haben? Vielleicht. Denn

der Heiler vermittelt zwischen dem Kranken und der symbolischen Ordnung, zwischen der individuellen Vorstellungswelt, die eine eigene symbolische Ordnung erschafft, und der, die das Leben der Gruppe steuert ... Da er nicht abgelehnt und für verrückt erklärt wird, ist er Teil der Gruppe, die ihn duldet und manchmal als Träger der Transzendenz verehrt.

Die Stellung des von allen anerkannten Heilers ist die des Vermittlers und unterscheidet sich erheblich von der des Psychiaters.

Der Psychiater muß sich entscheiden, ob er auf Seiten der Gesellschaft oder auf der Seite des Kranken stehen, ob er Wächter der Gesellschaft sein oder mit dem Kranken am Ort des Wahnsinns in der Verbannung leben will.
Der Heiler ist beides gleichzeitig, verrückt und »normal«. Er hat die wahre Aufgabe des Vermittlers: zwei einander entgegengesetzte Teile in Übereinstimmung zu bringen, die Welt der Vernunft und die der Unvernunft.

Wie wird man Heiler?

Die Berufung kann das Ergebnis einer individuellen Erfahrung sein, die als Zeichen des Schicksals und der Götter gedeutet wird: eine schlagartige Offenbarung im Traum, ein plötzlicher Verzückungszustand, eine initiatische Geisteskrankheit. Sie kann auch durch andere Gruppenmitglieder erfolgen. Der Heiler hat die Pflicht, mit Zustimmung der anderen unter den Kindern oder Jugendlichen den am besten geeigneten Nachfolger für sich auszusuchen und zu bestimmen. Der Auserwählte wird einen langen Ausbildungsweg absolvieren, der sowohl initiatischer Natur im herkömmlichen Sinn des Wortes als auch technisch im Sinn des Erwerbs von Kenntnissen über Pflanzen und Rituale ist. Diese beiden Seiten seiner Lehrzeit sind untrennbar miteinander verbunden, aber das initiatische Wissen ist das wichtigste oder das am meisten spezifische.
... Es zeichnet – noch betont durch die zeitliche Begrenzung – den Weg vor, der von der Selbsterkenntnis über die Erkenntnis der sozialen und der kosmischen Zusammenhänge zur Gotteserkenntnis führt. Die Initiation beinhaltet zunächst ein Todesritual. Aus der damit verbundenen Rückkehr ins Ungeschiedene, ins Ursprüngliche, in die kosmische Finsternis, in eine Zeit der fötalen Seinsweise, wird eine neue Geburt in anderer Gestalt möglich.
Der symbolische Tod ist auch das Ende einer bestimmten Form der sozialen Existenz.

Am Ausgang der finsteren Hütte, der initiatischen Gruft, hat der künftige Eingeweihte alles verloren; er wird alles von neuem lernen müssen, einen neuen Namen erhalten; im Gesicht und am Körper wird man ihm Narben setzen, damit man ihn als Heiler erkennen kann. Der Eingeweihte muß den Verlust aller elementaren Fähigkeiten simulieren (oder tatsächlich aufweisen), er kann nicht mehr gehen, er kann nicht mehr essen, er erkennt seine Eltern nicht mehr. Seine Handlungen verlieren jeden Sinn.
Der Tod bereitet ihn auf eine neue Geburt vor, die durch Entbindungsrituale symbolisiert wird; sie finden am Ausgang der Hütte statt, die oft die Form einer Vulva hat.
Die Initiationsmeister scheinen das Geheimnisvolle, das Mysteriöse, das Übernatürliche sorgfältig herauszustreichen, um so jenes intensive emotionale Klima zu erzeugen, das die Kräfte aller Beteiligten mobilisiert. Aber *der Unterschied zwischen »glauben« und handeln, »als ob« man glaubt, ist hier winzig*. Die Initiation ist vielleicht *der Ritus des »Als-ob«*, aber es ist ein *»Als-ob«*, das sehr nah an dem bleibt, was man als grundlegende Wirklichkeit erfahren könnte. In gewisser Hinsicht spricht es nämlich Grundbedürfnisse des Menschen an, und die zielen auf die Transzendenz und die Selbstüberschreitung in Richtung auf jenen Frieden, der den Afrikanern so kostbar ist, nach dem sich so viele sehnen und den so wenige erlangen.

Für den Heiler im afrikanischen Sinn ist Wissen

der Zugang zur Welt der Geister, ihre Beherrschung und die Fähigkeit, sie für verschiedene Zwecke nutzbar zu machen.
Dieser Zugang vollzieht sich auf mehreren Wegen: langsame und stetig fortschreitende Initiation in der Nähe derer, die ihn bereits haben; Eintauchen in die Geisteskrankheit (Initiatische Krankheit), in das Reich der guten und bösen spirituellen (geistigen) Kräfte; Zwiesprache mit den Geistern, die nachts und im Traum erscheinen; von Ahnen und Göttern ererbte Fähigkeiten. Es handelt sich hier um eine Art Wissen, mit der das Kind bei der Geburt ausgestattet ist, weil es aus der Welt der Ahnen kommt ... Dieses Wissen verschwindet mit dem Erlernen der Sprache.
Das Kind ist Träger eines Wissens, das es in der Begegnung mit den Ahnen und der Lichtwelt, aus der es kommt, erneuert hat. Dieses geheiligte Wissen, das auch das der Seher, der Weisen und der Greise, der großen Eingeweihten ist, wird im Verlauf der Sozialisation zunehmend ausgelöscht.
... Ehe es zu verstehen vermag, hört das Kind die mythischen Erzählungen, lernt die Märchen und die Spruchweisheiten, legt sich ein

symbolisches Universum zurecht, das entsprechend den Assoziationen, Analogien und Querverbindungen der herausragenden Ereignisse aufgebaut ist...
Es ist verständlich, daß das westliche Schulsystem in Verbindung mit der religiösen Unterweisung einen doppelten Bruch herbeiführt: den Bruch mit der Tradition der ursprünglichen Religionen, die vom Christentum abgelehnt werden, sowie den Bruch in der Kontinuität der Erziehung, wobei Eltern und Kinder aufgrund der Teilnahme am Schulunterricht nicht mehr dieselbe Sprache sprechen.
... Dieser Bruch ist eine Quelle der Angst und der Verwirrung. Er führt zu geistig-seelischen Erkrankungen, beispielsweise in Form von Störungen, wie sie bei Kindern während der ersten Schuljahre auftreten (Bettnässen, Stottern, Zurückbleiben, Autismus, Ausreißen usw.).

Es fällt den Afrikanern, die hier stellvertretend für alle sogenannten »einfachen« Völker stehen, ebenso schwer, die Kultur und die Überzeugungen des Westens zu integrieren, wie es mir schwerfiel, mich in die subtile Welt des Heilers hineinzufinden. Obwohl ich innerlich mitgemacht habe, bin ich bei meiner materialistischen und rationalistischen Erziehung mit dieser Welt erst in Einklang gekommen, als ich mit dem Intellekt verstehen konnte, was ich intuitiv schon tat. Das geschah, wie man sich vielleicht erinnern wird, anläßlich der Behandlung einer Anästhesie-Kollegin, die einen Geschmack von Kupfer wahrnahm, während ich sie magnetisierte. Diese Erfahrung ermöglichte es mir, die Vorstellung zu akzeptieren, daß ich eine Heilerin bin. Sie lieferte mir jedoch nicht die Erklärung für die Heilung jener Patientin. Ich mußte zugeben, daß sie geschehen war, aber formallogisch widerspricht sie meiner medizinischen Ausbildung. Wie konnte ein Tumor, dessen Prognose nach der operativen Entfernung so schlecht ist (es handelte sich ja um ein Phäochromozytom), unter dem Einfluß meiner und Agpaoas Behandlung verschwinden?
Es ist klar, daß der Spezialist, der durch sein Studium auf eine solche Möglichkeit nicht vorbereitet ist, dies nicht akzeptieren kann, auch wenn er die Beweise in der Hand hält. Das erfordert nämlich eine totale Umkehrung seines Weltbildes – und dies wiederum kommt einem schrecklichen Angriff gleich. Die darin

enthaltene Aggression wenden wir gegen andere Völker, unter dem Vorwand, sie zu »entwickeln«; dabei ist ihr Weltbild von der Zeugung bis zum Tod ein völlig anderes.
Die Zeugung wird auf dreierlei Weise gesehen:
1. im Rahmen des androgynen Modells als Verwirklichung der vollkommenen Vereinigung von Mann und Frau, wobei jeder Unterschied und jede Ungleichheit aufgehoben sind;
2. im Bild des Zwillingspaares, ursprünglich des Königs und der Königin, die die Dualität repräsentieren;
3. als Vereinigung des Unterschiedlichen oder der Gegensätze, die Einheit, die problematischer zu realisieren ist.
Die Zeugung kann also ein Produkt der Verschmelzung, der Ergänzung oder der Verbindung von Gegensätzen sein.
Was ist die Geburt in der afrikanischen Tradition?

Jede Geburt wiederholt durch ihre geheiligte Bedeutung und ihren sozialen Wert, die die begleitenden Rituale herausstreichen, den ursprünglichen Schöpfungsakt und stellt das Neugeborene in den irdischen Kreislauf und die Gemeinschaft der Lebenden . . .
Geborenwerden ist aber nicht bloß ein Zum-Leben-, Zum-Dasein- oder In-die-Welt-Kommen. Wer geboren wird, kommt von irgendwo her. Er kommt aus der Welt der Toten, die gleichzeitig nah und fern ist. Er kommt aus jener Welt, deren Bewohner in allen Dingen der Erde hausen, vom Wind, der pfeift und heult, vom Wasser, das plätschert und murmelt, vom Rauch, der seine Freunde beim Feuer sucht, wo man sich mit dem Holz von Bäumen erwärmt, die durch ihre Bewegungen und ihr Ächzen Zeugnis ablegen von der Gegenwart derer, die warten und den Mutterschoß suchen, der ihnen aus der Welt der Finsternis in die Welt des Lichts verhilft, aus der Welt des Schweigens in die Welt der menschlichen Laute. Geborenwerden ist der wesentliche Akt, es ist der Eintritt ins Leben mit der Bestimmung, ein Mensch zu sein. Die Geburt ist der gefährlichste und gefährdetste Übergang; alle, die Lebenden und die Toten, müssen ihn beschützen. (L. Diouf.)
. . . Die Rolle des Ahnen ist immer wichtig; sie zeigt sich auf verschiedene Weise: als Wiedergeburt der ganzen Persönlichkeit, eines oder mehrerer entscheidender Elemente der Person des Vorfahren, als echte Wiedergeburt mit symbolischen Anzeichen oder körperlichen Merkmalen. Der Kreislauf des Lebens und des Todes, der sich bei den einzelnen ethnischen Gruppen verschieden ausprägt, gewährleistet eine Kontinuität zwischen den Lebenden und den Toten.

Im Senegal hat Gott für den Menschen zwei Körper erschaffen: einen für die Welt der Lebenden und einen für die Welt der Toten. Der Übergang von einer Welt in die andere geschieht über mehrere Zwischenstufen. Der Übergang von der Welt der Toten in die Welt der Lebenden beginnt vor der Geburt. Der Geist der Ahnen, der Odem, das Leben, versucht in eine schwangere Frau einzudringen; wenn er das – mehr oder weniger leicht erhaltene – Einverständnis der leiblichen Eltern hat, gelingt es ihm immer. Nach der Geburt ist das Schicksal unentschieden: Entweder bleibt das Kind bei den Lebenden oder es kehrt nach einem kurzen Aufenthalt zu den Toten zurück. Das Kind kommt aus einer Gemeinschaft, der Gemeinschaft der unsichtbaren Wesen, die mit der der Lebenden in kontinuierlicher Verbindung steht; es ist auch eine von der Schwingung des Weltalls erzeugte Kraft.

Die Riten wie auch die Erziehungsmethoden, die das Kind vom Mutterleib an bis zur allmählichen Initiation und schließlich zum vollen Menschsein führen, haben die grundlegende Aufgabe, in einem kollektiven religiösen Erlebniszusammenhang das zu wiederholen und zu bekräftigen, was der Mythos sagt – nämlich die Zugehörigkeit des Kindes zur Gemeinschaft und zum Kosmos.

Bei den meisten Stämmen des Senegal besteht der erste Ritus gleich nach der Geburt des Kindes darin, daß man es mit der Mutter Erde, mit der nährenden Erde, mit der Quelle des Lebens, in Fühlung bringt. Dann wird es mit Salz- oder Süßwasser gewaschen – der zweite Kontakt mit der Natur. Es trinkt ein paar Tropfen Milch, vermischt mit Hirsebrei: erste Begegnung mit dem Lebenselement, dem Symbol des Lebens . . .
Man hält es auch in die vier Himmelsrichtungen und stellt es so dem Kosmos vor.
Die Nabelschnur ist mit einem bestimmten Werkzeug durchtrennt worden. Manchmal werden die Nabelschnur und der Mutterkuchen an einem bestimmten Ort vergraben, zu dem das Kind als Heranwachsender gehen wird, um sich dort vor seinem Doppelgänger zu sammeln. Zuweilen befestigt man die mit einem Blatt umhüllte Nabelschnur an der Spitze eines Astes, der die Energie des Menschen symbolisiert.

Zwischen der Geburt und der Taufe gesteht man dem Kind das Recht zu, auf der Welt zu bleiben oder wieder fortzugehen. Wenn es bleibt, stellt der Taufakt seine soziale Geburt dar; er ist ein vielschichtiges Ritual. Dann wird das Kind zum ersten Mal auf dem Rücken der Mutter festgebunden, erhält zum ersten Mal feste Nahrung, bekommt die ersten Zähne, wird von der Brust entwöhnt... Alles ist ritualisiert. Die traditionelle Erziehung führt – wie immer mit dem Ziel der Integration – bis zur Initiation, einer weiteren sozialen Geburt, einem erneuten »Tod« und einer symbolischen Wiedergeburt, die den Status des erwachsenen Mannes oder der erwachsenen Frau verleiht, wie sie gesellschaftlich und geschlechtsspezifisch definiert sind.
Der Ort des Individuums in der Gesellschaft wird nicht durch eine Reihe von Merkmalen bestimmt, wie sie im Westen gebräuchlich sind (Beruf, Bildungsniveau, Einkommen, soziale Schicht, Religion...), sondern von der Geschlechterfolge und dem Platz, den der einzelne in ihr einnimmt.
Zu den Riten gehört die Massage des Kindes nach dem Taufakt; sie wird von der Mutter oder von der Großmutter während der ersten drei oder vier Lebensmonate nach einer genauen Regel durchgeführt. Die Geschlechtsteile werden dabei besonders berücksichtigt. Zur Massage gehört auch Gymnastik, ein Bad beschließt das Ritual. Diese Zeremonie vermittelt dem Kind wahrscheinlich ein gutes Bild von seinem Körper.
Während der ersten Lebenswochen des Kindes wird seine Mutter auch massiert, und zwar wiederum von ihrer Mutter. »Ihr durch die Entbindung geöffneter Körper muß sich wieder schließen, muß von dem des Kindes getrennt werden.« Bei den Worten »Öffnung« und »Schließung« muß man an den feinstofflichen Körper denken, der – wie bei Agpaoa – geöffnet war und wieder geschlossen werden muß.
Bis zur Entwöhnungszeit darf das Kind »den Sand essen« – die Mutter ebenfalls (vielleicht ist er eine Quelle von Mineralien und Spurenelementen!). Auch nach der Entwöhnung wird das Kind noch getragen. Alle Frauen der Gruppe können sich daran beteiligen. Wenn das Kind größer wird, erlernt es

den Wert der Sprache, die mehr der zwischenmenschlichen Beziehung als der Information dient . . . die Sprache ist Trägerin der Tradition und der Werte. Das Wort kommt von den Ahnen; es ist das Wort aus der Ferne oder besser noch das ewige Wort, das *den Menschen in die Herzmitte der Welt hineinstellt; es ist eine Kraft, es wirkt, es wird geachtet.* Das Kind lernt schon sehr früh, es nicht beliebig zu gebrauchen.

»Den Mund zu-, die Ohren aufmachen«, ist ein afrikanisches Erziehungsprinzip. Wir haben gesehen, welche Kraft die Sprache, das Wort, unter bestimmten Umständen haben kann!
Mädchen und Jungen schreiten in ihren jeweiligen Bereichen auf dem Initiationsweg voran, der ihnen durch den Kontakt mit den Erwachsenen, den Rat der alten Männer oder Frauen vermittelt wird. Die Initiation geschieht durch das Vorbild, das Beispiel, und wird durch geheimnisvolle Andeutungen in Gang gebracht, deren Sinn man mit Hilfe der Erzählungen, Geschichten und Sprichwörter entdecken muß.

Die Notwendigkeit der Solidarität findet in einer viel genaueren Festlegung der Rollen und der Gesetze ihren Ausdruck: Jeder ist an seinem Platz, aber jeder hat auch einen Platz, und seine Rolle ist für das Leben der Gruppe unentbehrlich. Was er tut, betrifft die ganze Gemeinschaft. Aber die Logik, die das Gespräch beherrscht, beruht auf anderen Prinzipien als denen der Kausalität, der Identität, der Zeit und des Raums. Der Gesprächspartner kann ein anderer Mensch, ein Baum, ein Stein sein; er kann hier und woanders sein, er kann lebendig oder tot sein, jung oder alt . . .

Man begreift, daß sich diese Art der Erziehung an die Welt der Symbole, an die Prinzipien der Wiedergeburt, an den feinstofflichen Körper wendet.
Parallel dazu lernt das Kind aber auch die konkrete Sprache,

die sich nach der Abkunft in der Geschlechterfolge, den vertrauten Dingen, der Arbeit, der Ernährung, den Tieren und Pflanzen richtet; das Kind lernt die soziale Sprache, die die Beziehungen innerhalb und außerhalb der Gruppe, in der jeder seinen ganz bestimmten Platz hat, festlegt und ausdrückt; es lernt auch die heilige Sprache der Götter und Ahnen und die kosmische Sprache, die es mit allem Seienden verbindet. Jeder Fortschritt auf dem Initiationsweg enthüllt dem Kind einen neuen Aspekt der Sprache. Was jedoch durch und mit der Sprache gelernt wird, ist weniger Information als Relation, weniger Denkschulung als Daseins- und Handlungsweise. Wer spricht, überträgt sein Sosein durch die Schwingungen seiner Worte, wer zuhört, empfängt den anderen.

Beim Herannahen der Pubertät nimmt die Sexualität je nach ethnischer Gruppe eine unterschiedliche Gestalt an. Sie ist stets erlaubt unter der Bedingung, daß die soziale Ordnung nicht verletzt wird. Die Lust steht an zweiter Stelle, die Bestimmung der Sexualität ist wesentlich sozialer Natur.

Es war mir wichtig, der viel zu wenig bekannten afrikanischen Kultur reichlich Raum zu widmen, weil sie ein zeitgemäßes, lebendiges und naheliegendes Modell einer Erziehung ist, die auf die Integration des Menschen ins Weltganze abzielt. Sie bringt die Sensibilität, die Intuition, den Zugang zum Unsichtbaren und Unsagbaren zur Entfaltung – auf Kosten des rationalen Denkens. Sie kann aber vielleicht als Vorbild und Anregung dem westlichen Menschen helfen, den Teil seiner Persönlichkeit zu entfalten, den er nicht kennt. Das Ideal ist natürlich, gleichzeitig beide Gehirnhälften, die rechte, intuitive, und die linke, rationale, zu entwickeln.

Bei dem Kongreß war – wie ich schon erwähnte – auch ein afrikanischer Zauberer und Menschenfresser anwesend. Seine Position muß ich noch genauer umschreiben, dabei beziehe ich mich auf verschiedene Artikel von Henri Collomb.[40]

Krankheit und Tod sind immer Folge von Aggression: einer Aggression von seiten eines lebenden, im allgemeinen nahestehenden Menschen; Aggression von seiten eines Geistes, der den Ahnen oder die Gottheit repräsentiert und der Garant der sozialen Ordnung sowie der Tradition ist. Die Aggression kann unmittelbar sein: das sind die weithin bekannten Phänomene der Verhexung, Menschenfresserei, Zauberei. Sie kann auch mittelbar durch einen Dritten geschehen: den Marabout, den Fetisch-Priester, den Magier; dieser Dritte handelt im Auftrag eines »Kunden« (Aggressor), um das Opfer (den Kranken) zu schwächen.

Es kann sich schließlich auch um Aggression durch einen Geist handeln. Viele geistig-seelische Störungen oder psychosomati-

sche Beschwerden werden dem *rab* zugeschrieben, einem Geistwesen der traditionellen afrikanischen Religion.
Meine Unterhaltung mit dem Zauberer-Heiler und Menschenfresser war ziemlich schwierig, da er schlecht Französisch sprach; er versicherte mir aber, er esse nicht die Kranken, er »esse« die Krankheit, er verleibe sie sich ein. Im Licht meiner eigenen Erfahrungen kann ich mir vorstellen, daß dieser Mann, der ja als Heiler auftritt, nicht das Fleisch des Kranken verzehrt, sondern – wie es auch bei mir manchmal der Fall ist – als Medium die krankhaften Energien seiner Patienten auf sich nimmt. Seine persönliche Kraft gestattet es ihm, nach dieser Übertragung den krankheitserzeugenden Energiekomplex aufzulösen.
Mir fällt dazu ein entsprechendes Beispiel ein: Eines Tages ging ich in die Klinik, um jemanden zu behandeln, der an einem jeder Behandlung trotzenden Schluckauf litt. Ich setzte ein paar Nadeln, der Schluckauf ging weiter. Als ich wieder im Auto saß und nach Hause fuhr, bekam ich nach zehn Minuten selber einen Schluckauf; er hatte dieselben Merkmale wie der des Patienten. Sofort dachte ich mir, daß ich ihn wohl »genommen« und er bei dem Patienten verschwunden sein müsse. Um meine Annahme zu überprüfen, rief ich ihn von zu Hause an: »Zehn Minuten nachdem Sie gegangen waren, war der Schluckauf vorbei«, sagte mir der Patient. Meiner war auch bald vorüber.
Der Heiler ist mehr als andere in der Lage, sich zu »entgiften«; er muß sich aber schützen und auf sein energetisches Gleichgewicht achten.
Der Menschenfresser-Heiler kann auch einen bösen Zauberer jagen und, wenn er einen gefangen hat, ihm vor aller Augen die Zauberkraft, die in ihm steckt, in Gestalt eines Gegenstandes extrahieren.
Auf den Philippinen wird dieses Phänomen *witchcraft* genannt; es wird auch direkt am Kranken hervorgerufen, ohne die vorangehende Entdeckung des mutmaßlichen Krankheitsverursachers. Sonntags kann man beobachten, wie Joséphine Simson in ihrer großen Kapelle aus dem Körper gewisser Kranker die *witchcraft* in Form von Tabakblättern, Wurzeln, Bindfäden, Plastiktüten

usw. herauszieht. Dies entspricht im allgemeinen der Symbolwelt der älteren Patienten, die mit der traditionellen Kultur vertraut sind. Bei den jüngeren wird ein Stück blutige Watte extrahiert, was der modernen Mentalität näherkommt und die radikale Entfernung der Krankheit symbolisiert. Das ist die von den Heilern so genannte »chirurgie psychique«.
Die Europäer nennen diesen Vorgang die »Chirurgie mit bloßen Händen«, was widersinnig ist und alle möglichen bedauerlichen Mißverständnisse hervorruft.
In Afrika gibt es ein anderes System: das *rab*-System, das die Folge eines Konfliktes mit dem Gesetz oder der sozialen Ordnung ist. Die Behandlung besteht darin, den *rab* zu identifizieren, ihn zu benennen, seine Zugehörigkeit sei es zur mütterlichen, sei es zu väterlichen Abstammungslinie zu bestimmen und ihn vom Körper des Kranken auf den eines Tieres zu übertragen, das dann geopfert wird. Die Heilung erreicht man, indem man schließlich einen Altar baut, der die neuen Beziehungen zwischen dem Kranken und seinem *rab* veranschaulicht.

Was ist der *rab?* Ein Geist, der sich als Mensch oder Tier materialisieren und in den Körper oder den Geist eines Menschen eindringen kann, um ihm den Verstand zu rauben, ihn krank zu machen, ihn zu Taten zu zwingen, die er gar nicht begehen will?

Der Heiler gibt diesem religiösen Wesen zwei grundlegende Bedeutungen:

Der *rab* symbolisiert gleichzeitig den Stammesvater und den Freundschaftspakt, der es diesem Urahn und Gründer des Stammes ermöglicht hat, den mythischen Raum zu besetzen. Dieser Freundschaftspakt schließt gegenseitiges Erkennen und Anerkennen, Gehorsam und Schutz ein.
Der *rab* stellt ferner die Tradition, das Gesetz, die Ahnen, die Abstammungslinien, die Eltern, die Gruppe, alle jene Bezüge dar, die es dem einzelnen Menschen ermöglichen, sich in einer symbolischen Gesellschaftsordnung anzusiedeln, der er sich unterwirft und die ihn beschützt.

Der gemeinsame Nenner dieser beiden Symbolsysteme, *rab* und *witchcraft,* ist das Prinzip der Vertreibung der Gewalt.

Wenn man schließlich das Problem der Kindersterblichkeit betrachtet, stößt man auf »das Kind, das geht und wiederkommt«. Man kann sich ihm vom Syndrom des »plötzlichen Kindstodes« her annähern, das in der Schulmedizin wohlbekannt ist. In demselben Stamm kann man häufig aber auch beobachten, wie im Alter von zwei bis drei Jahren ein Kind nach dem anderen stirbt; die übertragbaren parasitären Krankheiten und die Unterernährung spielen sicher eine ursächliche Rolle bei dieser hohen Kindersterblichkeit. Die traditionellen Symbolsysteme erklären sie aber psychologisch und soziologisch; die innerfamiliären Beziehungen, die Beziehung des Kindes zu seiner Mutter und zu den Ahnen ist ausschlaggebend – auch hier das Kind, das geht und wiederkommt.

... Es kann gehen, während es noch im Bauch der Mutter ist, es kann sich unmittelbar nach der Geburt wieder verabschieden. Oft verläßt es diese Welt nach dem Abstillen, vor allem, wenn seine Mutter ein weiteres Kind erwartet; manchmal aber auch noch später, anläßlich eines wichtigen Ereignisses seines individuellen Weges (z. B. Beschneidung).

An dieser Stelle soll als Beispiel noch von dem Kind Nit-ku-bon berichtet werden. Zwischen dem 18. Lebensmonat und dem zweiten Lebensjahr weist dieses Kind einige Besonderheiten auf: es ist sehr zart und scheidet manchmal, ohne krank zu sein, kurzzeitig aus dem Leben. Es hat einen starren Blick, lächelt nicht, ist nicht mitteilsam, redet kaum. Es hält sich lieber zurück, scheint nach innen zu schauen, wirkt abgelöst von der Welt und dennoch wachsam, vom geringsten Reiz ansprechbar. Seine Stimmung ist sehr wechselhaft, es lacht oder weint grundlos. Man darf ihm nie ins Gesicht schauen oder es rügen, weil es sonst sofort wütend wird oder anfängt zu weinen.
Nit-ku-bon kann schwer krank werden oder sterben ... aber diese Kinder werden als Erwachsene bemerkenswerte Eigenschaften haben und eine bedeutende gesellschaftliche Stellung erlangen. Aus ihnen gehen Propheten und Heiler hervor. Es handelt sich zweifellos um Kinder mit medialen Fähigkeiten, wie ihre lebhafte Reizbarkeit und ihre introspektiven Gaben bezeugen.

Man sieht, wie die Deutungen einer Krankheit sich von einem Kulturkreis zum anderen unterscheiden können. Wenn aber die Interpretationen der Afrikaner den westlichen Mediziner bloß amüsieren, so wollen wir dagegen festhalten, daß sie in vielen Fällen tatsächlich funktionieren, und zwar sowohl auf sozialer als auch auf persönlicher Ebene.
Wir übertragen unsere innere Unruhe und unsere Sorgen, indem wir sie in die Bakterien und Viren, in Tumorwachstum und Laborparameter-Abweichungen projizieren. Es ist keineswegs sicher, ob der Kranke und seine Umgebung im selben Maße auch »entzaubert« werden.
Vielleicht sollten wir den Völkern, die wir gerne »zivilisieren« möchten, nur hygienische Maßnamen beibringen, indem wir ihnen zu Wasserleitungen und sauberem Trinkwasser verhelfen und sie einige vorbeugende Therapien lehren; vielleicht sollten wir ihnen aber im übrigen doch das Recht zugestehen, gemäß ihren Überlieferungen zu leben.

20 Der Tod und die Andere Welt

Ich weiß weder, wer mich auf die Welt gebracht hat, noch, was die Welt ist, noch, wer ich selbst bin. Ich bin schrecklich unwissend. Ich weiß nicht, was mein Körper ist, wie meine Sinne sind. Meine Seele ist der Teil von mir, der denkt, was ich sage, der über alles und über sich nachdenkt und sich nicht besser kennt als das Übrige.
Ich sehe diese schrecklichen Weltenräume, die mich umschließen, und sehe mich an eine Ecke dieses riesigen Raumes gekettet, ohne daß ich wüßte, weshalb ich gerade an diesen Ort und nicht an einen anderen gestellt bin oder weshalb diese kurze Zeitspanne, die mir zu leben gegeben ist, gerade mit diesem und nicht mit einem anderen Punkt der ganzen Ewigkeit übereinstimmt, die hinter mir liegt und nach mir kommt . . .

So wie Blaise Pascal habe ich auch eine Zeitlang gedacht, denn meine Erziehung ließ mich in derselben Unsicherheit, und die naturwissenschaftlich geprägte Kultur war ziemlich unfähig, mir Sicherheit zu geben, obwohl man mir gegenüber ihre Verdienste gerühmt hat. Und als plötzlich ein mir lieber Mensch starb . . ., konnte ich die Sprache seiner »Pensées« sprechen.

Ich sehe ringsum nur Unendlichkeiten, die mich wie ein Atom und wie einen Schatten umschließen, der nur einen Augenblick währt und nicht wiederkehrt. Alles, was ich weiß, ist, daß ich bald sterben muß, aber was ich am wenigsten kenne, ist genau dieser Tod, den ich nicht vermeiden kann. Da ich nicht weiß, woher ich komme, weiß ich auch nicht, wohin ich gehe. Und ich weiß nur, daß ich beim Verlassen dieser Welt für immer entweder ins Nichts oder in die Hände eines zürnenden Gottes falle; dabei weiß ich aber nicht, welches Los auf ewig das meine sein wird.

Das ist genau der Grund, der mich veranlaßt hat, meinen Krankenhausdienst zu quittieren; ich wollte die Freiheit haben, auf meine Weise zu denken, denn ich war unwissend und ohne Hoffnung geblieben.
Eine solche Suche geht nie zu Ende. Aber ich muß sagen, daß ich durch die Begegnung mit Tony Agpaoa und aufgrund der Arbeit,

die ich tun konnte, Gelassenheit und eine feste Grundlage erworben habe, die ich durchaus nicht hatte, als ich noch keine Außenseiterin war. Die Existenz am Rande der Gesellschaft hat mich meine Antworten auf wesentliche Fragen finden lassen. Und wenn ich einmal an der Schwelle des Todes stehe, werde ich mich vor nichts mehr fürchten. Ich akzeptiere die Vorstellung einer gewissen Traurigkeit für den Augenblick, in dem ich meine Tochter und meine Freunde verlassen werde, aber ich habe keine Angst mehr, ich bin nicht mehr unsicher.

Und warum?

Weil ich weiß, daß unser physischer Körper nicht alles ist. Dafür habe ich unzählige Beweise; einige davon will ich hier vorbringen. Und diese Kenntnisse verdanke ich nicht der Wissenschaft, sondern feinstsinnlichen Wahrnehmungen, die bereits zu dieser zweiten Welt gehören, in die wir im Tod hinübergehen. Wir werden in diese unsichtbare Welt hinüberwechseln, in der das Symbol eine Ordnung erschafft, eine Ordnung, die sichtbar gemacht werden kann dank der Sinnesorgane, die der feinstoffliche Körper besitzt.

Woher kommen wir? Wohin gehen wir?

Unser feinstofflicher Körper reinkarniert eines Tages in einem Embryo, der sich im Schoß der Familie entwickelt, die uns die für unsere Evolution notwendigen Bedingungen bieten wird. Es ist nicht alles unbedingt rosig. Aber das Gute und das Schlechte sind im Gleichgewicht. Es liegt an uns, dieses Gleichgewicht zu suchen; wir tun es, indem wir die Widersprüche des Lebens gegeneinander abwägen, indem wir es verstehen, die kleinen Freuden des Alltags zu genießen, indem wir in unseren Geist Frieden und Gelassenheit einkehren lassen. Und indem wir der Toleranz in unserem Herzen Raum und so oft wie möglich der Weichheit Vorrang geben.

Was geschieht in der Stunde des Todes?

Da ich mich nicht an frühere Leben und noch weniger an Zwischenstadien erinnere, kann ich mir nur einiges vorstellen – aufgrund bestimmter Erlebnisse. Dazu zählen der Tod meiner Mutter, der meines Vaters und mein Autounfall, der mir einen

Vorgeschmack auf den Tod gegeben hat. Der Tod von Agpaoa hat meine Kenntnisse in dieser Hinsicht schließlich am meisten erweitert. Die ersten drei Erfahrungen habe ich in meinem ersten Buch beschrieben; hier erinnere ich lediglich daran, daß ich die Möglichkeit entdeckt habe, mit meinem Vater, der im Koma lag, zu kommunizieren. Dieser Zustand scheint bei unerfahrenen Menschen, die aber Medien sind, die sogenannten Astralreisen zu begünstigen.

In diesem Zusammenhang kann ich kurz die Erfahrung einer Freundin, der Frau eines großen Wissenschaftlers, schildern, die während eines langen Komas eine Astralreise erlebte. Bei solchen Dingen halte ich mich zwar in der Regel ausschließlich an meine persönliche Erfahrung, aber in diesem Fall kann ich den Aussagen anderer Leute trauen. Meine Freundin erwacht aus dem Koma und erinnert sich voller Erstaunen an eine Reihe von Erlebnissen, die sie während dieses Zeitraums hatte: Sie hatte sich am Fußende ihres Bettes stehen, ihren Körper betrachten und sich auf das Bettgestänge stützen sehen; ihre Hände griffen durch das Bettgestänge hindurch. Sie erinnerte sich, umhergereist zu sein, im Restaurant gespeist, Kuchen gegessen zu haben, an dem sie sich die Finger nicht beschmierte; es fielen ihr Landschaften und Städte ein, die sie besucht hatte.

Ihr Mann, der ihrer Erzählung zugehört hatte, wollte ihre Aussagen überprüfen. So unternahmen sie gemeinsam eine Reise auf den Spuren ihrer Erinnerungen. Sie fand alles wieder, was sie gesehen hatte; bevor sie an einem der genannten Orte ankamen, sagte sie ihrem Mann jeweils in allen Einzelheiten voraus, was sie finden würden.

Nach ihrer Rückkehr wollte die Frau durch das Studium der Religion die Erklärung für ihr Erlebnis finden und studierte voller Eifer Theologie, bestand Prüfungen und Rigorosum. Aber eine Erklärung fand sie leider nicht. Erst als sie nach zehn Jahren Studium eine andere Weltanschauung in Betracht zog, konnte sie ihr Erlebnis in seiner inneren Logik verstehen.

Unser feinstofflicher Körper kann also reisen; das ist dann die klassische Astralreise, die manchmal nur ein Traum ist. Aber

abgesehen von Traum, Koma oder Halluzination . . . kann dieser feinstoffliche Körper reisen und dabei aktiv handeln?
Das Eindringen von Energie in diesen Körper können die Menschen handhaben, die Herr ihrer Kräfte sind. An dieser Stelle kann ich von einigen Erfahrungen berichten, die ich mit Agpaoa gemacht habe, als er noch am Leben war.
Anläßlich eines medizinischen Kongresses mußte ich nach Mexiko und Guatemala reisen; der Kongreß war mir nicht besonders wichtig, aber die vielen Heiler, die es in dieser Gegend gibt. Mein Abreisetag war Mittwoch, das Wochenende davor verbrachte ich in der Normandie. Als ich dort mit dem Fahrrad auf feuchtem Boden spazierenfuhr, kam ich ins Schleudern und fiel auf die lehmige Erde. Die starken Schmerzen ließen mich an eine hochgradige Verstauchung denken. Da ich nicht wieder aufstehen konnte, massierte ich mir die in Frage kommenden Akupunkturpunkte am Unterschenkel und am Ohr. Da ich keinerlei Erleichterung verspürte, fürchtete ich schon, die Verstauchung sei noch schlimmer als vermutet. Schließlich konnte ich mich wenigstens nach Hause quälen; ich setzte mir einige Nadeln – ohne Erfolg. Meine Reise war in Frage gestellt. In der Nacht schützte ich den Fuß vor einer Berührung mit der Decke, indem ich an seinen beiden Seiten Kopfkissen aufbaute. Da die Schmerzen nicht nachgelassen hatten, was mich wunderte, weil die Akupunktur bei der einfachen Verstauchung eine schlagartige Besserung bewirkt, nahm ich Aspirin und ein Schlafmittel. Mitten in der Nacht wachte ich davon auf, daß mir ein Schrei entfuhr! Irgendwer bearbeitete meinen Fuß und tat mir entsetzlich weh! Als ich die Augen aufmachte, sah ich für den Bruchteil einer Sekunde Agpaoa, der meinen Fuß ansah und durch die Bettdecke hindurch behandelte, als ob sie gar nicht vorhanden wäre. Ich war verblüfft und sagte mir, das sei unmöglich; ich machte das Licht an, hob die Bettdecke und schaute nach, ob die Kissen rechts und links des Fußes noch richtig lagen. Danach schlief ich wieder ein. Erneut weckte mich mein eigener Schrei auf; wieder war es Agpaoa, der am Bett stand, meinen Fuß bearbeitete und mir dabei wehtat. Im Dunkel der Nacht schien er

etwas zu leuchten. Mein Eindruck war aber nur von sehr kurzer Dauer. Mußte ich ihm für seine Hilfe dankbar sein, denn das war es doch, was er da versuchte, oder sollte ich mit seinen schmerzhaften und fruchtlosen Versuchen unzufrieden sein?
Nun war ich ganz wach geworden, knipste das Licht an und stand äußerst vorsichtig auf, indem ich mich auf den Besen stützte, den ich als Krücke benützt hatte. Ein ganz klein wenig belastete ich meinen kranken Fuß, dann etwas mehr, dann noch etwas mehr – die Schmerzen waren verschwunden! Ich konnte gehen! Am Morgen war der Fuß abgeschwollen. Meine Reise verlief ganz normal.
Zwei bis drei Mal im Jahr passierte es, daß Tony mich nachts aufweckte, indem er mich an der Schulter schüttelte und mir auf Englisch eine Botschaft übermittelte. Aber ich habe ihn nie gesehen. Auf der Ebene des Unsichtbaren habe ich keine visuellen Fähigkeiten, aber in jener Nacht sah ich ihn deutlich.
Schon mehrmals habe ich die Auswirkungen seines Handelns wahrgenommen, ohne ihn selbst zu sehen und zu hören, und zwar unter so eindeutigen Bedingungen, daß man sie nicht übergehen kann. Diese Auswirkungen scheinen die Existenz des Astralkörpers, vor allem aber auch die Tatsache zu beweisen, daß man lernen kann, ihn notfalls einzusetzen. Man denke nur an jene Frau, die unwillkürlich ihre Energien irgendwie handhabte, indem sie auf Distanz Kissen aufschüttelte, ihre Stereoanlage einschaltete usw. – natürlich ging die Absicht stets voraus, aber sie war ohne Wissen und Zutun in diesen Zustand geraten. Im Folgenden beschreibe ich, wie Agpaoa willentlich eine Fernwirkung ausübte.
An einem Samstagabend wurde ich in Genf in der Sendung »Les Oiseaux de Nuit« (»Die Nachtvögel«) interviewt. Das ist eine Unterhaltungssendung, bei der abwechselnd Gespräche und musikalische Darbietungen ausgestrahlt werden. Als ich am Nachmittag zu den Proben auf der Bühne eintreffe, sehe ich einen netten jungen Mann am Klavier, der singt und sich dabei selbst begleitet. »Wissen Sie, daß der Sänger der Sohn von Prof. Hamburger ist? Ich habe ihm den Abschnitt in Ihrem Buch zu

lesen gegeben, in dem Sie erläutern, daß Sie mit seinem Vater nicht einer Meinung sind«, sagt der Produzent zu mir und freut sich über seinen »Coup«. Es wäre mir viel lieber gewesen, dem Vater zu begegnen, der die Existenz von Homöopathie, Akupunktur und Heilern leugnet, denn wir hätten uns als Kollegen unterhalten können.

Wir proben vor dem Essen, damit die Kameras in die geeigneten Positionen gebracht werden und die Kameraleute mit den verschiedenen Einstellungen und Fahrten vertraut werden können. Nach dem Mittagessen stellen wir durch eine kurze Probe sicher, daß alles okay ist.

Nun beginnt also die Sendung. Sie wird durch eine große Schrift vor meinem Gesicht als Hintergrund angekündigt. Man hat jedoch angeblich nichts gesehen. Wir fangen nochmal an. Diesmal erscheint das Bild! Aber die Sache beunruhigt mich, denn die Techniker arbeiten sehr sorgfältig. Die Sendung geht weiter. Ich sehe aufgeregte Leute auf der Bühne, sie gestikulieren, die Redezeiten und der Sendeablauf werden verändert, einige müssen das Mikrofon in der Hand behalten, es sieht so aus, als funktionierten die Kameras nicht mehr oder als ließen sie sich nicht mehr bewegen.

Unter den spöttischen Blicken des Hamburger-Sohnes kann ich trotzdem ein paar Minuten lang sprechen. Er zuckt mit den Schultern, als ich die Drei-Körper-Lehre erläutere.

Die Sendung ist zu Ende, der Aufnahmeleiter kommt schweißbedeckt zu uns und erzählt dem Moderator, was für Ängste er ausgestanden hat! So etwas sei ihm noch nie passiert: Die Kameras seien eine nach der anderen kaputtgegangen, er habe schon gedacht, er würde die Sendung nie zu Ende kriegen!

Darin erkenne ich ein mir schon bekanntes Phänomen und mache mich ganz klein, weil ich mich für all das Mißgeschick ein wenig verantwortlich fühle . . . Zweifellos ist um mich herum ein elektromagnetisches Feld entstanden; aber wie?

Einige Tage später ist eine Sendung in Luxemburg geplant. Darauf freue ich mich, denn diesmal wird Sacha Distel singen, und wir sind gute Freunde. Ich erkläre ihm aber, was in Genf passiert ist. »Ich hoffe«, sagt er, »daß alles gut gehen wird. Es wäre eine Katastrophe wegen der Musikaufnahmen!«

Die Sendung beginnt. Sacha sagt einfach, er wisse nichts über die philippinischen Heiler, habe aber mit französischen gute Erfahrungen gemacht. Er erklärt, wie ich am Ohr arbeite . . . das umgekehrte Abbild des Fötus . . . die Farben . . . und dann singt er das Chanson von allen Farben und auch noch andere. Es läuft mehr als gut. Am Ende äußert er sich zufrieden über den technischen Ablauf der Sendung. »Und hast Du das gesehen? Das ging alles wie von selbst! So etwas habe ich noch nie erlebt – der Techniker hat die Kamera eingestellt, und dann hat er eine Runde gedreht.« Es war offensichtlich, daß Sacha in dieser Stunde eine sehr positive und glückliche Atmosphäre erzeugt hatte.

Als ich einige Monate später in Baguio ankomme und Agpaoa meine erstaunlichen Erlebnisse berichte, sage ich: »Es ist seltsam, als ich das letzte Mal mit Christian de Corgnol hierher kam, um einen Film zu drehen, gingen alle Kameras kaputt.« – »Ich weiß. Alle Heiler waren einstimmig dagegen. Sie durften diesen Film nicht mit ihm machen.«

Ich setze hinzu: »In Genf ist etwas Merkwürdiges passiert . . .« – »Ich weiß, ich war da, ich war es. Es ist besser, Apparate zu zerstören als Menschen.«

»Aber in Luxemburg . . .« – »Ich weiß, ich habe Ihnen geholfen.«

Dieses Erlebnis wie auch meine therapeutische Erfahrung legen mir nahe, die Vorstellung von einem zweiten Körper zu akzeptieren, der in der zweiten Welt lebt und von bestimmten Menschen beherrscht werden kann.

Diese Welt ist eine Zwischenwelt zwischen dem Spirituellen und dem Materiellen; wir haben sie schon lange aus den Augen verloren, da wir die Welt dualistisch sehen: Für uns besteht sie aus Materie und Geist, Körper und Seele. Wir haben diese Zwischenwelt, die nicht den gleichen Gesetzen gehorcht wie die gewöhnliche Welt, außer Acht gelassen.

Es gibt verschiedene Welten und für jede dieser Welten eigene physikalische Gesetzmäßigkeiten. Den Physikern fällt die Aufgabe zu, dies zu beweisen, und viele arbeiten bereits an diesem Problem.[41]

Wenn wir die Arbeit zu Ende gebracht haben, die wir auf den verschiedenen Ebenen unserer selbst tun mußten – oder hätten tun sollen –, wird der Tod etwas Einfaches, etwas viel Einfacheres, als man sich vorstellen kann. Erbittertes Therapieren ist dann nicht mehr angebracht. Ich bin zu der Ansicht gelangt, daß ein Arzt nur noch quält, wenn er das Leben eines Patienten, der todkrank ist und dem wir nicht mehr helfen können, unbotmäßig verlängert. Unsere Unkenntnis der feinstofflichen Welten ist daran schuld, daß wir die Verwesung unseres fleischlichen Körpers fürchten.

Vielleicht müssen wir unsere Sterbenden lehren, was der feinstoffliche Körper ist und diesem die Chance geben, erfahrbar zu werden.[42]

Was geschieht, wenn der Tod eingetreten ist?

Ich weiß es nicht wirklich, aber es gibt Leute, die angeblich Kontakt zu den Entschwundenen haben. Das Problem liegt darin zu unterscheiden, ob es sich um Träumer oder normale, aber medial begabte Menschen oder um Leute handelt, die zu sehen glauben, was sie gerne sehen möchten und schließlich das vor sich sehen, was sie sich wünschen.

Was mich persönlich anbelangt, so hat das Erleben »meiner Seele« während lebensbedrohlicher Augenblicke bei einem schlimmen Autounfall eine wunderbare Erinnerung in mir hinterlassen. Ich sah ein leuchtendes Oval, auf das sich meine leuchtende, aber nicht materielle Substanz (mein Selbst) zubewegte, während mein Körper in Stücke ging; mein Energiekörper löste sich zweifellos auf. Nur durch meine Willenskraft, die von der Liebe zu meiner Tochter gelenkt wurde, bin ich am Leben geblieben. Anscheinend hatte ich die Wahl.

Es ist aufschlußreich, mit welcher Schlichtheit in Indien der Tod erlebt wird; das hat seinen Grund in der Tatsache, daß die Menschen dort die Seele als eine erlebbare Wirklichkeit betrachten. Sie fühlen den Tod nahen und begeben sich allein oder in

Begleitung anderer ans Ufer eines heiligen Flusses, um dort zu sterben. Sie »verlassen« ihren Körper. Man taucht ihre Beine bis zu den Knien in den heiligen Fluß, hüllt sie nach einem vorgeschriebenen Ritus in Tücher, errichtet einen Scheiterhaufen und legt ihren Leichnam darauf, bedeckt von leicht entflammbaren Zweigen. Dann wird der Scheiterhaufen angezündet, alles brennt. Die Asche streut man in den heiligen Fluß. In der Nähe spielen Kinder, die Frauen waschen unbeteiligt ihre Wäsche. – Die Reinkarnation ist für sie eine Selbstverständlichkeit.
In den Lama-Klöstern kann man kleine Kinder sehen, die eine sogenannte »Reinkarnation« sind. Man versteht darunter einen Menschen, der als Reinkarnation eines bekannten Meisters erkannt wurde. Den Beweis dafür liefern verschiedene Phänomene bei der Geburt und in der frühen Kindheit. Das Kind nimmt während der Gebetszeiten schon einen bevorzugten Platz ein – den Platz des Meisters, dessen Reinkarnation es ist.
Nach dem Tod von Gyalwa Karmapa bin ich nach Rumtek gefahren. Sein Platz bleibt leer, bis seine Reinkarnation gefunden wird. Die Nachforschungen dafür beginnen erst drei Jahre nach seinem Tod, damit die Reinkarnation auch in zeitlicher Hinsicht zustandekommen kann. Ein versiegelter Brief, den der Verstorbene hinterlassen hat, gibt an, aufgrund welcher Anzeichen man ihn in seiner künftigen Reinkarnation wiederfinden kann. Um eine rasche Reinkarnation zu fördern, werden Gebete gesprochen. Es werden Meditationen abgehalten: Von der medialen Schau erhofft man sich Offenbarungen, die die Nachforschungen erleichtern.

Komm bald in der besten Wiedergeburt wie ein König der Bäume;
Schlag Wurzeln in untadeligem Lernen, untadeliger Betrachtung und Meditation;
Breite Deine Zweige aus: Erklärung, Praxis und Handeln,
Beladen mit den Früchten des höchsten *siddhi*.

Die karmische Abfolge des Lebens gleicht den Perlen eines Rosenkranzes,
bevorzugt das weiße Licht, wie es die Lehre hervorbringt;

Indem Du Dich an den Kern jeglicher Geschichte hältst,
Komm bald als heiliger Schutzherr der Welt in Zeiten des Zerfalls ...[43]

Dieses »Erleben der Seele« hatte ich ein zweites Mal – als ich nach dem Tod meines Meisters Agpaoa in Baguio war.
Sein Tod ging mit einer Reihe von Phänomenen einher, die mir bewiesen, wie eng wir auf der Ebene des Feinstofflichen, des Unsichtbaren, verbunden gewesen waren. Bei aller energetischen Abhängigkeit, die ich ganz und gar bejahte, war ich – wie schon gesagt – ziemlich ängstlich darauf bedacht, meine Individualität zu bewahren. Aufgrund verschiedener Erscheinungen war ich mir bewußt geworden, daß sich die Trennung von Agpaoa vollzog, und ich hatte das Gefühl, daß ich die dazu erforderliche innere Arbeit unter besonders friedlichen Bedingungen tun sollte. Ich mußte mir Zeit nehmen, um all das zu durchleben; so kehrte ich im Februar 1982, kurze Zeit nach seinem Tod, nach Baguio zurück. Da ich privat unterkommen wollte, lud mich Lucy Agpaoa ein, bei ihr zu wohnen. Ihre Kinder studieren in den Vereinigten Staaten, sie war allein zu Hause.
Jeder, der kommt – Ehefrau, Schwestern, Vettern, Freunde – sagt zu mir: »Tony ist körperlich nicht mehr da, aber er ist immer noch mit uns. Sie spüren es doch auch, nicht wahr?« Es ist mir ziemlich peinlich, aber ich bin aufrichtig und enttäusche sie: »Nein, er ist nicht mit uns, ich spüre, daß er waoanders ist und sich ausruht.«
Es ist sehr schwer zu beschreiben, was ich spüre, es ist mir, als sei Tony eine Art riesige leuchtende Puppe – die man in die Ecke gestellt hat! Er steht nicht zur Verfügung, er ist nicht mit uns!
Trotzdem stellen sie ihm jeden Morgen seinen Kaffee ans Grab, und in seinem Zimmer servieren sie ihm vor seinem Bild täglich das Mittagessen. Am Nachmittag meditiere ich in seiner Privatkapelle, in der ein riesiges Photo von ihm hängt. Auch dort ist er nicht; es tut mir leid, daß ich den Wunschvorstellungen seiner Familie nicht beipflichten kann, die ganz verwundert ist und zu mir sagt: »Dabei war er Ihnen doch so nahe!«

Als ich am 9. März gegen 17 Uhr seine Kapelle betrete, spüre ich: Diesmal hat die Familie recht, er ist da. Ich weiß, daß er da ist, daß er den Raum der Kapelle erfüllt. Das kommt mir völlig normal vor; ich suche die Kommunikation mit ihm nicht, denn diese Art von Erfahrungen reizt mich nicht besonders. Außerdem bin ich mehr hier, um mich von ihm zu trennen . . . dazu muß ich ihn sein eigenes Leben in der Anderen Welt leben lassen. Dann gehe ich in sein Wohnzimmer und lese ein Buch über moderne Physik, das aufzeigt, daß wir unsere alten Vorstellungen von der Realität verändern müssen. Plötzlich nehme ich einen sehr sanften, unendlich feinen und harmonischen Strom von Schwingungen wahr, der mich von oben und von rechts erreicht. Obwohl ich von meiner Lektüre sehr in Anspruch genommen bin, lenken mich diese Schwingungen von ihr ab. Etwas Ähnliches habe ich schon einmal wahrgenommen . . . Ach ja! als ich in meiner Seele abhob, bei meinem Unfall! Ich hebe den Kopf und blicke in die Richtung, aus der die Schwingungen kommen; ich erwarte, ein silbern leuchtendes Oval zu sehen, erblicke aber eine golden leuchtende, nicht blendende Sonne. Meine Seele hat wohl ihr Erscheinungsbild geändert, sie ist nicht mehr oval, sie ist rund, sie ist nicht mehr silbern, sondern golden!
Aber wenn ich meine Seele sehe, heißt das vielleicht, daß ich am Sterben bin! Ich fühle den Puls, betaste meine Gliedmaßen, untersuche meine Atmung, stehe vorsichtig auf. Aber ich halte mich gut aufrecht! Probieren wir das Gehen! Alles in Ordnung. Ich setze mich wieder und nehme das Buch über Physik zur Hand. In Baguio sind so viele seltsame Dinge geschehen; hier haben wir noch eine Merkwürdigkeit mehr, ich verstehe nicht, was sie bedeutet.
Einige Minuten später werde ich wieder durch dieselbe Empfindung abgelenkt, aber diesmal kommt sie von vorne! Und die goldene Sonne ist immer noch da. Kann man aus vollem Wohlbefinden heraus, auf der Höhe seiner Kräfte stehend, mitten im Studium der Physik, sterben? Wahrscheinlich nicht! Das bedeutet doch etwas oder besagt, daß etwas geschehen wird! Aber was? Ich stehe auf, betrachte mich, prüfe, ob ich auch wach bin, indem

ich an die Möbel klopfe, gehe hinaus und rede mit der netten dicken Köchin von Tony, die wie jeden Abend zur gleichen Zeit im Garten gießt. Wir unterhalten uns eine Weile, sie macht keine besondere Bemerkung. Ich bin also körperlich und geistig-seelisch gesund, die Abenddämmerung bricht herein, die Blumen werden gegossen, alles ist normal.

Ich setze mich – mit bewundernswerter Ausdauer – und nehme mir erneut das Buch vor. Da tritt das Phänomen schon wieder auf! Diesmal ist die leuchtende Sonne links von mir und oben, das heißt, daß sie im Kreis wandert. Die Wiederholungen geben der Erscheinung mehr Gewicht. Ich denke nach. Vielleicht sterbe ich gerade ohne es zu merken? Oder ist es ein Erlebnis, das von Tony ausgeht? Oder will er, daß ich zu ihm komme anstatt mich von ihm zu trennen, wie es meine Absicht war?

Vielleicht wird mir »etwas« zustoßen. Wenn dieses Erlebnis nur vorübergehend ist, sollte ich besser unter günstigeren Umständen hierher zurückkommen. Der alte Reflex der Reanimationsspezialistin läßt mich ins Kinderzimmer gehen, das nun mein Zimmer ist. Ich lege mich auf eines der Betten, das Buch über Physik in der Hand . . . Aber die goldene Sonne ist mir nachgefolgt, sie steht mir gegenüber, als schaute sie mich an! Wir sehen uns gegenseitig an. Ich beobachte und analysiere sie sorgfältig. Sie ist ziemlich rund und geschlossen. Mein strahlendes Oval hatte einen leuchtenden Faden, der mich mit ihm vereinte und über den ich in es einströmte. Die Vibrationen kommen von der goldenen Sonne auf mich zu, ich bewege mich nicht zu ihr hin.

Das bin also nicht ich! Das ist jemand anderes. Das ist eine Seele, aber nicht die meine.

Ich bin nicht dabei zu sterben!

Vielleicht ist es die Seele von Tony?

In diesem Augenblick stürzt die goldene Sonne auf mich, die immer größer, weiter und raumgreifender werdenden Schwingungen breiten sich über meinen ganzen Körper hin aus, überschreiten seine Grenzen und verlieren sich in meiner Aura. Diese wunderbare Empfindung dauert nur sehr kurz.

Am anderen Morgen sagt Lucy Agpaoa zu mir: »Heute verläßt

Tony den Bardo; es findet eine kleine Zeremonie statt. Wollen Sie dabei sein?«
Ich wußte damals nicht, was der Bardo[44] ist. Er ist ein Zwischenzustand, der auf den Tod folgt . . . Und wir schreiben den 10. März, den Tag der Konjunktion mehrerer Planeten, ein äußerst seltenes Phänomen, einen Tag von besonderer Bedeutung für die Astrologen.
Dies war die letzte vibratorische Erscheinung von Tony Agpaoa. Ich hatte mich aufgemacht, um meinen Energiekörper von seinem zu trennen, . . . und unsere Seelen haben sich wiedergefunden.

21 Meditation von Tony Agpaoa

Davon überzeugt, daß der folgende Text all jene überglücklich machen wird, die Tony gekannt haben oder denen er geholfen hat, unterbreite ich ihn gleichzeitig den Sophrologen, die ihn analysieren mögen und für die er ein Modell sein kann. Dieser Meditationstext enthält darüber hinaus eine spirituelle Dimension, zeichnet den Weg zur Erkenntnis des Einsseins vor. Er richtet sich an den westlichen Menschen, es geht darin um Jesus Christus und um das Gebet. Besonderes Gewicht wird auf die Funktion des positiven Denkens gelegt, das in der gängigen Erziehung und Therapie des Westens außer acht gelassen wird.

Jenseits dieser Zugeständnisse an den westlichen Menschen sollte man beachten, daß Agpaoa verschiedene andere Auffassungen in seinen Text einbaut. Auf einige davon möchte ich Ihre Aufmerksamkeit lenken:

- Der erste Satz »Der Mensch entstand vor langer Zeit aus einem Regenbogen, dem Abglanz des Herzens Gottes . . .« enthält die Vorstellung, daß der feinstoffliche Körper vor dem physischen Körper vorhanden war.
- Die sieben Farben des Regenbogens nehmen Bezug auf den Lichtkörper. Seine Existenz hat Tony veranlaßt, von mir zu verlangen, ich solle mich an das Licht anschließen.
- Das Herz Gottes, das sich in diesen sieben Farben des Regenbogens widerspiegelt, drückt die spirituelle Dimension aus. Das Herz gehört in der chinesischen Medizin zum Element des Feuers. Das Feuer brennt und reinigt. Es ist auch das Symbol unseres Gefühlslebens.
- Man beachte, wie sehr Tony die Bewußtmachung der feinsinnlichen Wahrnehmungen betont, die »den Geist widerspiegeln, der alles hört, alles weiß, alles versteht«. Auf dieser Grundlage definiert er die medialen Fähigkeiten, die hier mehr aufgewertet als dämonisiert werden.

• Die Bewußtwerdung des physischen Körpers findet nicht gleichzeitig statt. Es handelt sich dabei nicht um eine bloße Wiederholung, es handelt sich um eine andere Dimension, die man als dem Feinstofflichen gegenüber zweitrangig ansehen muß und in der man das Hier und Jetzt bewußt wahrnehmen kann.

• Wenn er vom Gebet und von der Liebe spricht, weist er auf die Dualität hin, die unserer Kultur so teuer ist. In jedem Augenblick bringt er uns jedoch der Vorstellung vom universellen Gesetz, vom Höchsten Bewußtsein, näher, um uns dazu zu bewegen, daß wir uns wieder mit der Gottheit vereinigen.

• Die Begriffe der »gedanklichen Vorstellung«, des »klaren Blicks«, der »schöpferischen Einstellung auch noch gegenüber dem unwichtigsten Ding« entsprechen nicht nur dem Prinzip des positiven Denkens, sondern auch dem des gerichteten und in Erscheinung tretenden Denkens.

• Seine Auffassung von der Integration des Individuums in seine Umwelt ist von Mitleid, Güte und Hingabe geprägt. Einige Wendungen sollte man unbedingt im Gedächtnis behalten, da sie einen vor der Selbstzerstörung bewahren, einem häufigen Phänomen bei jenen Menschen, die geboren wurden, um anderen zu helfen. Auch ermutigen sie solche Menschen, die unbedingt nötige eigene Entwicklung voranzubringen: »Ich stehe zu meinen Überzeugungen . . ., ich vertraue voll und ganz auf meinen Wert als Person . . ., ich bewahre meine Integrität . . ., ich weiß, daß ich ein Recht auf eigene Überzeugungen habe . . .« All das taugt nur, wenn man im Einklang mit dem universellen Bewußtsein bleiben will.

• Schließlich macht er uns auf den Begriff der Wiedergeburt aufmerksam, die voraussetzt, daß der feinstoffliche Körper nach dem Tod des physischen Körpers weiterlebt, und verweist uns auf die Vorstellung, daß der feinstoffliche Körper sich bei jeder Reinkarnation weiterentwickelt.

Der Mensch entstand vor langer Zeit aus einem Regenbogen, dem Abglanz des Herzens Gottes. Daher stimmte er vollkommen mit Gott überein, und er begegnete Ihm unmittelbar und voller Inbrunst.

Jeder von uns besaß die notwendigen übersinnlichen Kräfte – wir

nennen sie heute »Hellsichtigkeit«, »Hellhörigkeit« und »Feinfühligkeit« –, mit deren Hilfe er die Botschaften der spirituellen Welt empfangen konnte. Als der Mensch sich von Gott abwandte, um nach irdischen Gütern zu streben, hat er sich nicht nur von der spirituellen Welt entfernt, sondern darüber hinaus auch die Fähigkeiten verloren, die ihm die Verbindung mit ihr ermöglichten.
Heute glauben die meisten Menschen nicht mehr an diese Möglichkeit einer Verbindung mit Gott; nur wenige sind dazu noch in der Lage und haben die dazu nötigen Fähigkeiten.
Aber die Zeit wird kommen, in der – wie früher auch – jeder Mensch sehend, hörend und fühlend mit der spirituellen Welt verkehren kann. Bis dahin werden jene, die an Gott glauben, auf anderen Wegen dorthin finden. Es wird wie ein neues Erwachen sein, und die Menschen werden zum Glauben an die Wirklichkeit des Allmächtigen und an das Überleben des Geistes nach dem Tod des Körpers zurückkehren.
Die spirituelle Kraft bedarf zu ihrer Offenbarung vor den Augen der Menschen der Medien, in deren Dienst sie die aus ihrer Quelle stammenden odischen Kräfte stellt.

Geliebter Gott, ich anerkenne die Wahrheit und die Macht des universellen Gesetzes, das in der ganzen Schöpfung und in jedem Geschöpf waltet. Die kosmische Allmacht umhüllt mich wie eine Wolke, ich bade in ihr wie in einem Fluß. Ich steigere mein Bewußtsein, bis ich mit dieser göttlichen Kraft im Einklang bin, die sich auch noch im nebensächlichsten meiner Gedanken und Worte, in der unbedeutendsten meiner Handlungen kundtut. Da ich die Macht des Wortes kenne, wäge ich jedes meiner Worte. Belebt durch die Kraft Gottes erreichen sie ihr Ziel, und indem sie in meinem eigenen Geist einen unauslöschlichen Eindruck hinterlassen, ermöglichen sie die Erneuerung meines ganzen körperlichen und geistigen Seins.
Mein Geist gebietet meinem Körper, und mein Körper gehorcht meinem Geist.
Mein physischer Körper ist das Ergebnis dessen, was ich mir einverleibe und was ich denke.
Vollkommene Gesundheit, Glück und Jugend sind die Folge davon.
Ich bin zuversichtlich, glücklich und heiter und entdecke mehr und mehr die alles überragende Schönheit des Lebens in mir.
Mein kräftiges und volles Haar hat dieses Leben in sich, es hat stets seine ursprüngliche Farbe und wächst stark und dicht.
Meine Sehkraft ist vollkommen, meine Augen sind entspannt, mein Blick ist kraftvoll und durchdringend wie der des Adlers in den Lüften, der das begehrte Beutetier erspäht.
Mein Gehör ist scharf und fein; es nimmt den geringsten Laut der Natur

wahr. Ich höre in meinem Inneren, was der Prophet hören kann – und noch mehr; das Gehör spiegelt den Geist in mir wider, der alles hört, alles weiß, alles versteht.
Ich bin im Frieden mit der Menschheit. Mein Herz ist erfüllt von einer vollkommenen Liebe. Es ist stark und gesund und in ihm stellt sich Harmonie her.
Mein Magen und meine Gedärme sind der große Alchimist meines Körpers. Dieser großartige Alchimist kümmert sich um meinen Körper und erzeugt die Kraft, die ihn ebenso nährt wie meinen Geist. Und er erfüllt seine Aufgabe vollkommen, da diese Kraft mit den starken und segensreichen Kräften des Weltalls im Einklang bleibt. Meine Freude am Essen und Trinken, meine Verdauung und meine Ausscheidung sind stets gleichmäßig und im Einklang. In meiner Ernährung beachte ich das Gleichgewicht zwischen Eiweißstoffen, Fetten, Kohlehydraten und Mineralsalzen. Ich ernähre mich vollkommen ausgeglichen.
Diese unendliche Kraft, die meinen Körper überströmt, gewährleistet ein vollkommenes Gleichgewicht meiner endokrinen Drüsen. Es ist der Widerschein der göttlichen Harmonie in meinem Kopf, meinem Hals, meinen Schultern, meiner Brust, meinem Bauch . . ., in meinen Armen, meinen Händen, in meinen Knien, meinen Beinen, meinen Füßen, in jeder Zelle und in jedem Organ meines Körpers.
Meine Nerven sind im Augenblick ruhig, stark und geschmeidig. Ich bewahre Ruhe und Gelassenheit, auch wenn es um mich herum laut und unruhig ist. Ich bleibe im Einklang mit dem Rhythmus des Weltgeistes, von dem alle Erkenntnis ausgeht.
Ich weiß, wonach mich verlangt und wie ich es finden kann. Was ich draußen gesucht habe, habe ich in mir selbst gefunden. Die Weisheit des universellen Gesetzes lenkt und nährt mich, macht mich überglücklich, führt mich und löst meine Probleme. Mein Körper, mein Leben, meine Arbeit und alle meine Vorhaben sind in Harmonie miteinander.
Was ich in der äußeren Welt gesucht habe, ist auch in mir. Das Leben, die Jugend offenbaren sich in jedem Organ meines Körpers und bezeugen die göttliche Einheit.
Ich bin voller Kraft, Lebendigkeit und Stärke. Mein Körper ist vollkommen. Ich bin glücklich. Der Fluß des göttlichen Wesens strömt durch jede Zelle meines Körpers und belebt sie. Die heitere Gelassenheit und die Kraft des göttlichen Geistes umgeben mich von allen Seiten, durchdringen mich, ich tauche ein in dieses Bad der Gelassenheit, der Kraft, der Gesundheit, des Einklangs – am Tag und auch in der Nacht . . . In dieser Übereinstimmung, die wie der Frühling ist, kann alles geschehen.
Die Macht des göttlichen Geistes führt mich zu Freiheit, Wohlergehen und spiritueller Weiterentwicklung.

Die Kraft Gottes wohnt in mir und ermöglicht es mir, mich an meinem eigentlichen Ort zu sehen.

In meinem Leben erscheinen die Menschen, die mir helfen, gesund und glücklich zu bleiben und auch weiterhin im Wohlstand zu leben. Ich schulde ihnen Dank und Anerkennung und habe die Mittel, es ihnen zu vergelten.

Ich anerkenne alles, was erkannt, verwirklicht und vollbracht wird.

Zur rechten Zeit bin ich wach, ausgeruht und glücklich und voller Kraft für die Arbeit, die ich zu tun habe. Ich bin bewußt im Einklang mit der Vollkommenheit des Höchsten Bewußtseins – um zu werden, wer ich sein soll. Dies erfordert ein positives Denken. Ich gestatte mir keinen negativen Gedanken. Ich ersinne gesunde Vorhaben, und was ich in meinem Herzen in aller Aufrichtigkeit ersonnen habe, wird Wirklichkeit.

Ich setze die Kenntnisse, die ich mir erworben habe, in die Tat um.

Ich arbeite, weil ich leben muß, und Gott hilft denen, die sich selbst helfen; ich gebe und tue bei jeder Gelegenheit mein Bestes. Ich glaube an Gott und habe Vertrauen zu mir, zu meinem Nächsten, zur ganzen Menschheit. Ich weiß, daß alle Suche nach Wahrheit ihren Weg über die echte Liebe und den wahren Glauben nimmt. Die Wahrheit lebt in jeder Seele. Mit dem Glauben ist alles möglich, und ich glaube . . . ich glaube. Ich bin voll Kraft und Mut, all mein Tun ist gerecht, und ich verantworte mich. Ich stehe zu meinen Überzeugungen, wenn ich mir sicher bin, daß ich recht habe. Ich überwinde meine Ängste und erfülle die Aufgaben, die mich schrecken.

Ich bin stark, denn ich bin im Einklang mit der Allwissenheit Gottes, der Quelle aller Intelligenz und Kraft. Ich vertraue voll und ganz auf meinen Wert als Person, auf meine Geisteskraft; sie ist der Ausfluß der Kraft Gottes.

Ich bin stark genug, um die Freuden und die Prüfungen gelassen anzunehmen. Ich setze meine Kräfte für das einzige Gut ein. Alles, was ich mir gedanklich vorstellen kann, wird Wirklichkeit. Was andere Menschen verwirklichen konnten, kann ich auch zustandebringen. Alle meine Handlungen stimmen mit dem universellen Gesetz überein. Ich glaube vor allem an das, was Jesus Christus gesagt hat: »Wer an mich glaubt, der wird die Werke, die ich tue, auch tun und wird größere als diese tun.«

Ich bin freimütig, nur die Wahrheit ist von Dauer. Die Ehrlichkeit ist der Ausgangspunkt für die Lösungen, die ich für meine Probleme habe. Ich erfülle meine Verpflichtungen und geize weder mit meiner Zeit, noch mit meinen Fähigkeiten noch mit meinen Bemühungen.

Ich bin meinem Wesen und meinem Glauben treu. Ich bewahre meine Integrität, bin aber stets bereit, mich anzupassen, wenn ich dadurch der gesellschaftlichen Ordnung nützen kann. Die aufrichtige Bemühung sichert den Erfolg und darin liegt mein Lohn. Ich bin ehrlich. Ich bin frei, ich achte die Rechte des anderen. Er genießt dieselbe Freiheit zu denken und zu handeln, zu dem, was ihm sein Gewissen vorschreibt. Ich weiß, daß ich ein Recht auf eigene Überzeugungen habe. Ich stelle zwischen der Selbstachtung und der Rücksicht auf andere Menschen einen Ausgleich her.

Meine ganze Kraft richtet sich auf das Gemeinwohl, ich ziere mich nicht in bezug auf meine Pflichten gegenüber der Gesellschaft.

Ich tue alles auf schöpferische Weise, auch wenn es noch so unwichtig ist, und ich handle immer mehr so. Ich wende dafür meine ganze Aufmerksamkeit auf und bin stets bemüht, meine Handlungsweise zu verbessern. Ich gehe in jeder Handlung vollständig auf.

Mein Beobachtungssinn ist geschärft. Ich unterscheide mit klarem Blick und nehme in allen Einzelheiten wahr. Ich trenne das Wertvolle vom Wertlosen.

Ich unterscheide das in allem verborgene Gute und Schlechte und gelange durch logische Überlegungen zu weisen Schlüssen.

Ich werde auf den Weg der Gesundheit und des Überflusses geführt, damit ich immer mehr Gelegenheit habe, meinem eigenen Dasein, meiner Familie und all denen zu dienen, die mich umgeben. Meine gesteigerte Macht wird vom universellen Gesetz gelenkt, ich setze sie zur Weiterentwicklung der Menschheit ein.

Ich arbeite an der Entwicklung meines Unbewußten, damit ich zur höchsten Erfüllung gelange, nach der ich mich sehne. Ich reinige mich von allem Zweifel, aller Eifersucht, aller Furcht. Ich habe Vertrauen zu meinen Werken.

Ich schätze das Geld, nicht meinetwegen, aber wegen der Bedeutung, die es für die Menschheit hat. Ich gebe es mit Freuden jenen, die seiner bedürfen, und es kommt zehnfach zu mir zurück.

Ich betrachte die Ereignisse des Lebens mit gesundem Menschenverstand: Ich bin ein Glied in der menschlichen Kette und daher mitverantwortlich für alles, was geschieht. Ich sehe in jedem Menschen den Geist Gottes, Seine Freundschaft und den Segen, den Er allem zuteil werden läßt. Ich halte diese Gedanken in meinem Geist lebendig, empfinde Mitleid, Zärtlichkeit und Liebe.

Ich nehme die Lehren der Gesellschaft und meiner Mitmenschen an. Ich nehme Anteil an den Leiden meiner Mitmenschen, und da wir alle Kinder Gottes sind, bitte ich für meine Fehler um Vergebung und vergebe den anderen die ihren. Ich bin fest davon überzeugt, daß ich die Vergebung erlange,wenn ich selbst vergebe. Beim Geben erhält man am meisten, und jede gute Tat wird belohnt.

Ich pflege den Umgang mit meinen Mitmenschen, kein Mensch lebt von den anderen abgesondert. Ich prüfe also alle Seiten meiner Beziehungen zu anderen Menschen. Ich hasse nicht und verliere mich nicht in Diskussionen.

Ich bin stets ruhig, fröhlich und verständnisvoll; ich bin völlig beherrscht. An andere Menschen denke ich nur mit guten und aufrichtigen Gedanken. Ich versuche, die positive Seite ihres Wesens zu verstehen und zu fördern. Ich liebe sie, und wenn ich rede, sage ich nur, was wahr, liebevoll und nützlich ist. Was an Schlechtem zum einen Ohr hineingeht, kommt zum andern wieder heraus. Ich hasse die Klatscherei und will im Menschen nur das Gute sehen.

Ich weiß, daß leidenschaftliche Gefühle notwendig sind, insofern sie die Liebe und die vollkommene Harmonie zur Voraussetzung haben.

Die Leidenschaft der Liebe ist göttlichen Ursprungs und sollte nicht durch falsche Denksysteme ausgelöscht werden.

Ich glaube, daß nach dem Selbsterhaltungstrieb die Arterhaltung die mächtigste Triebfeder des Menschen ist. Ihre Wirkung setzt in der Jugend ein und bleibt während des ganzen Erwachsenenalters bestehen; sie gewährt jedem Menschen die Gnade, die das göttliche Herz verströmt.

Ich bin im göttlichen Licht, ich entwickle mich in spiritueller Hinsicht. Selig die hungern und dürsten nach Gerechtigkeit, denn sie werden gesättigt werden. Ich bin ein integrierender Bestandteil des göttlichen Gesetzes. Daher habe ich Vertrauen zu mir und meinen Entscheidungen . . . Mein Herz ist weit, mein Blick ist klar und mein Wille glühend. Ich bin eins mit Gott, ich bete bei jeder meiner Handlungen. Meine größte Freude ist es, diese Freiheit und dieses einzig wahre Gefühl zu verspüren, daß ich von den Kräften des Weltalls erleuchtet bin. Denn ich lebe in der göttlichen Ordnung des Alls.

Ich höre in mir die Stimme dessen, der mich führt, ich höre diese Stimme, die in mir ertönt oder verstummt, wenn es die Umstände erfordern, genau zur rechten Zeit. Denn sie ist im Einklang mit dem universalen Geist. Jede meiner Äußerungen erfüllt mich mit Freude und Dankbarkeit . . . Ich bin dankbar, dazu bin ich geschaffen. Ich atme ein und aus, ein und aus, ein und aus . . . Jetzt schließe ich die Augen und versenke mich in die Organe meines Körpers, die der Behandlung bedürfen.

Ich atme ein, entspanne jeden Muskel meines Körpers. Jetzt spüre ich die feinen Schwingungen, die mich durchströmen. Ich versenke mich ganz in positive Gedanken und schiebe jeden negativen Gedanken beiseite. Die Folge davon ist, daß die Schmerzen vergehen, die Sorgen sich entfernen, die Zweifel sich legen und so die Angst verschwindet. Es geht mir gut, sehr sehr gut . . .

Aus der Mitte meines Herzens stehe ich mit den himmlischen Kräften in

Verbindung. Ich bin nun bereit, mich dauernd glücklich und ruhig zu fühlen.
Ich bin ausgeruht. Ich entspanne die Stirnmuskeln, meine Lider sind dabei sanft geschlossen und entspannt. Meine Wangen verlieren ihre Spannung, meine Lippen sind entspannt, meine Kiefer gelockert, im Ruhezustand. Ich entferne alle Spannung aus meinen Halsmuskeln, aus der Kehle, der Schulter- und Brustmuskulatur. Von meiner Stirn geht ein Gefühl der Ruhe aus und erstreckt sich bis zur Brust.
Mein Bruskorb hebt und senkt sich sanft im Rhythmus meiner natürlichen ruhigen Atmung. Ich atme ruhig und natürlich. Ich kann die Wärme meiner Ausatmungsluft spüren. Ich spüre auch die frische Luft, die ich durch die Nasenlöcher einatme. Meine Lunge füllt sich mit Leben und Sauerstoff. Meine Brust ist widerstandsfähig und fest.
Mein Herz schlägt regelmäßig und treibt das Blut kraftvoll in die Arterien. Sein Rhythmus ist im Einklang mit dem universellen Geist. Mein Herz ist eine Einheit, ein Ganzes. Es geht ihm sehr gut.
Meine Rippen heben und senken sich rhythmisch, sie bewahren die Gestalt meines Brustkorbs. Sie liegen an dem Kissen, das ich im Rücken habe. Dieses Kissen ist weich wie die Luft, die ich atme. Meine Wirbelsäule trägt die Rippen und stützt sie. Sie ist stark.
Ich entspanne sie langsam, Wirbel für Wirbel.
Auch mein Magen hat alle Spannungen verjagt, er entspannt sich Zug um Zug mit der Brust und dem Herzen, langsam, gemächlich und vorsichtig. Die Muskeln meines Magens sind entspannt.
Nun entspanne ich meine Arme, ich fange bei den Schultern an, entspanne Ellbogen, Handgelenke, Hände, Finger.
Meine Hüften sind fest und kräftig, ich entspanne nun die Hüftmuskulatur; dabei breitet sich ein belebender Kraftstrom über meinen ganzen Körper aus. Die Muskeln meiner Beine entspannen sich auch. Ich kann zwar durchaus tüchtig marschieren und rennen wie ein Vollblutpferd, aber ich habe auch Ruhe nötig. Ich entspanne also meine Beine, indem ich ihre sämtlichen Bänder ruhigstelle. Ich nehme dieses Gefühl der Ruhe und Entspannung bis in die Füße und Zehen hinein wahr.
Mein ganzer Körper ruht sich nunmehr aus; Kopf, Augen, Wangen, Hals, Magen, Schultern, Arme, Hände und Finger, Bauch, Hüften und Beine bis hin zu den Zehen sind nun entspannt und ruhig. Ich bin von Gefühlen der Hingebung, der Zufriedenheit, der Freude und des Glücks durchströmt. Ich habe den Eindruck, in einen tiefen Schlaf zu sinken, wie ein Kind an der warmen Brust seiner Mutter.
Ich fühle so etwas wie eine leichte Wolke über mir, sie umgibt mich von allen Seiten, besänftigt meine Sinne und meine Nerven. Dieses Gefühl ist so angenehm, daß ich es wie von oben kommend, von jenseits menschlicher Weisheit, empfinde.

O Gott, Du hast mich auf die Probe gestellt und Du kennst mich. Du verstehst alle meine Gedanken, meine Vorhaben.
Du weißt alles über mich, noch ehe ich etwas geäußert habe. Deine Augen haben alle meine Taten gesehen; Du kennst sie, noch ehe ich sie vollbracht habe. Du bist gleichzeitig vor mir und hinter mir, Du umgibst mich und legst Deine Hand auf mich.
Geist des Gottes der Liebe, bewahre mich in Deiner Gnade, wasche mich, reinige mich, forme mich nach Deinem Willen und setze mich ein zu Deinem Dienst und Deiner Ehre.
O Gott der Freude, ich flehe Dich an, laß mich Du selbst werden.
In Freude hast Du den Himmel, die Erde und alles, was in ihnen ist, erschaffen. Hilf mir, Herr, Deine Schöpfung zu segnen, jeden Tag in Freude zu leben, in allen Dingen, ob groß oder klein, Freude zu entdecken. Himmlischer Vater, ich danke Dir, daß Du in mir und durch mich hindurch Deine belebende Kraft fließen läßt, Deine Macht, die jede Zelle und jeden Tropfen meines Blutes neu erschafft, mein ganzes Sein reinigt und durchscheinend macht.
Ich stelle mich Deiner Kraft, Deiner Weisheit und Deinen Ratschlägen anheim, und ich danke Dir, Herr. Heiliger Geist Gottes, kehre ein in mein Herz und erfülle es. Ich öffne das Fenster meiner Seele, um Dich eintreten zu lassen, ich weihe Dir mein ganzes Leben, komm und nimm mich auf, erfülle mich mit Licht und Wahrheit.
Ich biete Dir das einzige an, was ich besitze: daß ich mich von Dir allein erfüllen lassen kann. Ich bin nur ein leeres Gefäß, fülle mich, damit ich zu einem Leben des Geistes, zu einem Leben der Wahrheit, zu einem Leben der Schönheit, der Güte, der Liebe, der Weisheit und der Kraft geboren werden kann. Führe und leite mich heute in allen Dingen. Lenke meine Schritte zu den Menschen, denen ich durch mein Tun und Beten begegnen soll. Vor allem aber sei Du, Christus, in mir. Wohin könnte ich gehen ohne Deinen Geist? Wohin könnte ich fliehen in Deiner Gegenwart? Steig ich zum Himmel hinauf, so bist Du dort, bette ich mich in die Unterwelt, siehe, auch da bist Du. Nehm ich die Flügel der Morgenröte und laß ich mich nieder am Ende des Meeres, wird auch dort Deine Hand mich führen, Deine Rechte mich halten. Du hast mein innerstes Wesen gebildet und kennst meine Seele ganz. Du hast mich im Schoß meiner Mutter geschaffen, und damals schon kanntest Du den Menschen, zu dem ich im Verborgenen heranwuchs.
Würde man die Unendlichkeit Deiner Weisheit und Deines Wissens in Sandkörnern abzählen, würde der ganze Sand der Erde dafür nicht ausreichen; und selbst wenn es mir gelänge, würde ich Dir immer noch die Treue halten. Ich danke Dir, o Herr, daß ich so wunderbar und aller Achtung würdig nach Deinem Ebenbild geschaffen bin.

Schluß

Als rationalistische Ärztin, deren Seele und Geist unter dem anästhesierenden Einfluß der materialistischen Ordnung eingeschlummert waren, wache ich schlagartig auf, weil ich mit meiner Mutter leide, die an Krebsmetastasen stirbt. Wie viele andere war ich der von Descartes verkündeten Gewißheit unterworfen gewesen: Nur der Verstand kann die Wahrheit erkennen. In meiner Faulheit nahm ich die Vorstellung zweier grundverschiedener Seinsweisen als gegeben an: Seele und Materie. Plötzlich lassen mich die Umstände eine dritte Seinsweise entdecken, deren Realität den Augen meiner Kollegen im Krankenhaus im Jahre 1970 verborgen schien: die Energie!

Ihr Mangel oder Überschuß infolge einer Blockierung ihres Kreislaufes wirkt sich unmittelbar auf die Zellen unseres Körpers aus. Der Mangel kann sich an zellulären Schwächezuständen bis hin zur Atrophie oder Bildung von Geschwüren zeigen, ein lokaler Überschuß kommt in Gestalt von Tumoren unterschiedlicher Größe und Eigenschaften zum Ausdruck.

Aber man kann die Energie verändern! Man kann eine Narbenbildung beschleunigen oder vervollkommnen und bestimmte Tumore zum Verschwinden bringen.

Die ärztliche Erfahrung bestätigt das Einsteinsche Gesetz der Verknüpfung von Energie, Masse und Licht am lebenden Objekt. So ist die Energie auch das Licht, das sich in einer Palette von Farben darbietet, deren jede eine wichtige physiologische Funktion steuert.

Meine Wert- und Wissensbegriffe, wie ich sie unter der Obhut der wissenschaftlichen Welt des Westens gelernt hatte, geraten ins Wanken. Ich muß zu einem neuen Gleichgewicht finden, indem ich das Alte und das Neue integriere; dabei müssen beide den ihnen angemessenen Platz finden.

Dabei hätte ich es bewenden lassen können, wenn mich nicht die Umstände dazu gebracht hätten, Schülerin von Antonio Agpaoa, dem berühmten Heiler von Baguio, zu werden. Die Gaukler, die sich ihren Lebensunterhalt durch das Verbreiten von Illusionen verdienen, sehen in ihm einen der ihren. Die eiligen Besucher, die Wissenschaftler mit ihrer Hast, die Journalisten, die auf der Suche nach Skandalen sind – sie alle sehen darin eine Ausnutzung der menschlichen Dummheit. Die Kranken und ihre Familien, die ihre westlich geprägten Einstellungen auf das Heilen projizieren, sehen in ihm – in Erinnerung an die Wunder von Lourdes – wunderbare Phänomene: Operationen ohne Skalpell, das Blut, das fließt, die Wunden, die sich sofort wieder schließen. Darauf projizieren sie ihre Seele, aber nicht mehr ihre Begrenztheiten. Da sie wissen, daß es in unserem Weltbild eine große Unbekannte gibt, erklären sie diese Dinge auf ihre Weise, mit ihrem westlichen Fassungsvermögen und ihrer materialistischen Symbolik.

Da ich es genau wissen will, mische ich mich bereitwillig unter die Heiler, ihre Arbeit und ihre Art zu sein, um Leben und Tod und das Weiterleben nach dem Tod zu verstehen. Eine zweite Wandlung stellt mich auf die Probe.

Die zum unsichtbaren Körper gehörenden Sinne, insbesondere der Tastsinn, entwickeln sich zusehends, und ich entdecke die Realität des elektromagnetischen zweiten Körpers, der den Einflüssen des irdischen und planetaren Magnetismus unterworfen und in einem gewissen Maß aufgrund des Geburtshoroskops, das sein Gerüst vorgibt, identifizierbar ist.

Nun wird der wesentliche Grund klar, weshalb der Arzt so oft zum Gegner des Kranken wird. Der Patient erlebt die Störungen dieses elektromagnetischen Körpers, während der Arzt nur den physischen Körper kennt und untersucht. Arzt und Patient sprechen von verschiedenen Körpern.

Genau diesen elektromagnetischen Körper behandelt der Heiler!

Der zweite Körper ist von fließender Beschaffenheit, er ist beweglich und die zeitliche Dimension hat bei ihm einen besonderen Charakter; man kann ihn nämlich auch gegen die Zeitrichtung untersuchen und erleben, man kann ihn zeitlich beschleunigt erleben, man kann aber auch Zeitpausen hervorrufen, Vorstellungsbilder auslöschen, aufbauen, abändern ... Wir befinden uns hier in einer anderen Welt, in der ein anderes »physikalisches« System herrscht ... Die Gesetze der gewöhnlichen Welt passen nicht mehr!

Auf der Ebene seiner Erscheinungsformen ist der zweite Körper offensichtlich den Gesetzen der Symbolik unterworfen: der Symbolik der Planeten, Farben, Zahlen, Jahreszeiten ... Dies macht das Tarot, die Kabbala, die Geomantie, die Lehre vom esoterischen Aufbau des Körpers hochaktuell. Das ist die Zwischenwelt, die Welt der Bilder wie bei Corbin, die mythische Welt von Kulturvölkern. Und es ist vor allem die Welt der Evolution, der geistigen Höherentwicklung.

Der Heiler genießt das Vorrecht, zu dieser Welt, zu diesem Körper Zugang zu haben, deren Gesetzmäßigkeiten er zum Teil intuitiv kennt. Der Intellekt hat in der Tat in diesem Universum wenig Platz, in dem die Sensibilität und das Herz die Wächter des Reiches sind.

Die Ordnung, die in ihm herrscht, folgt hingegen einem geometrisch-arithmetischen Plan, dem sich hochqualifizierte Mathematiker intuitiv annähern und dessen Symbolbilder und Mythen die Psychoanalytiker oder die Philosophen entdekken.

Das Symbol ist der Schlüssel zu dem, was die elektromagnetische Welt bewegt, zu ihrem Motor. Man kann es auf seinen einfachsten Nenner bringen: Das Denken an einen Buchstaben, ein Zeichen, ein geometrisches Bild, eine Farbe kann ihn in Gang setzen. Diese Technik bedarf starker Energien und großer Konzentration. Man versteht ohne weiteres, weshalb die östlichen Menschen einen materiellen Gegenstand benützen, der ihnen bei einer solchen Unternehmung als Hilfsmittel dient. Die symbolische Welt ist ihnen so sehr vertraut, daß deren höchste Formen auch heute noch in der Architektur ihrer Tempel zur Anwendung gelangen. In Europa war diese

Zwischenwelt bis in die ersten Jahrhunderte nach Christus bekannt und wurde dann zunehmend hintangestellt.
Aber im tiefsten Innern eines jeden Menschen ist das Symbol noch lebendig, auch wenn wir den Schlüssel zu ihm verloren haben, der uns Zugang zur vertikalen Welt und zum Heiligen verschafft. Wir verwenden das Symbol ja auch auf der horizontalen Ebene: Wir heiligen damit das Unheilige, indem wir dem Symbol eine überzogene Bedeutung beimessen; seine Wirksamkeit wird dabei immer geringer. Es funktioniert nicht mehr, es heiligt bloß noch eine persönliche oder kollektive Ideologie. Was ist die Laboruntersuchung, die Röntgendiagnose, die Bestimmung von Bakterien in der Medizin, wenn nicht die Suche nach Symbolen, die die Krankheit ausdrücken können? Was ist in der Mehrzahl der Fälle die Chirurgie, wenn nicht die Ausradierung eines Krankheitszeichens – während die auslösende tiefere Ursache unbekannt ist und sich immer weiter entwickelt? Was ist denn die Chemotherapie anderes als eine Todesfalle, die man in exorzistischer Absicht einsetzt und die die kranken Zellen töten müßte, während ihr die gesunden wunschgemäß widerstehen sollen? Im Unbewußten des Rationalisten ist das Symbolische lebendig; er versucht es einzusetzen, er ist fasziniert von ihm und seiner Macht, ohne es zu wissen. Gleichzeitig weigert er sich aber, es anzuerkennen und ihm seinen Platz zuzugestehen. Dennoch verwendet er es wie der Zauberer, der sich der *witchcraft* und des Exorzismus bedient. Aber der Zauberer weiß wenigstens, daß er ein Zauberer ist. Er hat sein Unbewußtes integriert, der Rationalist noch nicht . . .
Die Wahrnehmung des zweiten Körpers, seiner Formen, seiner Bewegungen, seiner Ortsverlagerungen verleiht den Vorstellungen der Psychoanalytiker einen neuen Sinn, die schon seit langem auf die Beziehungen zwischen Subjekt und Objekt, die Phänomene der Dualität, der Zersplitterung des körperlichen Selbstbildes und anderes mehr hinweisen.
Die Behandlung der Störungen des Energiekörpers durch den Heiler und Therapeuten, die Wiederherstellung des energetischen Potentials und der vibratorischen Qualität des zweiten

Körpers bringen einen neuen Geist in unser Handeln und unsere Effizienz als Therapeuten.
Wo liegen die Grenzen dieser Therapie? Wie die Lästerer des Horoskops, die sich seiner bestimmt nicht bedienen, dazu auch stehen mögen – seine Überprüfung zeigt uns jene Grenzen an. Die medizinische Astrologie hat Realitätswert.
Die aktuellen konfliktreichen Aspektierungen stellen die Prüfung dar, die der Patient akzeptieren muß. Er muß sie wie eine initiatische Krankheit durchleben. Am Ende der betreffenden Transite wird sich ein Blatt in der Geschichte seiner Entwicklung gewendet haben. Ein solcher Transit ist die richtige Zeit für die Arbeit am spirituellen Körper. Niemand kann sie für ihn tun. Damit aber die Harmonie hergestellt werden kann, muß man stets alle drei Körper berücksichtigen. Die Schulmedizin, die energetische Medizin und die Initiation gehören zusammen.
Die Trennung des physischen und des feinstofflichen Körpers voneinander nennt man den Tod. Er ist nur ein Schritt unter vielen im Leben. Wir sollten die Vorbereitung auf den Tod als einen Vorgang ansehen, bei dem wir uns in der Wahrnehmung des Feinstofflichen in uns üben können.

Anmerkungen

[1] Michaël Aïvanhof, »Individualité et personnalité«, éd. Prosveta.
[2] Jean Vaysse, »Vers l'éveil à soi-même«, éd. Tchou.
[3] Ders. ebd.
[4] Michaël Aïvanhof, »La Fraternité blanche universelle«, éd. Prosveta.
[5] Dr. Jean Choin, »Voies rationelles de la médecine chinoise«, éd. S.E.L. Lille.
[6] Janine Fontaine, »Médecin des Trois Corps«, éd. Laffont, Paris, 1980.
[7] In meinem ersten Buch »Médecin des Trois Corps«, a.a.O., habe ich seinen Fall ausführlich beschrieben.
[8] Häuptling Seattle, »Wir sind ein Teil der Erde: Die Rede des Häuptlings Seattle vor dem Präsidenten der Vereinigten Staaten von Amerika im Jahre 1855«, Walter, Olten/Freiburg i. Br., 4. Aufl. 1983.
[9] »Bhagavad Gita«, dt. von Leopold von Schroeder, Diederichs, Düsseldorf/Köln, 1965, S. 35.
[10] Bhagwan Shree Rajneesh, »Meditation. Die Kunst, zu sich selbst zu finden«. Heyne, München, 1982, S. 75–77.
[11] Auszüge aus Vorträgen, die der Dalai Lama 1982 während eines Aufenthaltes in Paris gehalten hat.
[12] Gautama Buddha, »Anguttaranikâya« 3, 65, 8. Zit. nach Helmuth von Glasenapp, Der Pfad zur Erleuchtung, Diederichs, Düsseldorf/Köln, 1956, S. 57–58.
[13] Walpola Rhahula, »L'Enseignement du Bouddha«, Coll. Sagesse, éd. du Seuil, S. 54.
[14] Erinnerungen, Träume, Gedanken von C. G. Jung. Aufgezeichnet und herausgegeben von Aniela Jaffé, Walter, Olten/Freiburg i. Br., 1984, S. 52.
[15] Michaël Aïvanhof, »Au commencement était le verbe«, éd. Prosveta.
[16] Deutschsprachige Bücher über anthroposophische Medizin: Friedrich Husemann, »Das Bild des Menschen als Grundlage der Heilkunst«, Freies Geistesleben, Stuttgart. Victor Bott, »Anthroposophische Medizin. Eine Möglichkeit, die Heilkunst zu erweitern.« Haug, Heidelberg, 2. Aufl. 1983.

[17] Rudolf Steiner, »Der menschliche und der kosmische Gedanke«, Berliner Vorträge, Januar 1914 (Zyklus 33), Rudolf Steiner, Dornach, 1961.

[18] Huguette Bercy, Etienne Guillé, »Environnement et Nouvelle Médecine«, in: Cahier SIRES, Nr. 3.

[19] Dr. Huguette Bercy und Prof. Etienne Guillé sind der Ansicht, daß man die transversalen Elemente mehrere Jahre vor Bestätigung einer Krebserkrankung durch schulmedizinische Techniken entdecken kann. ebd.

[20] J. P. Tarcher, »Joy's Way«, Los Angeles.

[21] Auf meinen Rat hin ließ sie sich von Tony Agpaoa behandeln. Bei ihrer Rückkehr ergaben die Untersuchungen, daß das Phäochromozytom verschwunden ist.

[22] Jean Servier, »L'Homme et l'invisible«, éd. Imago.

[23] Jaine Fontaine, »Médecin des Trois Corps«, a.a.O., S. 343.

[24] Michaël Aïvanhof, »Le Grain de Sénevé«, ed. Pnosveta, S. 98.

[25] Anm. d. Übers.: Mit Hilfe eines Scanners wird gemessen, wie die Aktivitätskonzentration radioaktiver Stoffe im Körper verteilt ist, die zu diagnostischen Zwecken verabreicht werden.

[26] Die Geschicklichkeit hängt von der Bevorzugung einer Körperseite ab: der Rechtshänder ist mit der rechten Hand geschickter, der Linkshänder mit der linken. Manchmal sind aber die Energieströme gestört und man kann rechts und links nicht unterscheiden. Oft geraten auch Verstand und Gefühl durcheinander. In einer Prüfung kann das vorkommen: man hat Lampenfieber und das Blatt bleibt weiß. Wenn sich die Muskeln daran beteiligen, zittert oder stottert man.

[27] Der unerklärliche plötzliche Kindstod hängt wahrscheinlich mit diesem Mechanismus zusammen.

[28] Lakhovsky kam aufgrund der Arbeiten von Faraday, Maxwell, Hertz und d'Arsonval zu seiner Theorie der zellulären Oszillation. Faraday entdeckte 1831 das Phänomen der elektromagnetischen Induktion. Im Jahre 1865 stellte Maxwell seine Theorie von der elektromagnetischen Natur des Lichts auf und lieferte den mathematischen Beweis für die Existenz hochfrequenter elektromagnetischer Wellen, noch ehe er imstande war, sie experimentell nachzuweisen. Hertz erfand 1887 und 1888 einen Oszillator, der eine sehr hohe Frequenz und eine sehr kurze Wellenlänge hatte. Seine recht einfache Bauweise ermöglichte es, Schwingungen zu erzeugen, die bis zu dreißig Milliarden Mal pro Sekunde auftreten können. Nachdem es ihm gelungen war, diese Wellen zu erzeugen, versuchte er, sie auf einer offenen Spirale, die als Resonator diente, einzufangen. So konnte er die Wellennatur von Strömen entdecken, die Existenz von Wellen-

bergen und -knoten, was ihm eine direkte Messung der Wellenlängen erlaubte.
Nicola Tesla stellte 1890 einen hochfrequenten Oszillator her und bewies, daß der menschliche Körper gefahrlos von einem hochfrequenten Strom durchflutet werden kann. D'Arsonval nun hatte gezeigt, daß die physiologischen Wirkungen des Stroms unabhängig von der Stromquelle stets gleich sind, wenn die Wellenform gleichbleibt. Dies erklärt die Stereotypie der Störungen.

29 Pereira Forjaz stellte 1933 fest, daß Schwingkreise eine Veränderung der Brechungsindices von Alkohol und Säuren bewirken, eine vorzeitige Reifung von Wein und eine Senkung des Säuregrades organischer Flüssigkeiten, eine Verringerung des Elektrolyt-Widerstandes, eine Beschleunigung der Getreidekeimung sowie der Fermentation durch Bierhefe um 30 Prozent.

30 »Organisch« – das ist unter Bezug auf das Gewebe eines Organs – steht im Gegensatz zu »funktionell«. Die sogenannten funktionellen Störungen gehen nicht mit nachweisbaren Schädigungen einher.

31 Niels Bohr, Licht und Leben. Vortrag bei der Eröffnungssitzung des II. Intern. Kongr. für Lichttherapie, Kopenhagen, Aug. 1932, in: »Atomphysik und menschliche Erkenntnis«, Bd. 1, Braunschweig, 1964, S. 3–4.

32 Ders. a.a.O., S. 4.

33 Die Wirkung der Gedankenübertragung zwischen Tony Agpaoa und einem Empfänger hat der Japaner Motoyama untersucht und auf dem Elektroenzephalogramm sichtbar gemacht.

34 Honoré de Balzac, Séraphita, in: »Mystische Geschichten«, Diogenes, Zürich, 1982, S. 147–149.

35 Gustave LeBon, der Verfasser des Buches »Psychologie der Massen« (Leipzig, 1922; Kröner, Stuttgart, 15. Aufl. 1982), hat auf diese Tatsache schon vor langer Zeit hingewiesen.

36 Samuel Hahnemann, »Organon der Heilkunst«, Organon-Verlag, Berg a. Starnberger See, 1982, S. 68–74.

37 Pélikan, »L'Homme, les plantes médicinales et les êtres élémentaires«, éd. Triades, S. 25.

38 GNOMA (Groupement National pour l'Organisation de la Medecine Auxiliaire) – 12, rue de la Grange-Batelière, 75009 Paris.

39 Sie sind im Besitz der Vereinigung *Psychiatrie sans frontière* (Psychiatrie ohne Grenzen) in Nizza.

40 Diese Artikel sind in verschiedenen medizinischen Zeitschriften erschienen und liegen in der *Abbaye* in Nizza, wo Henri Collomb auch gestorben ist, gesammelt auf.

41 Fritjof Capra, »Das Tao der Physik«, Scherz, München, 1984. Gary Zukav, »Die tanzenden Wu Li Meister. Der östliche Pfad zum

Verständnis der modernen Physik«. Rowohlt, Reinbek b. Hamburg, 1981.

42 In diesem Zusammenhang ist das Buch »Die Begegnung mit dem Tod« (Stuttgart: Klett-Cotta, 1980) lehrreich und mutig: Stanislav Grof und Joan Halifax haben ihre Patienten angeleitet, ihr Sterben, ihren Tod und ihre Wiedergeburt symbolisch zu erleben, indem sie diese Vorgänge mit Hilfe von LSD in den Zusammenhang jener Symbolwelten stellten – anstatt die üblichen Tranquilizer zu verabreichen. Dabei sind einige Patienten, die man bereits aufgegeben hatte, sogar gesund geworden!
Damit will ich nicht zur Verwendung von LSD einladen. Die Erforschung der Anderen Welt muß man meines Erachtens unter der Anleitung eines Meisters oder eines geschulten Therapeuten vornehmen. Meine Ausführungen betreffen nur die ärztliche Hilfe für Sterbende und wollen dazu anregen, daß man das Problem des Todes vom Ansatz der Drei-Körper-Theorie her überdenkt.

43 Come soon in the best rebirth like a lord of trees;
Plant roots in irreproachable learning, contemplation and meditation;
Spread your branches of explanation, practice and activity,
Laden with the fruits of highest siddhi.
The Karma succession of lives is like a rosary of pearls,
Partial to the white light produced in the doctrine;
Through adhering to the core of all histories,
Come quickly as holy protector of the world in degenerate time . . .

44 Vgl. Eva Dargyay u. Geshe Lobsang, »Das tibetische Buch der Toten«, Scherz, München, 3. Aufl. 1981; Richard Wilhelm, »Das Geheimnis der goldenen Blüte. Ein chinesisches Lebensbuch. Walter, Olten/Freiburg i. Br., 1971.